Das Patellofemoralgelenk

Hans-Joachim Hehne

Das Patellofemoralgelenk

Funktionelle Anatomie – Biomechanik – Chondromalazie und operative Therapie

149 teils farbige Einzelabbildungen, 27 Tabellen

Ferdinand Enke Verlag Stuttgart 1983

Prof. Dr. med. Hans-Joachim Hehne
Orthopädische Universitätsklinik
D-7800 Freiburg

CIP-Kurztitelaufnahme der Deutschen Bibliothek

Hehne, Hans-Joachim:
Das Patellofemoralgelenk: funktionelle Anatomie –
Biomechanik – Chondromalazie u. operative Therapie /
Hans-Joachim Hehne. – Stuttgart: Enke 1983.
 ISBN 3-432-93331-2

Alle Rechte, insbesondere das Recht der Vervielfältigung und Verbreitung sowie der Übersetzung, vorbehalten. Kein Teil des Werkes darf in irgendeiner Form (durch Fotokopie, Mikrofilm oder ein anderes Verfahren) ohne schriftliche Genehmigung des Verlages reproduziert oder unter Verwendung elektronischer Systeme verarbeitet, vervielfältigt oder verbreitet werden.

© 1983 Ferdinand Enke Verlag, P.O.Box 1304, D-7000 Stuttgart 1 – Printed in Germany

Druck: Offsetdruckerei K. Grammlich KG, D-7401 Pliezhausen

Geleitwort

Die hier vorliegende Schrift ist die bis heute vollständigste und eingehendste Darstellung der Biomechanik und Klinik der Patella und des Femoropatellargelenks.

Zunächst werden Anatomie und Biomechanik des Femoropatellargelenks vollständig abgehandelt. Dabei wird notwendige Kritik an der bisherigen Literatur geübt. Die folgende Übersicht über Erscheinungsbild, Pathogenese, Ätiologie und Therapie der Chondromalacia patellae ist ebenfalls lückenlos.

Naturgemäß ist der größte Teil der weiteren Ausführungen der Darstellung der äußerst umfangreichen, sorgfältigen und nach einem geschickten Konzept ausgerichteten eigenen Untersuchungen gewidmet. Daraus geht ein neues Konzept der Biomechanik des Femoropatellargelenks hervor, das aus arthrographischen Analysen an Sektionsmaterial und Patienten sowie aus experimentellen Kontaktflächenmessungen entwickelt ist. Wichtigstes Ergebnis ist der Nachweis der Tatsache, daß die Tragfläche des Gelenks in den unterschiedlichen Gelenkstellungen offenbar in ihrer Größe an die jeweilige Preßkraft angepaßt ist. In dieser Argumentation spielt die vom Autor entwickelte Methode der Kontaktflächen- und Druckmessung mittels einer neuen Meßfolie und Computerauswertung eine wesentliche Rolle. Die aus diesen Untersuchungen gewonnenen Werte werden anhand von Messungen der subchondralen Knochendichte im Röntgenbild überprüft und bestätigt. Schließlich wird die Berechnung der Gelenksresultierenden am patellaren und tendinalen Auflager auf eine neue Basis gestellt und berichtigt. Diese Darstellung dürfte nunmehr definitiven Charakter haben. Daraus ergibt sich eine äußerst kritische Beurteilung der bisherigen Operationsmethoden, von denen der Autor annimmt, daß ihre Ziele nicht erreicht wurden.

Zu einem derart gelungenen Werk, das wie aus einem Guß erscheint, kann man den Autor nur beglückwünschen. Es möge weite Verbreitung finden.

Köln, Februar 1983 *Benno Kummer*

Vorwort

Die Idee, direkte Druckmessungen an Gelenken durchzuführen und damit zunächst das Patellofemoralgelenk zu erforschen, enstand bereits Mitte der siebziger Jahre während meiner fruchtbaren Tätigkeit bei Prof. Dr. *E. Morscher* in Basel. Sie wäre nicht verwirklicht worden, hätte ich nicht das Glück gehabt, durch die Hilfen von Dr. Ing. *E. Ficker*, Dr. Ing. *H.J. Schoepf* und Prof. Dr. rer. nat. *K. Kuchitso* auf die Druckmeßfolie der Firma Fuji, Tokyo, zu stoßen.

Eine solch umfangreiche Arbeit kann kein Alleingang sein. Große Hilfen und Anregungen zur experimentellen Realisierung und Signalverarbeitung gaben Dr. Ing. *E. Ficker*, Prof. Dr. rer. nat. *H. Haberland*, Dr. rer nat. *W. Jantz*, Dipl.-Phys. *D. Mahr*, Dr. Ing. *H.J. Schoepf* und Ing. *P. Pedersen*.

Bei den morphologischen Analysen unterstützten mich Prof. Dr. med. *U. Riede*, Prof. Dr. med. *W. Sandritter* und Prof. Dr. med. *C.P. Adler* aus dem Freiburger Pathologischen Institut, denen ich auch die Präparate verdanke. Die Röntgenanalysen wurden gemeinsam mit PD Dr. med. *W. Rau* erarbeitet und von Prof. Dr. med. *W. Wenz* vom Zentrum Radiologie der Universität Freiburg unterstützt. Die mathematischen Berechnungen wurden sämtlich von Dr. rer nat. *W. Jantz* und Dr. med. Dipl. Ing. *H.C. Ulrichs* kritisch geprüft, die statistischen Analysen von Dr. *Ulrichs* und Frau Dipl.-Psych. *A. Wehler* durchgeführt. Die Graphiken zeichnete größtenteils Herr *M. Kandel*. Das Manuskript schrieb meine Sekretärin Frau *E. Scheffler*.

Ihnen allen gilt ebenso mein herzlicher Dank wie den Mechanikern Herrn *Breiner*, Herrn *Hohberger* und Herrn *Richter*, den Sektionsgehilfen des Freiburger Pathologischen Instituts, dem Fotografiemeister Herrn *Röhrl*, den Doktoranden Herrn *H. Diebolder, W. Hultzsch, M. Schlageter* und *S. Fung* und den Mitarbeitern der Firma Kodak und des Fotolabors der Chirurgischen Universitätsklinik Freiburg.

Mein Dank gilt auch den Assistenten und Oberärzten der Orthopädischen Abteilung Freiburg und Herrn Prof. Dr. med. *A. Reichelt* für ihre Geduld und Unterstützung.

Für die finanzielle Unterstützung der Experimente danke ich dem Zentrum für Chirurgie der Universität Freiburg unter Leitung von Prof. Dr. med. *M. Schwaiger*, der Wissenschaftlichen Gesellschaft Freiburg und der Deutschen Forschungsgemeinschaft.

Die Publikation wurde von der Firma Opfermann unterstützt und durch Frau Dr. *Kuhlmann* vom Enke Verlag ermöglicht. Auch ihnen gilt mein herzlicher Dank.

Schließlich bin ich meinen Kindern *Dietrich, Jörg* und *Jutta* und meiner Frau *Annemarie* für ihre große Geduld ebenso dankbar wie meinen leider allzu früh verstorbenen Eltern.

Die Autoren der kritisierten früheren wissenschaftlichen Arbeiten mögen mir verzeihen, daß es mir durch die wissenschaftlich-technische Entwicklung vergönnt war, über ihre Erkenntnisse hinauszukommen. Aber auch ihnen möchte ich für ihre Arbeit danken, denn ohne diese Grundlagen wäre das vorliegende Buch sicher nicht zustande gekommen.

Freiburg, im Dezember 1982 *Hans-Joachim Hehne*

Inhalt

A. Einführung 1

B. Das Patellofemoralgelenk 5
    1   Zur Anatomie 5
    2   Zur Biomechanik 6
    2.1 Mathematisch-statische Analyse der Gelenksbelastung 7
    2.2 Kontaktflächenmessungen 20
    2.3 Experimentelle Messungen der Gelenksbeanspruchung 21
    2.4 Kinetische Analysen 23
    2.5 Festigkeitsanalysen 24

C. Chondromalacia patellae 26
    1   Definition 26
    2   Häufigkeit 26
    3   Lokalisation 27
    4   Pathogenese 27
    5   Ätiologie 31
    6   Zum Problem der Patelladysplasie 33

D. Operative Therapie der Chondromalacia patellae 35
    1   Die Ventralisation der Tuberositas tibiae 35
    2   Der Patellarsehnentransfer 37
    3   Die laterale Retinaculumspaltung 39
    4   Patellaosteotomien 39
    5   Hemipatellektomien 40
    6   Chondrektomien 40
    7   Knorpelersatzplastiken 40
    8   Patellektomien 41
    9   Alloarthroplastiken 42

Eigene Untersuchungen

E. Arthrographische Analysen 44
    1   Untersuchungsgut und Methodik 44
    2   Resultate 44
    2.1 Makroskopische Beobachtungen am Sektionsgut 44
    2.2 Arthrographien am Sektionsgut 46
    2.3 Arthrographien an Patienten 49
    3   Diskussion 52

F. Kontaktflächenmessungen mit der Touchiermethode 54
    1   Material und Methodik 54
    2   Resultate 54
    3   Diskussion 59

G. Druck- und Kontaktflächenmessungen mit der Druckmeßfolie 64
    1   Prinzip der Druckmeßfolie 64
    2   Material und apparative Realisierung 73

3	Meßvorgang	74
4	Signalverarbeitung	74
5	Meßumfang	80
6	Berechnungen und Statistik	80
7	Resultate	81
7.1	Meßserie 50–250 daN Sehnenzuglast	81
7.1.1	Kontaktflächen	82
7.1.2	Anpreßkräfte	86
7.1.3	Mittlerer Druck und mittlerer Maximaldruck	88
7.1.4	Patella bipartita	92
7.2	Meßserie 25–100 daN Sehnenzuglast	92
7.2.1	Kontaktflächen	92
7.2.2	Anpreßkräfte	95
7.2.3	Mittlerer Druck	96
7.2.4	Umwicklungseffekt	98
8	Diskussion	98

H. Mathematische Analyse der Gelenksbelastung ... 101
   1   Kraftumlenkung und Gelenksresultierende ... 101
   2   Der Umwicklungseffekt ... 107

I. Die ossäre Materialverteilung der Patella im Äquidensitenbild ... 114
   1   Material und Methode ... 114
   2   Resultate ... 114
   3   Diskussion ... 115

J. Prüfung der Patellaosteotomie nach Morscher ... 117
   1   Material und Methodik ... 117
   2   Resultate ... 118
   3   Diskussion ... 123

K. Prüfung der Tuberositasventralisation nach Maquet-Bandi ... 126
   1   Material und Methodik ... 126
   2   Resultate ... 126
   2.1   Kontaktflächen ... 126
   2.2   Anpreßkräfte ... 129
   2.3   Mittlerer Druck und mittlerer Maximaldruck ... 129
   3   Diskussion ... 133

L. Die Prüfung des Patellarsehnentransfers nach Roux-Hauser ... 137
   1   Material und Methodik ... 137
   2   Resultate ... 137
   2.1   Kontaktflächen ... 137
   2.2   Anpreßkräfte ... 140
   2.3   Mittlerer Druck ... 142
   3   Diskussion ... 145

M. Schlußdiskussion ... 147

Literatur ... 150

Sachverzeichnis ... 165

A. Einführung

An der mechanischen Genese degenerativer Gelenksleiden durch exzessive Beanspruchung und Spannungskonzentrationen bestehen keine Zweifel (*McMurray* 1939, *Hackenbroch* 1943, 1961, 1974 und 1978, *Büttner* und *Rehbein* 1949, *Trueta* 1954, *Endler* 1958 und 1980, *Salter* und *Field* 1960, *Pauwels* 1950, 1961a und 1965, *Trias* 1961, *Cotta* 1965, 1973, 1974 und 1978, *Matthiass* und *Glupe* 1966, *Maquet* et al. 1967, *Maroudas* et al. 1968, *Hall* 1969, *Sokoloff* 1969, *Ficat* 1970, *Simon* 1970, *Morscher* 1971, *Kempson* et al. 1971b und 1973, *Camasso* und *Marotti* 1962, *Debeyre* und *Artigou* 1972, *Radin* und *Paul* 1972, *Bullogh* et al. 1973, *Freeman* und *Meachim* 1973, *Kempson* 1973 und 1980, *Riede* et al. 1973, *Mow* et al. 1974, *Goodfellow* und *O'Connor* 1975, *Freeman* 1975, *Cotta* und *Puhl* 1976, *Mansour* und *Mow* 1976, *Refior* und *Hackenbroch jr.* 1976, *Weightman* 1976, *Ficat* und *Hungerford* 1977, *Maquet* 1977, *Townsend* et al. 1977, *Radin* 1978, *Refior* und *Hübner* 1978, *Riede* und *Hehne* 1978, *Tillmann* 1978, *Refior* und *Roth* 1980). Viele orthopädische Operationsmethoden haben daher das Ziel, den Druck im Gelenkknorpel zu vermindern, um mechanische Überlastungsschäden zu vermeiden. Um sie physikalisch zu begründen, sind genaue Kenntnisse der einwirkenden Kräfte, Tragflächen und Spannungsverläufe notwendig. *Pauwels* unternahm als erster den erfolgreichen Versuch, am Beispiel der Hüfte die Gelenksbeanspruchung zu definieren und anhand dieser Erkenntnisse operativ zu verändern (*Pauwels* 1935a und b, 1948, 1950, 1954 und 1961a und b). Dank seiner Pionierarbeit sind in der biomechanischen Erforschung der Gelenke große Fortschritte erzielt worden (*Pauwels* 1935–1968, *Kummer* 1962, 1968, 1974 und 1980, *Maquet* 1963, 1966 und 1977, *Maquet* et al. 1967, *Paul* 1965 und 1976, *Amtmann* und *Kummer* 1968, *Tillmann* 1978, *Radin* und *Paul* 1969 und 1970, *Radin* et al. 1970, *Frankel* und *Burstein* 1970, *Menschik* 1974 und 1975, *Watillon* und *Maquet* 1978, *Endler* 1980). Diese fanden durch entsprechende Operationsverfahren in der Klinik ihre segensreiche Anwendung und Bestätigung (*Müller* 1957, *Pauwels* 1961a und b, 1965 und 1968, *Jackson* und *Waugh* 1961, *Maquet* 1963 und 1977, *Endler* 1964, 1972 und 1975, *Knodt* 1964 und 1971, *Ferguson* 1964, *Coventry* 1965, 1969 und 1973, *Debeyre* und *Patte* 1966, *Bauer* et al. 1969, *Chiari* 1970, *De Palma* et al. 1970, *Morscher* 1971, *Blaimont* et al. 1971, *Bandi* 1972, 1976 und 1977, *Debeyre* und *Artigou* 1972, *Kettelkamp* 1973, *Kettelkamp* et al. 1976, *Insall* et al. 1974, *Brunner* et al. 1976, *Kummer* 1977, *Bentley* 1978, *Chiari* et al. 1978, *Weisl* 1980).

Die biomechanischen Begründungen entlastender Gelenkoperationen beruhen aus Mangel an geeigneten Meßmethoden in der Regel auf **theoretischen vektoriellen und hebelmechanischen Analysen**. Damit sind vor allem dort klare Aussagen möglich, wo die Kraftvektoren und -resultierenden exakt bestimm- und beeinflußbar sind und wo aus der Geometrie auf eine Vergrößerung der Tragflächen geschlossen werden kann. Beispielhaft sind die varisierende Hüft- und die valgisierende Tibiakopfosteotomie sowie die Beckenosteotomie nach *Chiari* (*Pauwels* 1961a und b und 1965, *Müller* 1957, *Maquet* 1977, *Coventry* 1965, *Chiari* 1970). Da aber einzig die Körpergewichtskraft exakt gemessen werden kann (*Kummer* 1968), sind arithmetische Methoden in Unkenntnis der tatsächlichen Größen der einwirkenden Kräfte und lastabhängigen Tragflächen wenig in der Lage, die Gelenkbeanspruchung quantitativ zu bestimmen.

Man bediente sich deshalb vornehmlich der Mechanik entlehnter Modelle (*Pauwels* 1948, 1950 und 1965, *Maquet* 1977, *Endler* 1980), um aus den Größenordnungen von Kraft- und Spannungsverschiebungen auf die genügende chirurgische Wirksamkeit ähnlicher biomechanischer Verfahren zu schließen. Sobald diese Modelle ihre Eindeutigkeit vermissen lassen, wird es schwierig, die Prinzipien entlastender Operationen auch größenmäßig zu bestätigen. Die Versuche, sie metrisch zu erfassen, führten durch differente Formeln, Modelle und Eigangsdaten der Kräfte, Hebelarmlängen und Anstellwinkel teils zu verschiedenen Resultaten (Abb. 1). Mißerfolge von Operationen, die auf solchen Berechnungen aufbauen (*Brunner* et al. 1976, *Bandi* 1977, *Munzinger* et al. 1980, *Werhahn* und *Bollack* 1980) könnten darin begründet sein. Da zudem die Spannungsverteilung in Gelenken von den Tragflächen abhängt (*Pauwels* 1965, *Kummer* 1968 und 1980), deren Größen in den theoretischen Analysen nicht erfaßbar sind, können der tatsächliche Gelenkdruck und seine Verteilung nicht berechnet werden. Die von *Bandi* (1972, 1976 und 1977) für das Patellofemoralgelenk angegebenen Drücke stellen lediglich Kräfte dar.

Versuche, die Flächenpressung an Gelenken zu berechnen, basieren auf vektoriellen Kraft- und experimentellen Kontaktflächenermittlungen (*Bandi* 1951, *Greenwald* und *O'Connor* 1971, *Walker* und *Hajek* 1972, *Goymann* und *Müller* 1974, *Day* et al. 1975, *Burnotte* et al. 1976, *Matthews* et al. 1977). Sie lassen außer acht, daß die Gelenksresultierende nicht die Summe der für die Flächenpressung allein verantwortlichen Normalkräfte (*Kummer* 1974 und 1980) repräsentiert und daß die Kontaktflächen nicht mit den Tragflächen identisch sind (*Kummer* 1968 und 1980). Oft werden diese als lastunabhängige Größen angenommen (*Bandi* 1951, *Burnotte* et al. 1976, *Matthews* et al. 1977).

Einen Ausweg bieten experimentelle Methoden, doch waren direkte Druckmessungen zwischen aufeinandergepreßten Körpern bisher weder in der Technik noch in der Biomechanik möglich, weil geeignete Meßverfahren fehlten (*Schöpf* et al. 1980, *Ficker* 1979). Elektrische Druckmeßkörper, wie Piezokristalle, Widerstandsfolien und Kondensatormatten (*Ingelmark* und *Blomgren* 1947, *Schäfer* 1969, *Szabò* 1977, *Spescha* und *Volle* o.J., *Brown* et al. 1978, *Ferguson* et al. 1979, *Nicol* 1979, *Ficker* 1980, *Schöpf* et al. 1980), eignen sich zwar für dynamische Meßvorgänge, beanspruchen aber Volumina, die stets eine Lageänderung der Knorpel zueinander voraussetzen und nie die

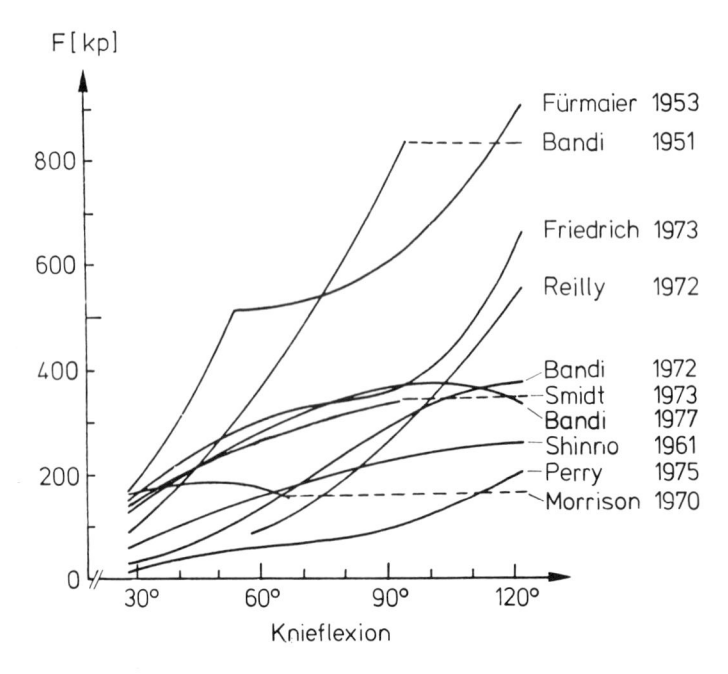

Abb. 1 Errechnete retropatellare Anpreßkräfte in Funktion der Kniebeugung aus 10 Publikationen

ganze Kontaktfläche erfassen. Sie können somit keine wirklichkeitsgetreuen Daten liefern. In der Technik gleicht man die Nachteile durch spezielle Präparation der Pressungspartner aus, was biomechanisch allenfalls an Modellen möglich ist. Aber auch damit können jeweils nur diskrete Punkte vermessen werden. Die niedrige Eigensteife der Kondensatormatte führt zudem zur Energieabsorption im Meßkörper. Die Matte unterliegt einer Hysterese, die Linearität und statische Meßvorgänge beeinträchtigt (*Schöpf* et al. 1980).

Dehnungsmeßstreifen eignen sich nicht zur Messung der Flächenpressung, da senkrecht zur Oberfläche stehende Kräfte nicht erfaßt werden können (*Fricke* 1967, *Ficker* 1979, *Schöpf* 1979, *Mayer* und *Haase* 1980).

Abdruckverfahren, bei denen örtlich verteilte Druckwerte und Kontaktflächen mittels Druckschlagpapier sichtbar gemacht werden, sind wegen grober Körnelungen, inhomogener Papiervliesstruktur, geringem Auflösevermögen und kleiner Meßbereiche zu ungenau (*Schäfer* 1969, *Ahmed* et al. 1977, *Schöpf* et al. 1980). Hohe Eigendicke, wie beim mehrschichtigen Elringverfahren, verhindert die Anpassung an Flächenkrümmungen, die Viskoelastizität des Materials zudem eine absorptionsfreie Kraftübertragung. Lange Kraftwirkdauer bis zur Signalwiedergabe verfälscht insbesondere beim Knorpel die Meßdaten.

Das Kugeldeformationsverfahren (*Stock* 1976) setzt größere Härte der Pressungspartner gegenüber den Kugeln voraus und kann daher m.E. nur an Modellen eingesetzt werden. Im knorpeligen Bereich ist es ungeeignet. Biegemomente beeinflussen den Kraftfluß der Umgebung nachhaltig. Bleibende Verformungen verhindern wiederholte Messungen. Großer Zeitaufwand, geringe Linearität und ein hoher unterer Meßbereich von 10 N/mm^2 sind weitere Nachteile.

Die spannungsoptische Analyse kann an Modellen nur intrakorporelle Kraftverläufe qualitativ erfassen (*Chand* et al. 1976, *Fischer* 1978, *Soltèsz* 1979, *Ficker* 1980). Die Analyse mit Hilfe finiter Elemente (*Zienkiewicz* 1971, *Chand* et al. 1976, *Scholten* et al. 1977, *Brown* und *Ferguson* 1978) ist ein zweidimensionales mathematisches Modell zur Ermittlung von Spannungsverteilungen, dem teilweise experimentelle Festkörperanalysen zugrundegelegt werden. Es geht im wesentlichen nicht über die Aussagekraft spannungsoptischer Methoden hinaus.

Mechanische Gelenksimulatoren (*Shaw* und *Murray* 1973) und Kraftmessungen mit teilprothetischem Gelenkersatz unter Benutzung elektrischer Meßverfahren (*Rushfeldt* et al. 1975 und 1979) sind nicht in der Lage, natürliche Beanspruchungen zu simulieren und dienen allenfalls der Entwicklung der Prothesentechnik.

Sofern nur einzelne Meßpunkte Druckangaben zulassen, sind für die Schätzung oder näherungsweise Berechnung gemittelter **Drücke und Anpreßkräfte** Kontaktflächenmessungen notwendig. Diese stießen bisher ebenfalls auf methodische Schwierigkeiten, insbesondere bei variablen Eingangslasten. Versuche mit Farbstoffen, Rußbenetzung, Acrylatpolymeren, Röntgenkontrastmitteln und Touchierpasten (*Bandi* 1951, *Deane* 1970, *Greenwald* 1970, *Greenwald* und *O'Connor* 1971, *Riede* et al. 1971, *Greenwald* und *Haynes* 1972, *Walker* und *Hajek* 1972, *Smidt* 1973, *Goymann* et al. 1974b, *Agletti* et al. 1975, *Hungerford* und *Goodfellow* 1975, *Maquet* et al. 1975, *Burnotte* et al. 1976, *Goodfellow* et al. 1976a, *Ficat* und *Hungerford* 1977, *Harding* et al. 1977, *Maquet* 1977, *Matthews* et al. 1977, *Seedhom* und *Tsubuku* 1977, *Riede* und *Hehne* 1978, *Hehne* et al. 1980 und 1981) ergaben zum Teil unterschiedliche Resultate (Abb. 2). Reproduzierbarkeit am gleichen Gelenk scheint nur mit der Touchiermethode (*Riede* et al. 1971, *Riede* und *Hehne* 1978, *Hehne* et al. 1980 und 1981) möglich zu sein. Aber auch die Kenntnis gemittelter Druckwerte ist unzureichend, da Knorpelschäden durch lokale Druckspitzen auftreten können.

Deshalb erarbeiteten wir eine experimentelle Methode, mit der Kontaktflächen, Anpreßkräfte, Drücke und Druckverteilungen an Gelenkoberflächen simultan und lastabhängig gemessen werden können.

4 Einführung

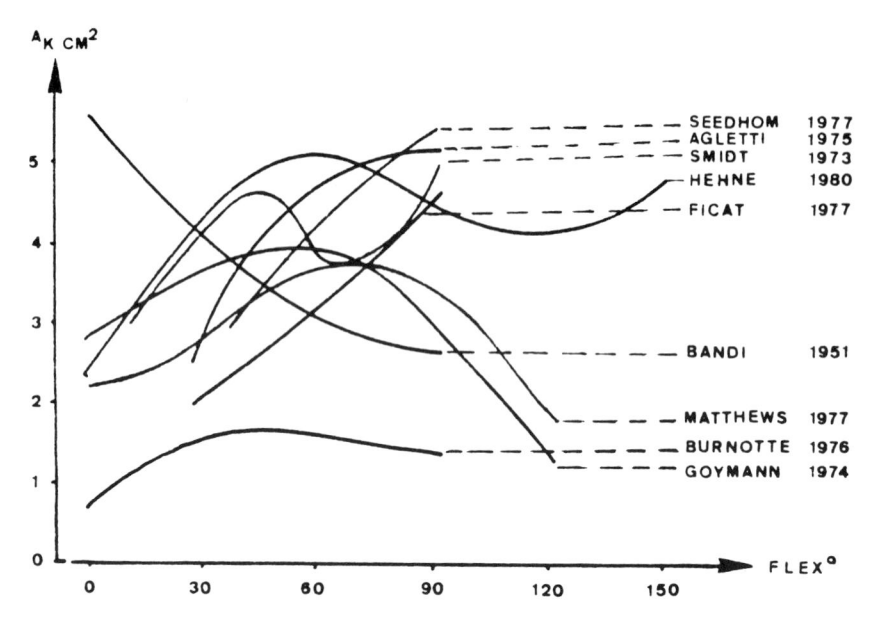

Abb. 2 Kontaktflächenmessungen der Patella in Funktion der Kniebeugung aus 9 Publikationen

Aus folgenden Gründen wurde für deren Anwendung das Patellofemoralgelenk ausgewählt:

1. Über dieses Gelenk liegen zahlreiche mathematisch-theoretische Arbeiten vor, die gute Vergleichsmöglichkeiten bieten.
2. Retropatellare Knorpelschäden gehören zu den häufigsten Gelenkleiden, die den Orthopäden eine Fülle von Problemen bereiten und ätiologisch vor allem mechanisch erklärt werden.
3. Diese mechanischen Begründungen führten zu zahlreichen Operationsmethoden, die das Gelenk entlasten sollen und die teilweise experimentell nachvollziehbar sind.
4. Das Patellofemoralgelenk ist für experimentelle Studien besonders gut zugänglich.

Vorgängig wurden die bisherigen biomechanischen Analysen über dieses Gelenk kritisch beurteilt und teilweise neu überdacht sowie Kontaktflächenmessungen mit der Touchiermethode vorgenommen.

Die gelenkphysiologischen Messungen wurden auf der Grundlage der Pauwels'schen Lehre der kausalen Morphologie des Stützapparates mit elektronischen Äquidensitenbildern von Röntgendünnschnitten verglichen.

Die Auswertung von Arthrographien von Patienten und an Sektionsmaterial soll die Erkenntnisse erhärten.

Schließlich wurden die Druck- und Kontaktveränderungen der bei Chondromalacia patellae gängigen Operationsverfahren nach *Maquet-Bandi* und *Roux-Hauser* experimentell mit der Druckmeßmethode geprüft. Mit der Patellaosteotomie nach *Morscher* wurde eine erst kürzlich vorgeschlagene Operationsmethode der Prüfung unterzogen. Dazu genügte die Touchiermethode, da die Osteotomie den Kontakt im Patellofemoralgelenk verbessern soll.

B. Das Patellofemoralgelenk

1 Zur Anatomie

Die Anatomie wird nur insoweit dargestellt, als wir sie für das Verständnis der Biomechanik des Gelenks und der Pathogenese der Chondromalacia patellae für wichtig erachten. Sie ist den Arbeiten von *Fick* (1910 und 1911), *Lang* und *Wachsmuth* (1972) sowie *Ficat* und *Hungerford* (1977) entnommen.

Die Patella ist annähernd kartenherzförmig mit proximaler Basis und distaler Apex, ca. 4–5 cm lang und breit und 2–3 cm dick. Ihre Ontogenese ist nicht vollständig geklärt (*Bernays* 1878, *Wuth* 1899, *De Vriese* 1913, *Jarecki* 1932). Nach *Staubesand* (1978) ist sie ein Sesambein. Die Fasern der kräftigen Quadricepssehne inserieren etwa zur Hälfte ventral an der Basis und ziehen ansonsten über das Patelladorsum hinweg, um kontinuierlich in das Ligamentum patellae überzugehen. Dieses ist seinerseits teilweise mit der nach ventro-distal auslaufenden Apex direkt verbunden. In Streckstellung bilden die Quadricepssehne und das Ligamentum patellae einen nach lateral offenen Winkel von ca. 160 Grad. Sein Komplementärwinkel wird Q-Winkel genannt und nimmt mit zunehmender Beugung ab. Seitlich wird die Patella durch die in unterschiedlicher Richtung verlaufenden Fasern der Retinacula, in die z.T. die Mm. vastus lateralis et medialis einstrahlen, geführt.

Mit Ausnahme der Apex ist die Rückfläche der Patella überknorpelt (Abb. 3a). Der Knorpel ahmt die Form der ossären Rückfläche im wesentlichen nach. Durch einen vertikalen First mit einem ventralen Öffnungswinkel von $100°-140°$ wird diese in eine laterale und eine mediale Facette unterteilt. Ein lediglich knorpelig angelegter vertikaler First kann von der medialen Facette ein weiteres Flächensegment am medialen Rand abteilen („Odd facet" nach *Wiberg* 1941). Inkonstante und flache vertikale Firste lassen teilweise eine Unterteilung in 7 Flächensegmente zu (Abb. 3b). In der Horizontalebene ist die laterale Facette im wesentlichen leicht konkav, die mediale konvex gekrümmt. Vertikal verläuft die subchondrale Rückfläche äußerst großbogig konkav, teilweise mit einer zentralen Eindellung (*Haglund* 1926), die chondrale mehr oder weniger plan mit Variationen zwischen leichter Konkavität und leichter Konvexität. Die Knorpeldicke wird unterschiedlich angegeben. Sie kann die respektable Größe von 4–6 mm erreichen und ist nach *Fick* (1910) am Hauptfirst, nach *Øwre* (1936) und *Grueter* (1959) an der medialen Facette am größten.

Die Patella artikuliert bis zur Rechtwinkelstellung mit der Facies articularis femoris, auch Trochlea oder Gleitlager genannt. Deren lateraler Teil ragt weiter nach ventral und proximal als der mediale. Ab $90°$ Flexion artikuliert die Patella zunehmend mit den divergierenden Femurkondylen, weshalb sie in starken Beugestellungen mit nurmehr peripherem Kontakt teilweise zwischen diese einsinkt. Durch die konstante Länge des Ligamentum patellae und die Rollgleitbewegung der Femurkondylen beträgt die relative Wegstrecke der Patella zum Femur während einer vollständigen Beugebewegung des Kniegelenks 6–7 cm. In Beugestellungen ab $60°-70°$ gewinnt die Quadricepssehne zunehmenden Kontakt zur Trochlea.

Variationen des röntgenologisch erkennbaren ossären Patellaquerschnitts in der Horizontalebene (Technik nach *Knutsson* 1941) durch unterschiedliche Firstwinkel und Formen der medialen Facette, die von *Wiberg* (1941) und *Baumgartl* (1964 und 1966) sowie später von *Ficat* (1970) beschrieben und typisiert wurden, spielten vor allem in der Klinik eine Rolle (s. Kap. C.6).

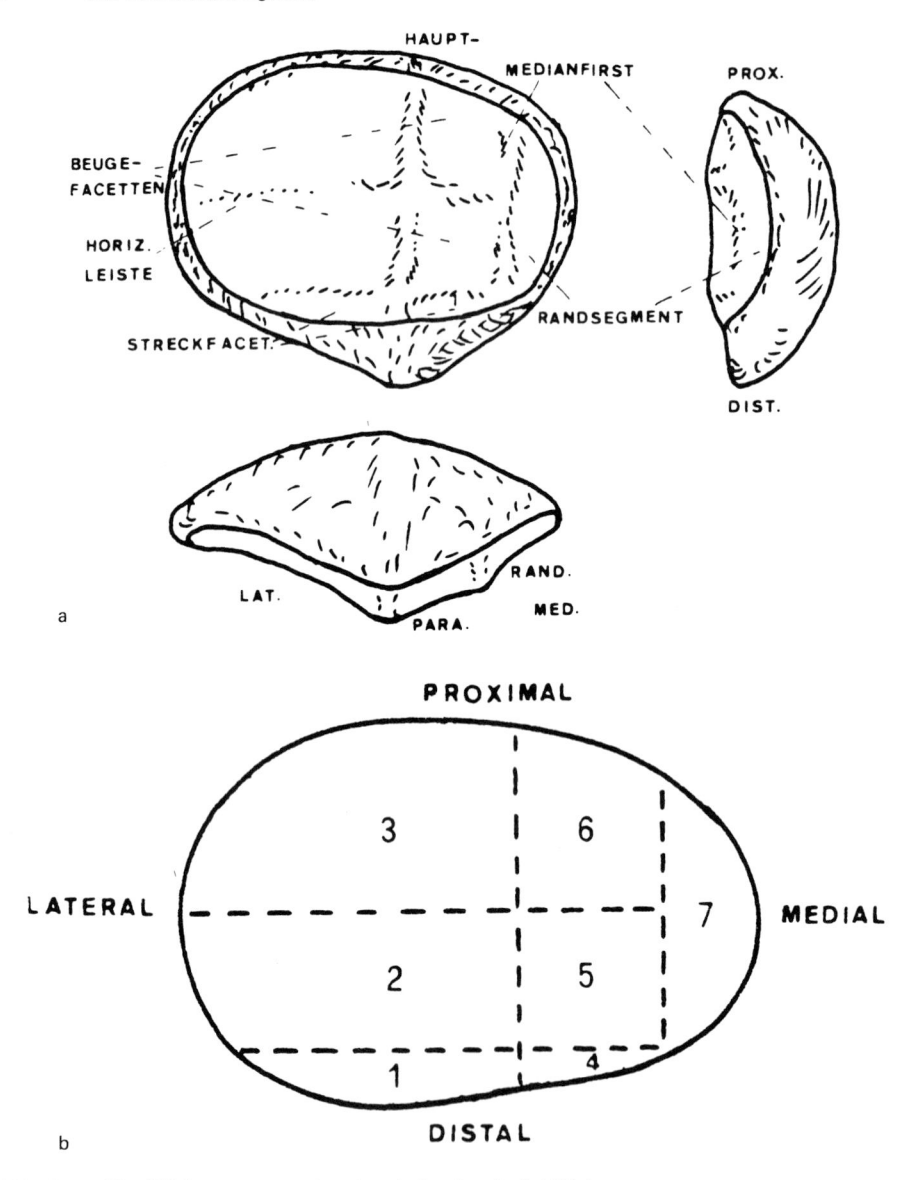

Abb. 3a und b Flächensegmente der chondralen Patellarückfläche

2 Zur Biomechanik

In den umfangreichen Arbeiten der frühen Biomechanik fand die Patella kaum Aufmerksamkeit. Die Gebr. *Weber* (1836) sowie *Braune* und *Fischer* (1891 und 1895) erwähnten sie nur am Rande. Für *Meyer* (1853a–d), der bereits ihre Bewegungskurven und den Kontaktflächenwechsel zwischen Beuge- und Streckstellung beschrieb, war sie lediglich für die Anpassung an die Schlußrotation der Tibia von Interesse. *Fischer* (1899, 1901a und b, 1904a und b) betonte in kinematischen Analysen, daß er die Patella absichtlich fortgelassen habe. Als erster erkannte *Fick* (1910 und 1911) ihre Bedeutung für das Streckmoment des Kniegelenks, doch herrschte auch künftig — ermutigt durch frühe Erfolge nach Patellektomien — das Desinteresse vor. Selbst *Pauwels* (1935–1973), der der modernen Biomechanik die größten Impulse gab, ging auf die Beanspruchung der Patella nicht ein, obwohl *Duboux* (1942) bereits ihren günstigen Einfluß auf das Drehmoment des Kniegelenks in der Streckphase berechnete.

2.1 Mathematisch-statische Analyse der Gelenksbelastung*

Auf der Grundlage der funktionell-anatomischen Arbeiten von *Fick* (1910 und 1911) versuchten erstmals *Burckhardt* (1924), *Bandi* (1951) und *Fürmaier* (1953a), die retropatellare Belastung unter Anwendung der Hebelgesetze und der Vektorarithmetik zu berechnen. Die Ergebnisse lassen sich wie folgt zusammenfassen:

Die Körpergewichtskraft F_K führt zu einem flektorischen Drehmoment auf das Kniegelenk, dessen Größe gegeben ist durch die Größe und Richtung dieser Kraft und den senkrechten Abstand ihrer Wirkungslinie als virtuellem Hebelarm k zum momentanen Drehpunkt des Tibiofemoralgelenks (Abb. 4). Die Wirkungslinie wurde als Senkrechte

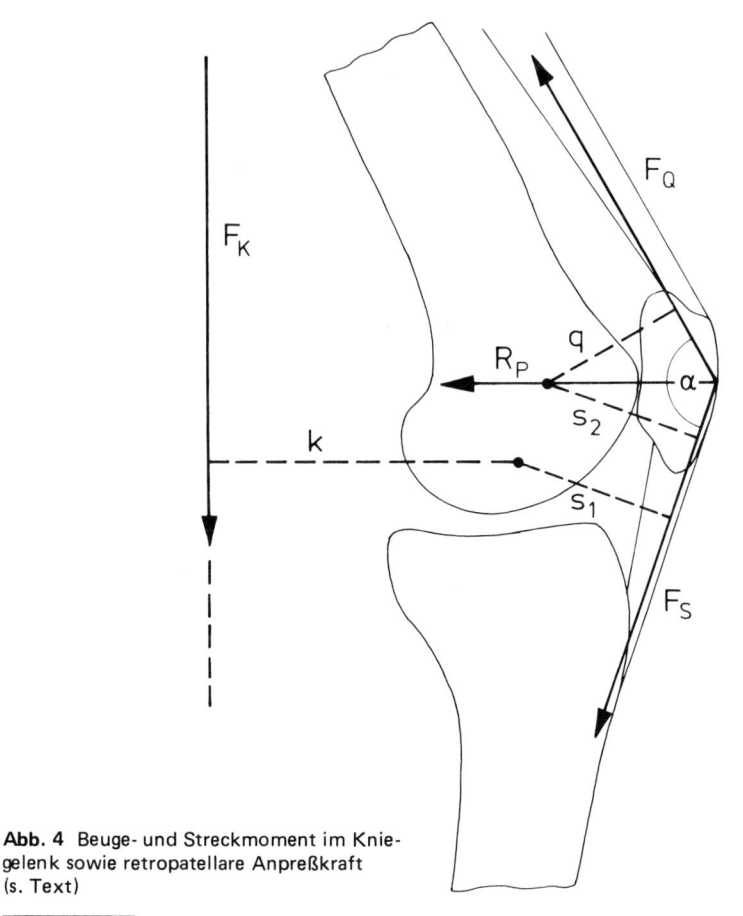

Abb. 4 Beuge- und Streckmoment im Kniegelenk sowie retropatellare Anpreßkraft (s. Text)

---

* In den im folgenden diskutierten Arbeiten werden unterschiedliche Symbole für die physikalischen Größen angegeben. Zum besseren Verständnis sind sie in der vorliegenden Arbeit vereinheitlicht und in Tab. 1 und den Abb. 4–9 zusammenfassend dargestellt. Auf Ausnahmen wird besonders hingewiesen.

8 Das Patellofemoralgelenk

durch das Zentrum des Hüftkopfes festgelegt (Abb. 5). Dieses gilt mithin als Angriffspunkt der Kraft F_K, der Oberschenkel als wahrer Hebelarm f und der zwischen der Wirkungslinie von F_K und f eingeschlossene Winkel als Anstellwinkel ϵ_f der Kraft.

Das Momentengleichgewicht im Kniegelenk wird durch die Kraft F_Q des M. quadriceps und ihre Kettenanbindung an der Tibia garantiert (Abb. 4). Die in der Patellarsehne wirkende Axialkraft F_S hält der Körpergewichtskraft F_K über den Hebelarm s_1 das Gleichgewicht. Es gilt

$$F_K \times k = F_S \times s_1 \tag{1}$$

Da mit zunehmender Kniebeugung der Hebelarm k größer wird als der Hebelarm s_1, muß die Kraft F_S entsprechend k/s_1 größer sein als die Kraft F_K.

Im Patellofemoralgelenk herrscht Gleichgewicht zwischen den Drehmomenten $F_Q \cdot q$ und $F_S \cdot s_2$. Die virtuellen Hebelarme q und s_2 der Kräfte F_Q und F_S sind die Senkrechten auf diese Kräfte in einem angenommenen Drehzentrum des Patellofemoralgelenks. Mithin gilt

$$F_Q \times q = F_S \times s_2 \tag{2}$$

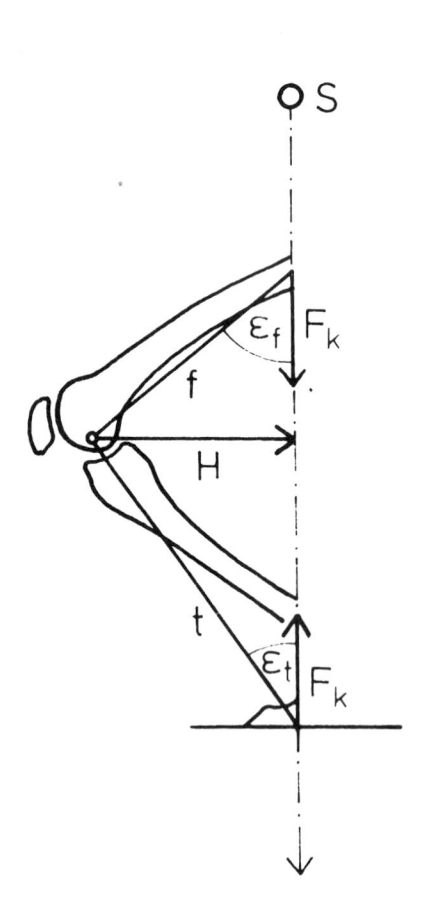

Abb. 5 Beziehung der Wirkungslinie der Körpergewichtskraft F_K zum Drehzentrum des Tibiofemoralgelenks (s. Text)

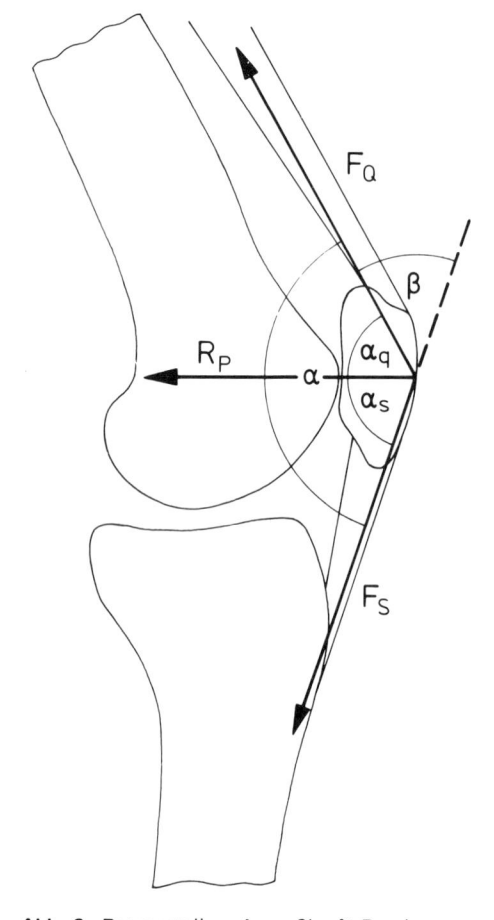

Abb. 6 Retropatellare Anpreßkraft R_P als Resultierende der Zugkräfte von Quadriceps- und Patellarsehne F_Q und F_S

Tabelle 1 Verwendete Symbole für die physikalischen Größen

	F oder R
Kräfte	
Körpergewichtskraft	F_K
Quadricepskraft	F_Q
Patellarsehnenkraft	F_S
Patella-Anpreßkraft	R_P; R_P'
Anpreßkraft der Quadricepssehne	R_Q
Resultierende aus R_P' und R_Q	$R_{ges.}$
Laterale Kraft	R_L
Normalkraft	F_n
Tangentialkraft	F_t
Partialkraft	F_p
Drehmomente	M
Drücke	P
Flächen	A
Hebelarme	
der Körpergewichtskraft	k
der Quadricepskraft	q
der Patellarsehnenkraft	s_1 und s_2
Oberschenkel	f
Unterschenkel	t
Winkel	
zwischen F_Q und F_S	α
Komplementärwinkel	β
zwischen F_Q und R_P	α_q
zwischen F_S und R_P	α_s
im 2-Rollensystem	
an der Patella eingeschlossener Winkel	γ
Komplementärwinkel	γ'
an der Quadricepssehne eingeschlossener Winkel	σ
Komplementärwinkel	σ'
Winkel zwischen F_Q und F_S	α'
Winkel zwischen F_K und f	ϵ_f
Winkel zwischen F_K und t	ϵ_t
Frontalwinkel zwischen F_Q und F_S	λ

Aus Gleichung (1) und (2) folgt

$$F_K \times k = F_Q \times q \tag{3}$$

Die Quadricepskraft wird durch die Rollenfunktion des distalen Femurendes zur Tibia umgelenkt, mithin ihre Richtung geändert. Dabei wird die Patella gegen das Femur gepreßt. Die von allen drei Autoren physikalisch falsch als Gelenkdruck bezeichnete Anpreßkraft ist — unter Vernachlässigung der Reibung — als Resultierende R_P der Quadricepskraft F_Q und der Patellarsehnenkraft F_S sowie den von beiden eingeschlossenen Winkel α bestimmt (Abb. 4 und 6). Ihre Richtung ist durch den Schnittpunkt der Kräfte und den Durchstoßpunkt im Auflager zwischen Patella und Femur, auf dem sie senkrecht steht, gegeben. Sie stellt die **Gelenksresultierende des Patellofemoralgelenks** dar. Nach *Burckhardt* (1924) und *Fürmaier* (1953a) geht sie nicht durch das momentane Drehzentrum des Tibiofemoralgelenks. Bei beiden Autoren weicht sie von der Winkelhalbierenden zwischen F_Q und F_S ab, woraus auf ein Ungleichgewicht dieser Kräfte geschlossen werden muß. Demnach müssen gemäß Gleichung (2) die Hebelarme q und s_2 ungleich sein, was erstmals *Maquet* (1977) mathematisch berücksichtigt hat.

Bandi (1951, 1972, 1976 und 1977) versteht das distale Femurende in Annäherung als einfache Umlenkrolle. Folglich wird nur die Richtung, nicht aber die Größe der Quadricepskraft geändert. Es gilt

$$F_Q = F_S \tag{4}$$

und

$$q = s_2 \tag{5}$$

Daraus folgt, daß die Richtung der Resultierenden R_P gleich der Winkelhalbierenden des von beiden Kräften eingeschlossenen Winkels α und ihre Größe proportional dem Cosinus des halben Winkels ist. Da die Auflagerkraft R_P ferner proportional den gleich großen Drehmomenten aus Körpergewichtskraft F_K, **Ober- und Unterschenkellängen** als Hebel f und t und ihren Anstellwinkeln ϵ_f und ϵ_t sowie umgekehrt proportional dem Abstand r der Kraft F_S vom Drehzentrum ist (Abb. 4 und 5), gilt

$$R_P = \frac{F_K}{r} \times \cos\frac{\alpha}{2} (f \times \epsilon_f + t \times \epsilon_t) \tag{6}$$

Zur Ableitung dieser Gleichung siehe *Bandi* (1951). Nach ihr muß r identisch sein mit den Hebeln s_1, s_2 und q, mithin auch das Drehzentrum des Tibiofemoral- mit demjenigen des Patellofemoralgelenks, was *Bandi* zur Vereinfachung annimmt.

Aus Gleichung (6) folgt 1. Je größer die Distanz r (Synonym s_1 oder s_2) ist, desto größer ist das Streckmoment im Kniegelenk, wenn die anderen Größen unverändert bleiben. 2. Je größer r ist, desto kleiner ist die Anpreßkraft. 3. Je kleiner der Winkel α ist, je stärker also die Kniebeugung, desto größer ist die Anpreßkraft. Ohne Patella würde die Sehne direkt dem Femur aufliegen. Da ihre Fasern über das Patelladorsum hinwegziehen bzw. an der Patella ventral inserieren, vergrößert die Patella entsprechend ihrem antero-posterioren Durchmesser deren Abstand r zum Drehzentrum. Mithin wird das Streckmoment M_S bei gleichbleibenden Zugkräften F_S und F_Q gemäß

$$M_S = F_S \times s_1 \tag{7}$$

verbessert, worauf neben *Fick* (1910) bereits *Duboux* (1942) durch mathematischen Vergleich mit patellektomierten Gelenken aufmerksam gemacht hat.

Im unphysiologischen Einbeinstand normalgewichtiger Personen bei Kniebeugestellungen zwischen 50° und 110° errechnete *Burckhardt* (1924) Anpreßkräfte bis 1425 kp, *Bandi* (1951) bis 998 kp und *Fürmaier* (1953a) bis 890 kp. Da sie die Wirkungslinie der Körpergewichtskraft stets durch das Hüftgelenk legten, resultierten unrealistisch lange Hebelarme für Ober- und Unterschenkel. *Maquet* (1963) und *Maquet* et al. (1967) erkannten die Ventralisation des Körperschwerpunktes während der Knieflexion und die damit verbundenen Reduktionen des flektorischen Moments bzw. der Quadricepskraft. Unter Berücksichtigung der *Maquet*'schen Erkenntnis errechnete *Bandi* (1972) nach Gleichung (6) nunmehr eine femoro-patellare Belastung von 330 kp bei 110° Knieflexion.

Maquet (1977) verließ *Bandi*s Prinzip der einfachen symmetrischen Umlenkrolle und errechnete unterschiedlich große Quadriceps- und Patellarsehnenkräfte. Er ermittelte zeichnerisch das „Drehzentrum der Kurvatur des Patellofemoralgelenks" und daraus die ungleich großen Hebelarme q und s_2 der Kräfte F_Q und F_S (Abb. 4). Nach Gleichung (2) folgt $F_Q \neq F_S$. Demnach ändert sich mit der Umlenkung der Sehnenzugkraft an der Patella auch die Größe dieser Kraft. Bei größerem Hebelarm der Patellarsehnenkraft wird die vom M. quadriceps erzeugte Streckkraft unter Zunahme und Richtungsänderung der patellaren Anpreßkraft reduziert. Diese ist weiterhin durch den Schnittpunkt der Zugkräfte, die Tragfläche und den Drehpunkt des Patellofemoralgelenks, nicht aber durch die Winkelhalbierende und das Drehzentrum des Tibiofemoralgelenks bestimmt. *Maquet* (1977) errechnete sie mit

$$R_P = \sqrt{F_Q^2 + F_S^2 \pm 2 \cdot F_Q \cdot F_S \cdot \cos \alpha} \qquad (8)$$

Ähnliche Bedingungen ungleicher Kräfte F_Q und F_S liegen den Berechnungen von *Maquet* (1963), *Maquet* et al. (1967), *Friedrich* et al. (1973), *Perry* et al. (1975) und *Hehne* et al. (1979) zugrunde. *Maquet* (1963) bestimmte die femoro-patellare Anpreßkraft (Abb. 6) mit

$$R_P = F_Q \cdot \cos \alpha_q + F_S \cdot \cos \alpha_s \qquad (9)$$

Friedrich et al. (1973) mit

$$R_P = F_S \cdot \frac{\sin (\alpha_s + \alpha_q)}{\sin \alpha_q} \qquad (10)$$

Hehne et al. (1979) mit

$$R_P = F_Q \cdot \cos \alpha_q \pm \sqrt{F_S^2 - F_Q^2 \cdot \sin^2 \alpha_q} \qquad (11)$$

und *Perry* et al. (1975) mit

$$R_P = F_Q \cdot \sin \epsilon_f + F_S \cdot \sin \epsilon_t \qquad (12)$$

Sämtliche Gleichungen (8–11) lassen sich einander umformen, d.h. sie sind mathematisch identisch. Betragen z.B. die Quadricepskraft 60 kp, die Sehnenzugkraft 20 kp und der eingeschlossene Winkel 80°, so resultiert stets eine Anpreßkraft von 66,46 kp, die in einem Winkel α_q (Abb. 6) von 17,24° zur Quadricepskraft gerichtet ist. Das aus der Körpergewichtskraft resultierende flektorische Moment kann in Gleichungen (8–12) vernachlässigt werden, da es direkt die Größen von F_Q und F_S bestimmt und durch diese in die Berechnungen eingeht.

Von gleicher Voraussetzung gingen *Shinno* (1961b), *Hoffmann-Daimler* (1968), *Reilly* und *Martens* (1972), *Smidt* (1973) und *Matthews* et al. (1977) aus. Sie verstanden aber das distale Femurende als reine Umlenkrolle, d.h. $F_Q = F_S$. Die teils unterschiedlichen Ableitungen lassen sich mathematisch umformen in die allen identische Gleichung

$$R_P = 2 F_Q \cdot \cos \frac{\alpha}{2} \qquad (13)$$

Den der Größe des Streckmoments proportionalen Winkel β (Abb. 6; Komplementärwinkel des Winkels α) nennen *Goymann* und *Müller* (1974) den Anstellwinkel und – treffender – *Matthews* et al. (1977) den „patella mechanism angle". Die Anpreßkraft kann mit seiner Hilfe berechnet werden gemäß

$$R_P = 2 F_Q \cdot \sin \frac{\beta}{2} \qquad (14)$$

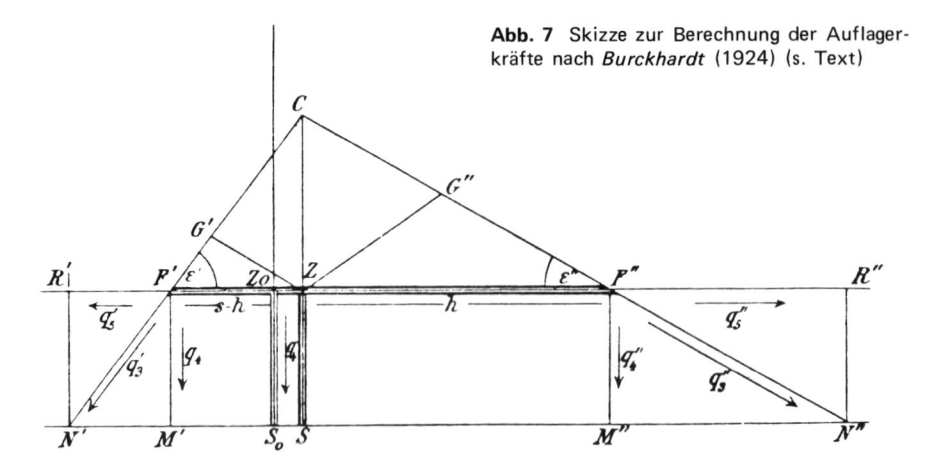

Abb. 7 Skizze zur Berechnung der Auflagerkräfte nach *Burckhardt* (1924) (s. Text)

Folgt man dem symmetrischen Rollenmodell und setzt für den Spezialfall $F_Q = F_S$, so sind die Gleichungen (13 und 14) auch sämtlichen Gleichungen (8–12) mathematisch ebenso identisch wie derjenigen von *Burckhardt* (1924) mit

$$R_P = F_S \cdot \frac{\sin(\epsilon' + \epsilon'')}{\epsilon'} \qquad (15)$$

(Winkelsymbole s. Abb. 7; in dieser bedeutet $q_4 = R_P$ und $q_3'' = F_S$).

Bei einer Zugkraft von 60 kp und einem Winkel α von 40° beträgt z.B. die patellofemorale Anpreßkraft nach allen Autoren ausnahmslos 112,76 kp.

1911 erkannte *Fick*, daß die Quadricepssehne ab mittleren Beugestellungen unmittelbar dem distalen Femurende aufliegt. Die Quadricepszugkraft wird dadurch nicht nur an der Patella, sondern auch innerhalb der Quadricepssehne umgelenkt. Physikalisch liegt mithin ein hintereinander **geschaltetes zweifaches Rollensystem** vor (Abb. 8), das erstmals von *Fürmaier* (1953a) mathematisch berücksichtigt wurde. Der gesamte von Quadriceps- und Patellarsehne eingeschlossene Winkel (α' in Abb. 8) muß in dem Maße kleiner sein als der an der Patella von den Sehnenfasern eingeschlossene Winkel (γ in Abb. 8), in dem die Kraft durch das zweite Auflager umgelenkt wird. Da diese Umlenkung nach *Fürmaier* (1953a) ab 65° Knieflexion, nach *Goymann* und *Müller* (1974) ab 90° und nach *Bandi* (1977) ab 50° beginnt, können sämtliche o.g. Kraftanalysen nur bis zu diesen Beugegraden gültig sein. Die danach einsetzende Krafttransmission über die Quadricepssehne folgt den gleichen vektoriellen Gesetzen wie diejenige an der Patella. Sie wird mit zunehmender Kniebeugung größer, und zwar in dem Maße, in dem der von der Quadricepssehne eingeschlossene Winkel (σ in Abb. 8) kleiner wird, und entlastet die Patella gerade dort, wo ihre Belastung nach Gleichungen (6 und 8–15) am größten sein würde. Je kleiner der Winkel σ wird, desto größer wird der Winkel γ. Je größer aber der Winkel γ ist, desto kleiner wird die resultierende Anpreßkraft. Da die Patella in starken Beugestellungen tief zwischen die divergierenden Femurkondylen in die Fossa intercondylaris einsinkt (funktionelle Höhenminderung nach *Goymann* et al. 1974b), wird der an der Patella von den Sehnen eingeschlossene Winkel γ noch größer, mithin die femoropatellare Anpreßkraft noch mehr reduziert.

Die Anpreßkraft der Sehne am zweiten Auflager berechneten *Goymann* und *Müller* (1974) nach der Arcusfunktion mit

$$R_Q = F_Q \cdot \operatorname{arc} \rho \qquad (16)$$

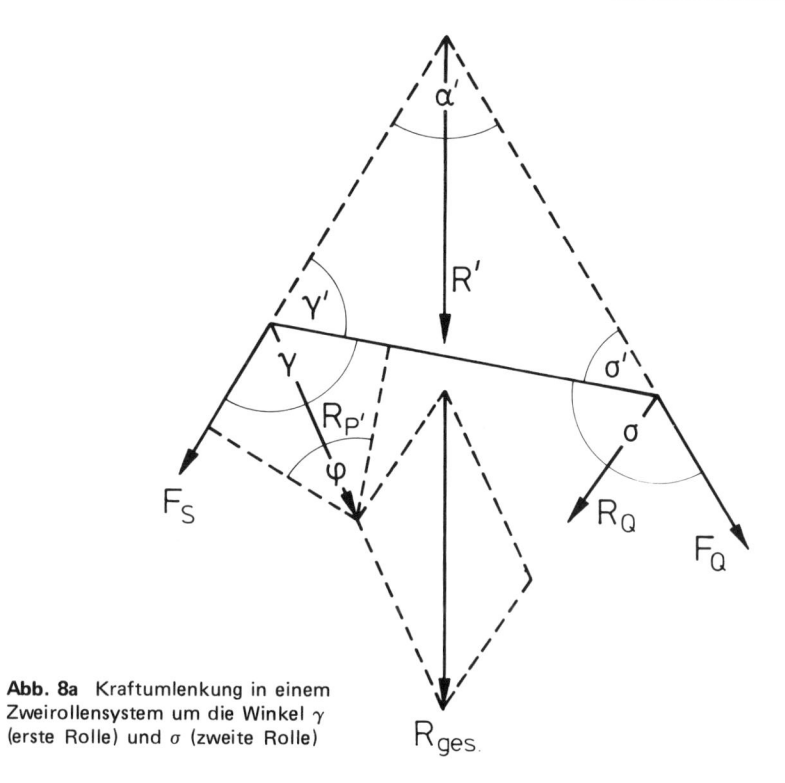

Das Patellofemoralgelenk 13

Abb. 8a Kraftumlenkung in einem Zweirollensystem um die Winkel γ (erste Rolle) und σ (zweite Rolle)

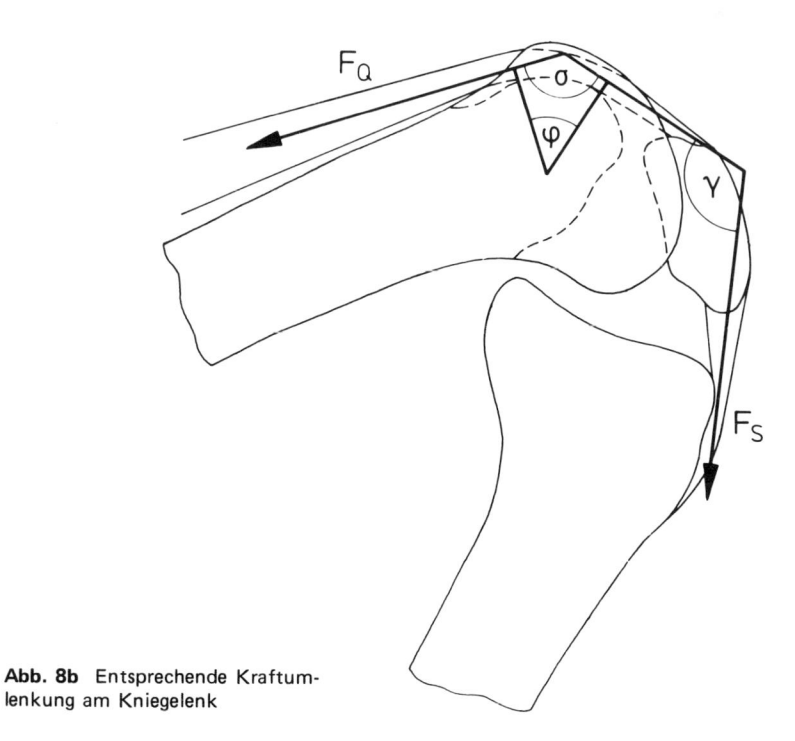

Abb. 8b Entsprechende Kraftumlenkung am Kniegelenk

wobei arc ρ das Bogenmaß desjenigen Winkels darstellt, der von den Senkrechten durch das Drehzentrum dieser Rolle auf die Sehnenfasern vor und nach der Umwicklung gebildet wird (Abb. 8). Die Gesamtbelastung für das distale Femurende berechneten sie algebraisch aus $R_P + R_Q$. *Bandi* (1977) gab daraufhin die gesamte Anpreßkraft an mit

$$R_{ges.} = \frac{M}{r} \left(\cos \frac{\gamma}{2} + \cos \frac{\beta}{2} \right) \tag{17}$$

wobei M = Drehmoment der Streck- und Beugekräfte, γ = Winkel zwischen den Tangenten, angelegt an Quadricepssehne und Ligamentum patellae, und β = Winkel zwischen den Tangenten an den Schenkeln der um die Kondylen gewickelten Quadricepssehne sind.

Für einen Beugewinkel von 110° und eine Muskelkraft F_Q von 500 kp berechneten *Goymann* und *Müller* (1974) ohne Umwicklungseffekt eine theoretische Anpreßkraft von 819,2 kp, mit Umwicklung eine retrotendinale Anpreßkraft von 392,5 kp und eine retropatellare von 456,75 kp, die sie zur Gesamtbelastung von 849,25 kp addierten.

Kritik: Statisch-trigonometrische Berechnungen stellen eine idealisierte Vereinfachung dar. Es bedarf der Annahme eines Momentengleichgewichts, da sich nur dann das Gelenk in Bewegungsruhe befindet. Um Belastungen während der Bewegung zu ermitteln, bedarf es zusätzlicher kinetischer und kinematischer Analysen. Sofern Größe und Richtung sämtlicher auf das Gelenk einwirkenden Kräfte berücksichtigt werden können, läßt sich mit der Gelenksresultierenden lediglich die Gesamtbelastung des Gelenks ermitteln. Die Gelenksresultierende wurde in den o.g. Arbeiten stets nur in der Sagittalebene bestimmt. Ihre horizontale Richtung ist unbekannt, mithin auch die Kraftverteilung auf laterale und mediale Facette, die sich bei bekannten Neigungswinkeln der Auflager grundsätzlich berechnen ließe. In der Berechnung wurde die aus dem Q-Winkel (Winkel λ in Abb. 9) resultierende lateralgerichtete Kraftkomponente nicht berücksichtigt. Sie führt unter Abnahme der Belastung des medialen gemäß dem Neigungswinkel des lateralen Gelenkkompartiments zu einer lateral gerichteten Schubkraft, um deren vektoriellen Betrag die patellofemorale Anpreßkraft **vermindert** wird (Abb. 10).

Da sich arithmetisch die räumliche Verteilung der Kräfte nur näherungsweise und die Kontakt- resp. Tragflächen nicht ermitteln lassen, kann aus der Belastung auch nicht auf die Gelenksbeanspruchung und deren Verteilung geschlossen werden. Physikalisch heißt das: Es ist nicht möglich, den auf den Gelenksoberflächen herrschenden Druck zu bestimmen.

Obgleich die zunächst optisch differenten Gleichungen mathematisch alle identisch sind, berechneten die Autoren (s. Abb. 1) zum Teil sehr unterschiedliche Gelenkbelastungen. Für die frühen Arbeiten mit Resultaten von z.T. weit über 1000 kp erklärt sich das aus der Vernachlässigung von Körperschwerpunkt und Umwicklungseffekt. Aber auch mit deren Kenntnis lassen sich ihre genauen mathematischen Größen nur schwer festlegen. Es bedarf dazu experimenteller Hilfen, wie es z.B. *Bandi* (1972) vornahm. Ebenso sind die Muskelkräfte und ihre Anstellwinkel schwierig zu ermitteln. Z.B. wird der Öffnungswinkel zwischen Ligamentum patellae und den unmittelbar an der Patella inserierenden Quadricepssehnenzügen in keiner der genannten Arbeiten angegeben, was auf Meßprobleme hinweist.

Folgt man den Analysen *Kummers* (*Kummer* 1968 und 1974), so kann die mit R_P errechnete Kraft nicht identisch sein mit der retropatellaren Anpreßkraft, da nach *Kummer* die Gelenksresultierende zwar die vektorielle Summe aller auf das Gelenk wirkenden Kräfte, nicht aber die Summe der ausschließlich für die Anpreßkraft verantwortlichen Normalkräfte darstellt. Dem liegt folgende Überlegung zugrunde:

Abb. 9 Lateral-gerichtete Kraft R_L

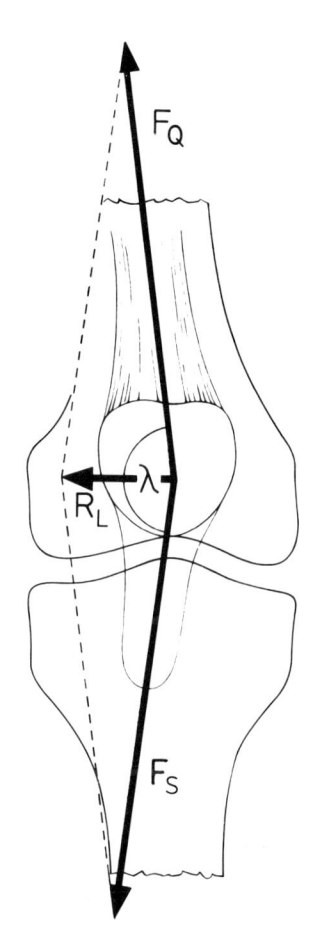

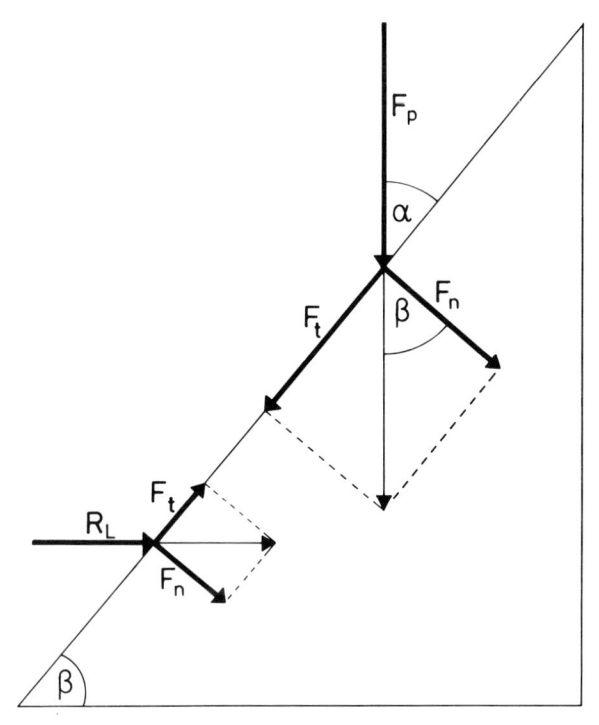

Abb. 10 Zerlegung einer Partialkraft F_p in die Normalkomponente F_n und die Tangentialkomponente F_t. R_L stellt die aus dem Winkel λ resultierende, lateral-gerichtete Schubkraft an der Patella dar (s. Abb. 9)

Die Gelenksresultierende kann in unendlich viele Partialkräfte zerlegt werden, die alle parallel zu ihr verlaufen, jedoch nur im idealen Fall einer völlig planen Gelenkfläche senkrecht zu dieser stehen. Realiter werden die Partialkräfte F_p vektoriell gemäß ihrem Auftreffwinkel α an der Kontaktfläche in senkrecht zu dieser stehende Normalkräfte F_n und parallel zu ihr gerichtete Tangentialkräfte F_t zerlegt (Abb. 10). Nur die Normalkräfte werden, unter Vernachlässigung der Reibung, zwischen den kontaktierenden Knorpelflächen übertragen. D.h. nur sie repräsentieren die Auflager- bzw. Anpreßkräfte. Es gilt

$$\vec{R}_p = \int \vec{F}_p = \int \vec{F}_n + \int \vec{F}_t \qquad (18)$$

und

$$F_n = F_p \cdot \cos \beta \qquad (19)$$

sowie

$$F_t = F_p \cdot \sin \beta \qquad (20)$$

Trifft z.B. eine Kraft von 60 kp in einem Winkel von 60° auf eine Tragfläche, so betragen der Winkel β = 30°, die Normalkraft = 51,96 kp und die Tangentialkraft = 30 kp. Die Anpreßkraft ist nur an einer völlig planen Gelenkfläche gleich, ansonsten stets um den vektoriellen Betrag der Tangentialkräfte kleiner als die Gelenksresultierende. Insofern kann aus der Resultierenden bei bekannten Kontaktflächen auch nicht auf die Flächenpressung resp. die Beanspruchung des Knorpels geschlossen werden.

Gegen diese Überlegungen erheben sich zwei Einwände:

1. Betrachtet man 2 kongruent ineinanderliegende Halbkugeln (Abb. 11) und belastet die äußere obere axial mit der Kraft F, so wird in Punkt A als Bodenbelastung die gleich große Kraft gemessen. Demnach muß die gesamte Kraft, die in diesem Fall einer Gelenksresultierenden entspricht, zwischen den Halbkugeln übertragen werden. D.h. die Summe der Normalkräfte muß gleich der Kraft F sein.

2. Die Patella gleicht in grober Näherung einem Keil, der im belasteten Zustand medial wie lateral zu zentral gerichteten Schubkräften an den Auflagern führt. Diese belasten die jeweils jenseits der Medianen liegende Auflagerfläche entsprechend ihrem Auftreffwinkel zusätzlich. Bei geometrischer Symmetrie des Keiles und medianer Richtung der Gelenksresultierenden wären die beidseitigen Schubkräfte gleich groß und höben sich gegenseitig auf. Betrüge der Keilwinkel 90°, so wären die Auftreffwinkel 45° groß. Die Schubkräfte wären dann gemäß sin = cos gleich den Normalkräften und träfen senkrecht als reine Normalkräfte auf das gegenseitige Auflager auf.

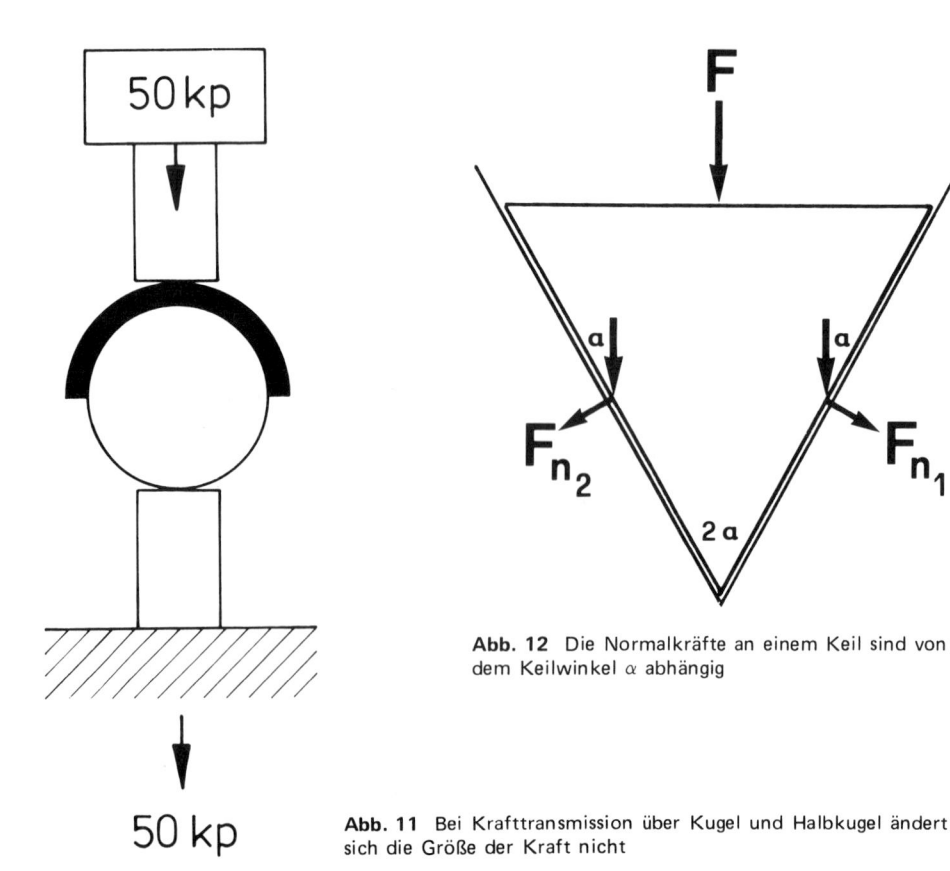

Abb. 12 Die Normalkräfte an einem Keil sind von dem Keilwinkel α abhängig

Abb. 11 Bei Krafttransmission über Kugel und Halbkugel ändert sich die Größe der Kraft nicht

Man kann deshalb bei Keil- resp. Gelenkssymmetrie die Schubkräfte vernachlässigen. Da der Auftreffwinkel gleich dem halben Keilwinkel ist (Abb. 12), errechnet sich die gesamte Anpreßkraft einfacher nach

$$F_n = \frac{F}{2 \cdot \sin \alpha} \qquad (21)$$

In Wirklichkeit sind die Verhältnisse an der Patella wesentlich komplizierter, da 1. geometrisch Asymmetrie besteht, 2. die aus dem Winkel λ resultierende laterale Kraftkomponente Richtung und Größe der Gelenksresultierenden zusätzlich verändert, 3. diese Komponente am lateralen Auflager zu zusätzlichen Schub- und Normalkräften führt, wobei die Schubkraft der zur Medianen gerichteten Schubkraft entgegenwirkt, und 4. die Anspannung der Retinacula den Schubkräften entgegenwirkt.

Bandi (1951, 1972, 1976, 1977) bezeichnet die retropatellare Anpreßkraft stets fälschlicherweise als Druck. 1972, 1976 und 1977 berücksichtigt er in der 1951 angegebenen Gleichung (6) nicht mehr den Cosinus des halben Winkels α, sondern die Hälfte des Cosinus des Winkels, was mathematisch falsch ist. *Bandi* (1951) geht in seiner Ableitung von der Vereinfachung aus, daß sich der Streckapparat um eine Rolle schlinge, die sich mit dem Radius r um die Querachse des Kniegelenks drehe (s. Abb. 4 und 5). Da er gleiche Zugkräfte an Quadricepssehne und Ligamentum patellae voraussetzt, also $F_Q = F_S$, muß für das Momentengleichgewicht $F_Q \cdot r = F_S \cdot r$ auch r stets gleich sein. Da andererseits die Drehmomente am Oberschenkel $F_K \cdot f \cdot \sin \epsilon_f$ und Unterschenkel $F_K \cdot t \cdot \sin \epsilon_t$ gleich sein müssen, ist

$$F_K \cdot f \cdot \sin \epsilon_f + F_K \cdot t \cdot \sin \epsilon_t = 2 F_K \cdot f \cdot \sin \epsilon_f = 2 F_K \cdot t \cdot \sin \epsilon_t \qquad (22)$$

*Bandi*s Gleichung (6)

$$R_P = \frac{F_K}{r} \cdot \cos \frac{\alpha}{2} (f \cdot \sin \epsilon_f + t \cdot \sin \epsilon_t) \qquad (23)$$

kann also gemäß Gleichung (22) vereinfacht werden in

$$R_P = \frac{2 F_K \cdot f \cdot \sin \epsilon_f}{r} \cdot \cos \frac{\alpha}{2} \qquad (24)$$

Da

$$F_Q \cdot r = F_S \cdot r = F_K \cdot f \cdot \sin \epsilon_f \qquad (25)$$

ist, ergibt sich aus Gleichung (24 und 25)

$$R_P = \frac{2 F_Q \cdot r}{r} \cdot \cos \frac{\alpha}{2} \qquad (26)$$

und

$$R_P = 2 F_Q \cdot \cos \frac{\alpha}{2} \qquad (27)$$

womit auch *Bandi*s Gleichung (6) denjenigen der anderen Autoren (Gleichung 8–15) identisch ist.

Goymann und *Müller* (1974) berechneten die Anpreßkraft der Quadricepssehne nach der Arcusfunktion (s. Abb. 8). Die Ableitung enthält folgende Fehler:

1. Die Autoren bilden als Hilfsmittel aus dem Kreis der Umlenkrolle ein Polygon, um Winkel- in Arcusfunktionen umzuformen. Sie teilen dazu den Bogen des Winkels ρ

(Winkel zwischen den Senkrechten auf die Sehnenzugkräfte F_Q und F_S im Drehpunkt) in zahlreiche Teilbögen $d\rho$ ein. Da der Kreisbogen sich mit Abnahme der Winkelgröße einer Geraden asymptotisch nähert, gilt für Winkel $< 5°$ sinus = arcus mit einer Abweichung $< 1\%$ (Beispiel: sin $4° = 0{,}06976$, arc $4° = 0{,}06981$). Die Autoren schreiben daher

$$\sin \frac{d\rho}{2} = \frac{d\rho}{2} \qquad (28)$$

was exakt

$$\sin \frac{d\rho}{2} = \text{arc} \frac{d\rho}{2} \qquad (29)$$

lauten muß. Diese Beziehung gilt nur für Winkel unter $5°$.

Die Summe der Teilkräfte ΔR_Q sei

$$\Delta R_Q = 2 F_Q \cdot \frac{\sin \rho}{2} \qquad (30)$$

Richtigerweise lautet die Gleichung

$$R_Q = 2 F_Q \cdot \sin \frac{\rho}{2} \qquad (31)$$

oder

$$\Delta R_Q = 2 F_Q \cdot \sin \frac{d\rho}{2} \qquad (32)$$

2. Daraus wird die gesamte Anpreßkraft berechnet mit

$$R_Q = \int_0^\rho F_Q \cdot d\rho = F_Q \cdot \text{arc } \rho \qquad (33)$$

Das bedeutet: 1. eine algebraische Addition sämtlicher resultierender Teilkräfte zur Gesamtkraft. Zulässig ist nur eine Vektoraddition. 2. Eine Addition sämtlicher Teilwinkel zum Gesamtwinkel, für den – sobald er $> 5°$ ist – die Beziehung sin = arc nicht mehr gilt.

Wie mathematisch bewiesen werden kann (*Hehne* 1981c), ist richtigerweise

$$R_Q = F_Q \cdot \sqrt{2} \cdot \sqrt{1 - \cos \rho} \qquad (34)$$

3. Die Autoren berechnen die Anpreßkraft der Patella mit Umwicklung mit (Abb. 8)

$$R_P = 2 \cdot F_Q \cdot \frac{\sin \gamma'}{2} \qquad (35)$$

und ohne Umwicklung (Abb. 6) mit

$$R_P = 2 \cdot F_Q \cdot \frac{\cos \alpha}{2} \qquad (36)$$

Richterweise muß es heißen

$$R_P = 2 F_Q \cdot \sin \frac{\gamma'}{2} \qquad (37)$$

und

$$R_P = 2 F_Q \cdot \cos \frac{\alpha}{2} \tag{38}$$

4. Die Autoren addieren die retrotendinale und retropatellare Anpreßkraft algebraisch zur Gesamtkraft mit

$$R_{ges.} = R_Q + R_P \tag{39}$$

Es handelt sich aber um Vektoren, die nur arithmetisch addiert werden können.

Bandi (1977) berechnet die gesamte Anpreßkraft unter Einbeziehung des Umwicklungseffektes nach Gleichung (17). Abgesehen davon, daß der Winkel γ widersprüchlich dargestellt ist, wird M als das Drehmoment der Streck- und Beugekräfte bezeichnet, mithin eine Momentensumme, die mathematisch im **Momentengleichgewicht = 0 ist**. Damit wird aber das Produkt R_{ges} = 0. Zum anderen nimmt der Autor ebenfalls eine unzulässige algebraische Summation vor. Die Gesamtbelastung des distalen Femurendes ist jedoch gleich der vektoriellen Summe aus den Anpreßkräften der Patella und der Quadricepssehne. Diese ändert mit der Sehnenumwicklung ihre Größe nicht und ist gleich der Anpreßkraft, die an der Patella herrschen würde, wenn das Gelenk modellhaft ohne Sehnenumwicklung gedacht wird (*Hehne* 1981c).

Tabelle 2 Errechnete Anpreßkräfte in kp bei einer Quadricepslast von 500 kp, einem von der Quadricepssehne eingeschlossenen Winkel (σ in Abb. 8) von 110° und einem von Quadriceps- und Patellarsehne an der Patella eingeschlossenen Winkel (γ) von 130° unter der vereinfachenden Annahme einfacher Kraftumlenkung im 2-Rollensystem

	R_Q	R_P	$R_{P'}$	$R_Q + R_P$
nach *Goymann* und *Müller* (1974)	610,9	383,0	250,0	993,9
nach *Bandi* (1977)	573,6	422,6	–	996,2
nach *Hehne* (1981)	573,5	422,6	866,0	866,0

R_Q = Anpreßkraft der Quadricepssehne
R_P = Anpreßkraft der Patella
$R_{P'}$ = Anpreßkraft der Patella unter modellhafter Annahme ohne Umwicklungseffekt
$R_Q + R_P$ = Gesamtanpreßkraft

Zur Erläuterung der Unterschiede ist in Tab. 2 ein Beispiel für nach *Goymann* und *Müller* (1974), *Bandi* (1977) und uns (Kap. H.2) errechnete Anpreßkräfte wiedergegeben. Darin wird vorausgesetzt, daß *Bandi* mit Winkel γ den nur an der Patella eingeschlossenen Winkel (γ in Abb. 8) meint, woraus sich die Kraft nach Gleichung (17 und 22 ff.) errechnet mit

$$R_{ges} = 2 F_Q \left(\cos \frac{\gamma}{2} + \cos \frac{\sigma}{2} \right) \tag{40}$$

da M = 2 · F_Q · r ist.

Uneinigkeit herrscht in der Frage, ob an der Patella eine reine Kraftumlenkung oder eine Änderung der Größe dieser Kraft stattfindet. Die Schwierigkeit, diese Frage zu beantworten, besteht in der exakten Bestimmung eines Drehpunktes, um den sich die Patella bewegt, sowie der Lage der Tragflächen und damit der Lage und Größe der Gelenksresultierenden. *Maquet* (1977) nimmt mit der offensichtlich aus Röntgenbildern bestimmten Kurvatur des Patellofemoralgelenks einen Kreissektor an. Da die chondralen

Auflagerflächen aber sehr klein und ihre Krümmungsradien bereits auf kleinen Flächensegmenten wechselhaft sind, ist es schwierig, einen exakten Radius festzulegen. Bei planen Auflagern läge der Drehpunkt im Unendlichen. Wir haben daher in Kap. H.1 eigene Betrachtungen und Berechnungen vorgenommen, speziell zu der Frage, ob bei einer Kraftumlenkung ohne Reibungsverlust überhaupt eine Zu- oder Abnahme der Kraft erfolgen kann.

2.2 Kontaktflächenmessungen

Kontaktflächenmessungen setzen experimentelle Methoden am Sektionsgut voraus. *Wiberg* (1941) fand mit Gefrierschnitten breitere laterale Kontaktzonen, den ausschließlichen Kontakt der „Odd facet" in starken Beuge- sowie der kaudalen Knorpelanteile in Streckstellungen, arbeitete jedoch nur eindimensional und konnte keine Flächengrößen angeben. Mit Leim- und Rußbenetzungen der Patella und ihrer Belastung vom Patelladorsum her ermittelte *Bandi* (1951) in Beugestellungen von 10°, 50° und 90° Kontaktflächen zwischen 12,25 und 1,45 cm^2, wobei er die größten Flächen bei 10° und die kleinsten bei 90° fand. Die Anpreßkraft wurde für unmaßgebend gehalten. Aus mathematisch ermittelten Kräften und den gemessenen Flächen berechnete *Bandi* bei 90° Flexion lateral 218 kp/cm^2 und medial 250 kp/cm^2 Druck, wobei er das Kraftverhältnis lateral zu medial mit 1:1 annahm.

Hungerford und *Goodfellow* (1975) und *Goodfellow* et al. (1976a) verwendeten Pikrinsäure sowie saures und alkalisches Haematoxylin nach *Deane* (1970) und *Greenwald* (1970), um unter gleichzeitigem Quadricepszug (keine Lastangabe) den kontaktfreien Knorpel in 3–4 Flexionsstellungen nacheinander anzufärben. Die Kontaktzonen, für die keine Größen angegeben wurden, wanderten während der Beugung vom unteren zum oberen Knorpelrand, den sie bei 90° Flexion erreichten (Abb. 13). Ausgespart blieb ein Bezirk am medialen Rand, der stets erst bei 135° Kontakt hatte, gegen die übrige mediale Facette durch einen Knorpelfirst abgegrenzt war und *Wibergs* (*Wiberg* 1941) „Odd facet" entsprach. Mit dieser Farbmethode fanden *Townsend* et al. (1977) eine Korrelation zwischen den Kontaktzonen und den Elastizitätsmodulen korrespondierender subchondraler Knochenquader.

Mit der Acrylzementausgußtechnik nach *Walker* und *Hajek* (1972) stellten *Agletti* et al. (1975) an zwei Gelenken die Kontaktflächen bei unterschiedlichen Quadricepszuglasten dar, machten jedoch keine Größenangaben in Funktionen dieser Last. Topographisch entsprachen die Ergebnisse denen von *Hungerford* und *Goodfellow* (1975). *Burnotte* et al. (1976) planimetrierten den Abdruck einer Ölfarbe auf Papier im Gelenkspalt ohne Lastangaben oder -wechsel.

Matthews et al. (1977) verwendeten Methylenblau bei 25 kp axialer Last vom Patelladorsum her und fanden mit zunehmender Beugung bis 90° zunehmende Kontaktzonen von 1,7–5,1 cm^2, die sie den von *Morrison* (1970a und b) und *Smidt* (1973) errechneten Anpreßkräften zuordneten. Danach herrschen unter der Patella beim Gehen durchschnittliche Drucke von 1,3–2,5 N/mm^2 (ca. 13–25 kp/cm^2) und beim Treppauf- und -abgehen zwischen 3,7–6,9 N/mm^2 (ca. 37–69 kp/cm^2).

Seedhom und *Tsubuku* (1977) kritisierten an den o.g. Arbeiten die unphysiologisch kleinen Eingangslasten und die Vernachlässigung des Zeitfaktors der Belastung, da die Knorpeldeformation zeitabhängig ist. Mit ihrer Apparatur konnten sie innerhalb 0,1 bis 0,6 sec Quadricepszuglasten bis zu 1300 N (ca. 133 kp) erzeugen. Mit einer speziellen Gummiausgußtechnik fanden sie jedoch weder zeit- noch lastabhängige Veränderungen der Kontaktflächen.

Das Patellofemoralgelenk 21

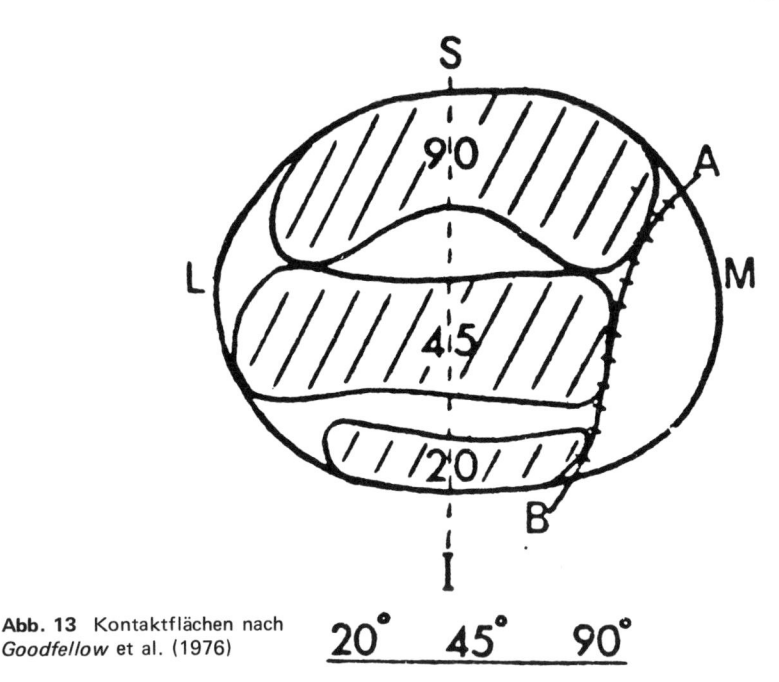

Abb. 13 Kontaktflächen nach *Goodfellow* et al. (1976)

Kritik: Die Farb- und Rußtechniken erlauben nur wenige Messungen. Pro Knie kann in 3–5 Beugepositionen nur jeweils eine Messung vorgenommen werden. Diese sind mithin nicht reproduzierbar und statistisch nicht relevant. Es ist fraglich, ob die teilweise rein antero-posteriore Belastung der Patella ihren tatsächlichen Positionen entspricht. Aus den Kontaktflächen und den rechnerisch ermittelten Kräften auf Drucke zu schließen, ist unzulässig, da 1. die Eingangslasten sehr niedrig sind und 2. die Kraftverteilung, mithin auch die Druckverteilung, nicht bekannt ist. Die Messungen lassen daher nur topographische, nicht aber numerische Aussagen zu. Insofern werden *Hungerford* und *Goodfellow* (1975) am ehesten den gestellten Ansprüchen gerecht. Die entscheidenden Einwände von *Seedhom* und *Tsubuku* (1977) können nicht darüber hinwegtäuschen, daß ihre insgesamt 8 Messungen an nur zwei Kniegelenken keine repräsentativen Aussagen zulassen.

2.3 Experimentelle Messungen der Gelenksbeanspruchung

Zu experimentellen Messungen retropatellarer Kräfte wurden Transducer, die meist mit Dehnungsmeßstreifen arbeiten, und Piezokristalle eingesetzt, die Präparate in speziellen Belastungsapparaturen fixiert und die Gelenke via Zug an der Quadricepssehne belastet.

Perry et al. (1975) benutzten in der Hüfte exartikulierte Gliedmaßen und belasteten den Hüftkopf vertikal in einer Wirkungslinie über dem Sprunggelenk bis 225 N (23 kp). Zwischen 5° und 60° Knieflexion maßen sie die für ein Momentengleichgewicht im Kniegelenk notwendigen Zugkräfte an der Quadricepssehne mittels Ringkraftmesser sowie die retropatellare Kraft mittels zweier in den Knorpel der medialen und lateralen Facette implantierter Transducer. Extrapoliert auf 70 kp Hüftbelastung waren zur Äquilibrierung bei 60° Knieflexion 266 kp Sehnenzug- und 147 kp Retropatellarkraft notwendig.

Seedhom und Tsubuku (1977) sowie Ferguson et al. (1979), die ebenfalls intrachondrale Transducer resp. Piezoelemente verwendeten, gaben keine Eingangslasten an. Brennwald und Bandi (1972) verwendeten einen sehr groß dimensionierten piezoelektrischen Aufnehmer, der ein Ausfräsen der Patella und Einbetten mit Knochenzement erforderte. Die geringe Quadricepsbelastung und gemessene Anpreßkräfte bis 4,3 kp lassen keine physiologischen Aussagen zu.

Beim hydraulischen Verfahren nach *Schmidt-Ramsin* und *Plitz* (1980) und *Schmidt-Ramsin* et al. (1980) wird so lange Flüssigkeit durch ein von der ossären Seite her in die retropatellare Knorpeloberfläche eingebohrtes Rohr zwischen die Pressungspartner gepumpt, bis der hydrostatische Druck den Pressungsdruck übersteigt (Abb. 14). Die Pressungspartner sollen dann unter plötzlicher Änderung des hydrostatischen Drucks voneinander abheben.

Mit einem Luftkissen im Gelenkspalt, dessen Wände sich gegenüberliegend eine Metallfolie und 59 isolierte elektrische Kontaktpunkte enthalten, maßen *Henche* et al. (1981) den zur Kompression des Kissens notwendigen hydraulischen Druck an 3 Gelenken. Elektrische Signale zeigten den Kontakt zwischen Folie und Stromkontakten an. Aus deren Flächenverteilung wurde auf die Größe des Gelenkkontaktes geschlossen.

Kritik: Diese spärlichen Versuche mit teilweise nur 8 Messungen bezeugen die methodischen Grenzen bisheriger Meßkörper. Abgesehen von ihren großen räumlichen Abmessungen, durch die die Beziehungen zwischen den Pressungspartnern verändert werden, lassen die diskrete Anzahl von Meßpunkten und die Unkenntnis der Kontaktflächen keine Aussage über die Gelenkbeanspruchung zu. Da der visko-elastische Knorpel durch einen starren Körper ersetzt wird, kann selbst für den Meßpunkt kein Analogieschluß

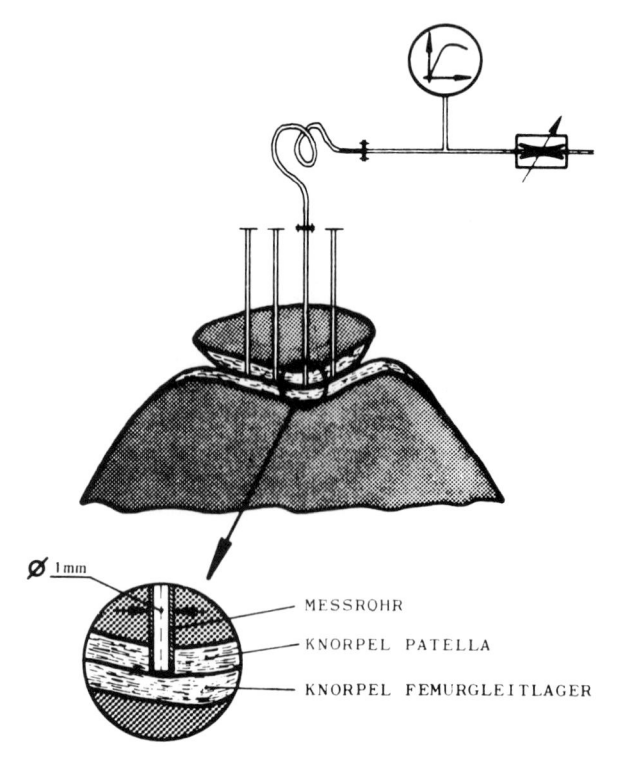

Abb. 14 Hydraulische Druckmessung nach *Schmidt-Ramsin* und *Plitz* (1980)

gezogen werden. Bei *Schmidt-Ramsin* und *Plitz* (1980) befindet sich der starre Meßaufnehmer in fester Verbindung mit dem Knochen, so daß Kompression und Relaxation des Knorpels unberücksichtigt bleiben. Es besteht die große Gefahr, daß sich das Rohr mit Lastanstieg in den Knorpel der femoralen Seite bohrt und damit die Ergebnisse verfälscht. Das Verfahren setzt zudem die genaue Kenntnis der Kontaktflächen voraus, die jedoch von den Autoren nicht angegeben werden. Der gemessene Druck entspricht jenem Ort, an dem die Knorpelschichten auseinanderweichen und die Flüssigkeit austreten lassen. Dieser muß nicht mit dem Ort des Rohrendes identisch sein. Die Methode von *Henche* et al. (1981) gestattet es nicht, Druck und Druckverteilung im Gelenk zu messen. Es werden lediglich die zur Kompression des großvolumigen Meßkörpers angegebenen Kräfte ohne räumliche Verteilung gemessen. Verformungen des Luftkissens und Energieabsorption bleiben unberücksichtigt. Erstere dürften auch die Kontaktflächen, die durch die unveränderlichen elektrischen Kontaktpunkte festgelegt sind, beeinflussen. Im Kissen herrscht an jedem Ort gleicher Druck, so daß keine örtliche Differenzierung von Belastung und Beanspruchung erfolgen kann.

2.4 Kinetische Analysen

Smidt (1973) ließ Versuchspersonen ihre Unterschenkel gegen Widerstand mit supramalleolärer Krafteinleitung aus Rechtwinkelstellung strecken. Die Maximallast, die noch überwunden werden konnte, betrug 45 kp. Daraus errechnete er maximale Streckmomente im Kniegelenk bis 1200 cmkp, Zugkräfte an der Patellarsehne zwischen 142 und 277 kp und retropatellare Anpreßkräfte bis zu 217 kp mit einem Plateau zwischen 45° und 90°. Ohne Körpergewichtskraft wurde ein maximales Beugemoment von 600 cmkp erreicht. Mit ähnlichen Versuchen fanden *Lindahl* et al. (1969) ein maximales Streckmoment von 2300 kp und Anpreßkräfte bis 590 kp bei 60° bis 75° Flexion sowie *Haffajee* et al. (1972) eine Korrelation der Drehmomente mit der elektromyographischen Aktivität. *Reilly* und *Martens* (1972) maßen bereits bei Quadricepszugkräften von 90 kp Retropatellarkräfte von 120 kp mit einem Maximum bei 35° Flexion.

Lieb und *Perry* (1968) fanden in Messungen der notwendigen Streckkraft an amputierten Gliedmaßen, daß der großvolumige proximale M. vastus medialis longus durch seine proximale Insertion an der Quadricepssehne ein ausschließlicher Streckmuskel ist. Sein Querschnitt war größer als diejenigen des M. rectus femoris und M. vastus intermedius und gleich demjenigen des M. vastus lateralis. Der für die Streckung notwendige Kraftaufwand der seitlichen Muskeln war jedoch durch den ungünstigen Anstellwinkel auch erheblich größer. Daraus schlossen die Autoren, daß alle vier Muskeln gleichermaßen an der Streckung beteiligt sind. Die unteren queren, in das Retinaculum und die distale Quadricepssehne einstrahlenden Medialisfasern dienten nahezu ausschließlich der Medialisierung der Patella und hätten keinen Einfluß auf die Schlußrotation. Diese sei daher arthrogen bedingt. Nach *Hallén* und *Lindahl* (1966) ist die Schlußrotation jedoch muskulär aktiv zu beeinflussen.

Shinno (1961b) und *Schmitt* und *Mittelmeier* (1978) maßen elektromyographische Potentiale. Nach *Shinno* sind die Vastusmuskeln an der Streckung gleichmäßig beteiligt und überwiegen kräftemäßig den M. rectus femoris. Die Resultierende aller vier Streckmuskeln weiche nur um 2° von der projizierten Femurschaftachse ab. Die Aktivität aller Muskeln erhöhte sich bei plötzlicher Negativbeschleunigung (Stoppen). Nach *Schmitt* und *Mittelmeier* sorgt der M. vastus lateralis für die Schlußrotation, während in Beugestellungen die Mm. vasti antagonistisch zu den Rotationen aktiviert werden. In dieser „Rotationsbremse" sahen sie eine zusätzliche Patellabeanspruchung.

Kaufer (1971) mußte zur Streckung des Unterschenkels von amputierten Gliedmaßen gegen die Gravität eine simulierte Quadricepskraft von 21 kp aufwenden. Diese stieg nach Patellektomie durch Verkürzung des Hebelarmes zwischen 10% (bei 120° Flexion) und 31% (in Streckstellung) auf 28,5 kp an. *Lindahl* und *Movin* (1967 und 1968) fanden jedoch in der Endphase der Streckung aufgrund der ungünstigen Hebelverhältnisse und Anstellwinkel sehr kleine Streckmomente.

Lindahl und *Movin* (1967) sowie *Morrison* (1970a) analysierten den Zusammenhang zwischen Quadricepsaktivität und der Beanspruchung der Kreuzbänder. Danach korreliert die Muskelkraft mit einer Dehnungsbeanspruchung des vorderen Kreuzbandes, während das hintere Kreuzband in der inaktiven Quadricepsphase erheblich beansprucht wird.

Kritik: Diese Messungen zeigen, daß der M. quadriceps überwiegend ein Streckmuskel im Kniegelenk mit annähernd gleicher Beteiligung seiner vier Muskelbäuche ist. Die entwickelten Kräfte und mithin die Drehmomente sind sehr hoch. Sofern daraus Rückschlüsse auf die patello-femorale Belastung geschlossen wurden, bedienten sich die Autoren der statischen Vektoranalytik. Die Bedeutung der Patella für den Hebelarm wurde hervorgehoben. Hingegen fehlen Analysen, die aus der Gelenksgeometrie die Unterschiede der Drehmomente in den verschiedenen Beugestellungen exakt erklären. Der Zusammenhang zwischen Quadricepsaktivität und Belastung der Kreuzbänder zeigt, daß das Patellofemoralgelenk nicht isoliert vom übrigen Gelenk betrachtet werden kann.

2.5 Festigkeitsanalysen

In der Massenverteilung eines Körpers rufen die auf ihn wirkenden äußeren Kräfte durch ihre unterschiedlichen Größen und Richtungen innere Kräfte hervor, die sich in intrakorporellen Zug- und Druckspannungen äußern. Ein plastischer Körper wird durch diese Kräfte verformt. Für einen festen Körper gilt zwischen den äußeren Kräften und den inneren Spannungen in Ruhe die Gleichgewichtsbedingung. Nur im speziellen Fall, daß sämtliche äußeren Normal- und Tangentialkräfte in ihrer Dreidimensionalität gleich sind, herrscht auch zwischen den inneren Kräften Gleichgewicht. Da aber die „innere Reibung" der Teilchen zueinander zu einer steten Abnahme der von außen wirkenden Kraft proportional zur „Eindringtiefe" dieser Kraft führt, wird dieser idealisierte Zustand realiter nie erreicht. Aus den somit stets ungleichen Spannungen resultieren intrakorporelle Schubspannungen, die einen wesentlichen Teil der Beanspruchung des Körpers bedingen. In einem Flächenelement des Körpers lassen sich die ungleichen Kräfte als zweidimensionaler Spannungszustand darstellen (*Lagally* und *Franz* 1959, *Fluegge* 1961, *Frankel* und *Burstein* 1970, *Kittel* 1971, *Pauwels* 1965). Eine solche Freikörperanalyse führten *Minns* et al. (1979) an der Patella durch. Geometrische Meßdaten lieferten Versuchspersonen, die Eingangsdaten der Kräfte wurden *Smidt* (1973), *Reilly* und *Martens* (1972) und *Matthews* et al. (1977) entliehen. Danach treten intraossär lateralseits hohe beugeabhängige Druckspannungen auf, während medial hohe Zugspannungen als Funktion der Quadricepskräfte und des Q-Winkels vorherrschen, die sämtlich auch den Knorpel beanspruchen und vorwiegend vertikal und frontal gerichtet sind. Die Patella wird — wie jeder Gelenkskörper — durch diese Spannungen also auch in jenen Bezirken beansprucht, die nicht direkt durch Tragflächen belastet sind.

Die eindimensionale lineare Verformung repräsentativer Knochenquader aus der Patella registrierten *Townsend* et al. (1975a, b, c) sowie *Raux* et al. (1975) in extensometrischen Belastungen. In Spannungs-Dehnungs-Kurven fanden sie die größten E-Module subchondral in frontaler Richtung mit Maxima in den latero-proximalen Bezirken, während die knorpelfernen Quader in frontaler und vertikaler Richtung annähernd gleiche

Festigkeiten zeigten. In horizontaler Richtung waren die Module deutlich niedriger, ebenso insgesamt im distalen Patellarbereich. Die Festigkeiten lassen den Analogieschluß hoher Beanspruchungen zu, die subchondral mit den chondralen Kontaktflächen höherer Beugegrade korrelieren.

Tillmann und *Brade* (1980) fanden in Röntgendünnschnitten und spannungsoptischen Analysen aber nicht nur kräftige Zugtrajektorien und entsprechende Isochromatenordnungen ventral resp. Spongiosa-Druckbündel subchondral, sondern besonders bei relativ großen flachen Kniescheiben subchondral bogenförmige Anordnungen. Aus diesen und den jeweils nur kleinen Tragflächen schlossen sie auf hohe Beugebeanspruchungen. Die Haglunddelle (*Haglund* 1926) ist demnach Resultat funktioneller Anpassung. Horizontalschnitte ließen ventral auf hohe transversale Zugspannungen entsprechend den Krafteinleitungen durch die Vastusmuskeln schließen, was mit den E-Modulen von *Townsend* et al. (1975a) übereinstimmt. Subchondral zeigten mediale und laterale Facetten wiederum Biegespannungen, während die Firststruktur für geringere Beanspruchung sprach. Spaltlinienanalysen des chondralen Tangentialfaserverlaufs (*Tillmann* und *Brade* 1980) zeigten wechselhaft lokalisierte attraktive singuläre Punkte als Orte relativ hoher Beanspruchung an der lateralen und — seltener — an der medialen Facette.

Kritik: Die Resultate der Spannungsanalysen stimmen im wesentlichen überein und korrelieren mit den statischen Berechnungen und den funktionell-anatomischen Befunden. Es ist ersichtlich, daß die E-Module des Knochens keine einheitliche Größe darstellen, sondern mit seiner Beanspruchung variieren. Dies bestätigt die von *Pauwels* (1935 ff.) gefundenen Gesetzmäßigkeiten.

Daß ein großer Q-Winkel zusammen mit der dann höheren lateralen Tragflächenbelastung lateral zu Druckspannungen führt, ist vorstellbar, doch *Minns* et al. (1979) berechneten diese hohen Spannungen nur für konstante Q-Winkel von $20°$ bei Kniebeugungen bis zu $30°$. Diese Winkelgröße ist jedoch nur für die Streckstellung charakteristisch und nimmt mit der Derotation bereits bei Beugebeginn deutlich ab. Physiologisch sind außerdem nur Winkel von $10°-15°$ (*Grana* und *O'Donoghue* 1977). Zudem sind die Gelenksbeanspruchungen gemäß den statischen Analysen bei kleineren Beugegraden am geringsten.

C. Chondromalacia patellae

1 Definition

Retropatellare Knorpelschäden können Bestandteil allgemeiner entzündlicher oder degenerativer Gelenkserkrankungen sein. Im engeren Sinne werden darunter isolierte, auf den Knorpel beschränkte Läsionen verstanden, die unter der Bezeichnung Chondropathia patellae zusammengefaßt werden. Die schmerzhafte und belastungsabhängige Erkrankung wird gegen die femoro-patellare Arthrose durch das Fehlen röntgenologisch erkennbarer degenerativer Veränderungen abgegrenzt. Der Begriff ist jedoch nicht einheitlich.

Das Verdienst, erstmals auf das Leiden aufmerksam gemacht zu haben, gebührt *Büdinger* (1906 und 1908). *Haglund* (1926) sprach entsprechend der damaligen ätiologischen Ansicht von hinterer Patellakontusion. Während im deutschen Schrifttum seit *Läwen* (1925) und *Fründ* (1926) der Terminus Chondropathie gebräuchlich ist, hat sich in der angelsächsischen Literatur seit *König* (1924) und *Aleman* (1928) der Begriff Chondromalacia patellae durchgesetzt. Malazie beinhaltet einen substantiellen, morphologisch erkennbaren Schaden. Da dieser klinisch nicht verifizierbar ist und das Leiden auch ohne makroskopisch sichtbare Läsionen auftreten kann (*Gschwend* und *Bischofberger* 1971, *Goodfellow* et al. 1976b, *Ficat* und *Hungerford* 1977), subsumieren *Wiles* et al. (1956), *Ficat* (1970), *Goodfellow* et al. (1976b) und *Ficat* und *Hungerford* (1977) die Chondromalazie unter den klinisch-deskriptiven Begriff der patello-femoralen Arthralgie. Histologisch bestehen jedoch bereits regelmäßig Veränderungen, so daß *Ficat* und *Hungerford* (1977) von der geschlossenen Chondromalazie mit visuell intakter Knorpeloberfläche und der offenen Form sprechen.

Im folgenden wollen wir mit *Gschwend* und *Bischofberger* (1971) die isolierten retropatellaren Schmerzzustände unter dem klinischen Begriff der Chondropathia patellae verstanden wissen, ungeachtet der ätiologischen Faktoren, und erst dann von Chondromalacia patellae sprechen, wenn intraoperativ, arthroskopisch oder arthrographisch eine Knorpelläsion erkennbar ist. Eine retropatellare Arthrose liegt vor, wenn radiologisch auch ossäre degenerative Veränderungen nachweisbar sind. Die isolierte subchondrale Sklerosierung der lateralen Facette stellt als Ausdruck der erhöhten Beanspruchung (*Ficat* 1970) eine Zwischenstufe dar. *Ficat* (1970) grenzt diese als laterales Hyperpressionssyndrom ab.

2 Häufigkeit

Klinische Morbiditätsstatistiken fehlen. Anläßlich von Arthrotomien wegen anderer Ursachen beobachteten *Aleman* (1928), *Cave* et al. (1945), *Soto-Hall* (1945), *O'Donoghue* (1956), *Outerbridge* (1964), *Ficat* (1970), *Stougard* (1975), *Franke* (1974), *Paul* (1977), *Bogner* (1980) und *Gördes* et al. (1980) zwischen 30% und 70% Chondromalazien der Patella. In randomisiertem Sektionsmaterial fanden *Silfverskjöld* (1938), *Emery* und *Meachim* (1973), *Meachim* und *Emery* (1974) und *Marar* und *Pillay* (1975) zwischen 35% und 55%, *Øwre* (1936), *Abernethy* et al. (1978) sowie *Schlenzka* et al. (1978) fast 90% Chondromalazien. *Philippe* (1979) fand unter 1100 Arthrographien des Kniegelenks in 62,5% Chondromalazien gegenüber nur 29,5% Meniscusläsionen. Nach *Wiles* et al. (1956) und *Grueter* (1959) werden jenseits des 30. Lebensjahres fast ausnahmslos Chondromalazien der Patella beobachtet. Sämtliche Autoren gaben eine altersabhängige Zunahme an, obwohl *Grueter* (1959) bereits im Sektionsmaterial von Jugendlichen 50% Knorpelveränderungen fand. Daß 94% der Patienten von *Robinson* und *Darracott* (1970) unter 30 Jahre alt waren, ist für die Altersverteilung nicht relevant, da die Studie aus einem Militärhospital stammt.

Angesichts solcher Häufungen bezweifelten *Goodfellow* et al. (1976b) den steten Zusammenhang zwischen Malazien und retropatellaren Schmerzen und vermuteten ebenso eine schmerzlose Knorpelläsion wie weitere Ursachen des Schmerzes. Betrachtet man die große Zahl von Patienten mit retropatellaren Schmerzen in nahezu jeder orthopädischen Sprechstunde, wird nochmals die Notwendigkeit deutlich, zwischen Chondropathien und Chondromalazien zu unterscheiden.

3 Lokalisation

Intraoperativ wie autoptisch fand die Mehrzahl der Autoren Knorpelschäden vorwiegend an der medialen Facette, und zwar bis zu 75% (*Wiberg* 1941, *Wiles* et al. 1956, *Grueter* 1959, *Outerbridge* 1961 und 1964, *Janssen* 1974, *Marar* und *Pillay* 1975 und *Stougard* 1975). Nach *Abernethy* et al. (1978), *Paar* (1978) und *Schlenzka* et al. (1978) sind sie auf beide Facetten annähernd gleichmäßig verteilt. *Paar* (1978) fand aber stets eine Läsion des Randsegments, das auch nach *Wiles* et al. (1956) besonders häufig betroffen ist. *Emery* und *Meachim* (1973) und *Meachim* und *Emery* (1974) sahen diese Lokalisation vorwiegend bei Juvenilen, während Adoleszente die meisten Läsionen am Hauptfirst hatten. *Insall* et al. (1976) bestätigten dies. Auch *Goodfellow* et al. (1976b) sahen Altersunterschiede mit isolierten Schäden des medialen Firstes bei Jugendlichen und gleichmäßiger Verteilung auf die gesamte Patella im Alter. *Goodfellow* et al. (1976a) beschrieben andererseits die Chondromalazie vor allem im Randsegment. Allein *Ficat* (1970 und 1979) und *Ficat* et al. (1975) fanden ein deutliches Überwiegen der lateralen Facette.

4 Pathogenese

Die hohen Belastungen des Patellofemoralgelenks und die Degeneration von hyalinem Knorpel unter hoher und anhaltender Beanspruchung (Literatur s. Kap. A) lenkten die Aufmerksamkeit auf die mechanische Genese der Chondromalacia patellae. Ein Exkurs in das gewebemechanische Verhalten des hyalinen Knorpels gegenüber mechanischen Belastungen ist daher notwendig.

Der Elastizitätsmodul des Knorpels ist mit 20–150 daN/cm^2 gegenüber 3 · 10^3 daN/cm^2 des spongiösen und ca. 15 · 10^4 daN/cm^2 des corticalen Knochens sehr niedrig (*Evans* und *King* 1961, *Kempson* 1973 und 1980). Durch diese Elastizität wird Knorpel unter Krafteinwirkung initial rasch und relativ stark gemäß dem *Hooke*'schen Gesetz

$$\sigma = E \cdot \frac{\Delta l}{l} = E \cdot \epsilon \tag{41}$$

linear komprimiert (*Göcke* 1927, *Elmore* et al. 1963, *Sokoloff* 1966, *Kempson* et al. 1971a und b). Es bedeuten σ = Kraft/Fläche = Druckspannung, E = Elastizitätsmodul, $\Delta l/l$ = relative Dickenänderung. Entsprechend der Druckspannung speichert er dabei Energie, die bei der Rückverformung durch die kollagenen Fibrillen wieder frei wird. Als viskoelastischer Körper ist er jedoch unter anhaltender Belastung weiterer nichtlinearer Verformung ausgesetzt, die bis zu einer Äquilibrierung zwischen Kraft und

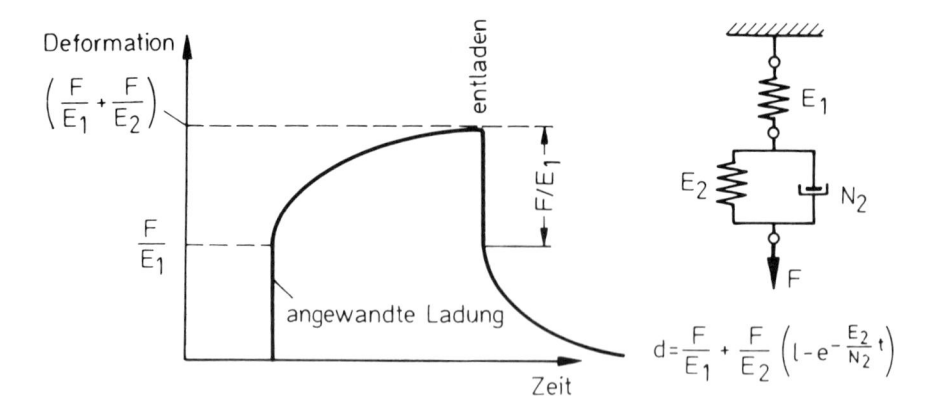

Abb. 15 Spannungs-Dehnungskurve eines viskoelastischen Körpers (*Voigt*-Modell) nach *Coletti* et al. (*Endler* 1980)

Durchmesserreduktion langsamer verläuft (Abb. 15; *Göcke* 1927, *Elmore* et al. 1963). Dieses energieabsorbierende „Kriechen" ist charakterisiert durch Flüssigkeitsabgabe in die Umgebung und dadurch steigende Proteoglykankonzentration im komprimierten Knorpel, was eine Zunahme des „Schwelldruckes" der Matrix zur Folge hat (*Elmore* et al. 1963, *Linn* und *Sokoloff* 1965, *Maroudas* 1979). Äquilibrierung ist Gleichgewicht zwischen Schwelldruck und einwirkender Kraft. Nach Lastenzug wird die Verformung zunächst gemäß der gespeicherten elastischen Energie rasch und danach unter Flüssigkeitsaufnahme zeitabhängig reversibel, bis der Knorpel unter erneuter Äquilibrierung seine ursprüngliche Dicke wieder erreicht hat (Abb. 15; *Elmore* et al. 1963, *Sokoloff* 1966, *Kempson* et al. 1971a und b). Durch kurzzeitige intermittierende Belastung nimmt die relative Dickenänderung kontinuierlich ab, wenn der Knorpel in der Remissionsphase seine Ausgangshöhe nicht erreicht, da die viskösen Elemente dem schnellen Lastwechsel nicht folgen können (*Arnold* und *Hartung* 1973 und 1974, *Hartung* et al. 1975). Entsprechend nimmt die Permeabilität ab (*Maroudas* et al. 1968, *Mansour* und *Mow* 1976). Durch seine Viskoelastizität erfährt der Knorpel gemäß seiner Poisson-Zahl eine Querdehnung und eine Volumenzunahme außerhalb des Bezirkes der Krafteinwirkung (*Kempson* 1980). Die Tragfläche wird damit unter Verteilung der Kraft vergrößert. Dadurch sinkt die Druckspannung. D.h. Speicherung der elastischen Energie, Spannungsrelaxation und Kontaktzunahme vermindern den Kontaktstreß im Knorpel und damit auch die zwischen den subchondralen Knochenschichten übertragene Energie (*Freeman* 1975, *Kempson* 1980). Der Knorpel hat somit Schutzfunktionen für den Knochen. Die Spannung reduziert sich im Knorpel gegenüber einer direkten Kraftübertragung zwischen den Knochen um 50% (*Weightman* und *Kempson* 1979).

Die Festigkeit des Knorpels ist gegeben durch

$$K = \frac{E \cdot A}{l} \quad [N/cm] \tag{42}$$

(E = E-Modul, A = Fläche der Krafteinwirkung, l = Knorpeldicke). D.h. der Knorpel ist trotz gleichen E-Moduls dort absolut am stärksten verformbar, wo er am dicksten ist. Daraus können wir schließen, daß dicker Knorpel ohne Spannungszunahme am besten starke ossäre Inkongruenzen auszugleichen vermag, was für die Patella mit ihrem exzessiv hohen Knorpeldurchmesser, den relativ starken topographischen Unterschieden und den räumlichen Änderungen ihres Widerlagers wichtig ist.

Während *Radin* und *Paul* (1969) glaubten, daß hyaliner Knorpel insgesamt zu dünn sei, um Energie zu speichern oder zu absorbieren, fanden *Schallock* (1942) und *Rössler* (1961) in dicken Knorpelzonen eine mehr radiale und in dünnen eine mehr tangentiale Fibrillenanordnung und folgerten, daß dicker Knorpel besser an Kompression und dünner besser an Gleitfunktionen adaptiert ist. Entsprechend ist der Knorpel in ossär kongruenteren Gelenken mit weniger Motilitätsgraden am dünnsten (*McConaill* 1948, *Simon* 1970). *Simon* fand aber keine Korrelation zwischen Knorpeldicke und Druckbeanspruchung. Nach *Holmdahl* und *Ingelmark* (1948), *Holmdahl* (1953) und *Pauwels* (1965) hängt die Knorpeldicke von seiner Beanspruchung ab. *Oberländer* (1977) fand in der Fossa acetabuli den dicksten Knorpel am Einleitungspunkt der resultierenden Kraft und schließt aus der Dicke auf die Beanspruchung (*Oberländer* 1978a und b).

Chondromalazischer Knorpel ändert sein gewebemechanisches Verhalten. *Hirsch* (1944) fand an der Patella an histologisch verändertem, aber makroskopisch noch unauffälligem Knorpel ein erniedrigtes Kraft-Dehnungsverhalten, d.h. einen Elastizitätsverlust. Der E-Modul degenerierten Knorpels nimmt ab (*Hori* und *Mockros* 1976). Da Knorpel durch den E-Modul nicht hinreichend charakterisiert ist, wurden andere Größen eingeführt. Der Kriechmodul (**Dehnungsmessungen 2 sec nach Krafteingang**) nimmt innerhalb eines Gelenkes vom normalen zum fissurierten Knorpel um das 10fache ab (*Kempson* et al. 1971b). Gleichzeitig nimmt der Proteoglykangehalt ab (*Kempson* et al. 1970 und 1973). Erniedrigte Proteoglykankonzentration ist korreliert mit erhöhtem Kontaktstreß (*Ficat* und *Maroudas* 1975) und vermindertem Kraft-Dehnungsverhalten (*Kempson* 1980). Der Schermodul, der die Kriechfunktion des Knorpels charakterisiert, nimmt um 60%–70% ab (*Hori* und *Mockros* 1976, *Franz* und *Uhlmann* 1980). Nach *Hayes* und *Mockros* (1971) fällt er von 4,1 auf 0,58 MN/m^2.

Diese Ergebnisse zeigen, daß degenerativ veränderter Knorpel frühzeitig seine Widerstandsfähigkeit gegen mechanische Belastungen durch Alterationen seiner gewebemechanischen Eigenschaften verliert. Möglicherweise liegen die Ursachen primär im gestörten Stoffwechsel des Knorpels (*Makowsky* 1948, *Cotta* und *Dettmer* 1960, *Ali* 1964, *Cotta* 1964, 1965 und 1973, *Gardner* 1965 und 1980, *Mankin* und *Lippiello* 1971, *Cotta* und *Puhl* 1976, *Lippiello* et al. 1977) und/oder einer synovialen Transport- und Synthesestörung (*Cotta* und *Puhl* 1976). *Gschwend* und *Bischofberger* (1971) sahen nahezu regelmäßig eine Begleitsynovialitis. *Insall* et al. (1976) fanden jedoch bei Chondromalazien keine entzündlichen Veränderungen der Synovialis. Die Frage nach dem Primat des krankheitsinduzierenden Schadens ist nicht vollständig geklärt. Auf jeden Fall resultiert ein gestörtes Gleichgewicht zwischen mechanischer Belastung und Belastbarkeit, so daß auch physiologische Belastungen weiterer Progression Vorschub leisten.

Andererseits ruft Minderbelastung Knorpeldegenerationen hervor (*Bullogh* et al. 1973, *Refior* und *Hackenbroch jr.* 1976, *Minns* et al. 1979, *Kempson* 1980). Die Chondromalazien des Randsegments werden teilweise darauf zurückgeführt (*Ficat* et al. 1975, *Goodfellow* et al. 1976b, *Abernethy* et al. 1978, *Morscher* 1978, *Minns* et al. 1979, *Franke* et al. 1980). Diese „Hypopression" (*Ficat* et al. 1975) könnte ihren nichtprogressiven Charakter (*Stougard* 1975, *Goodfellow* et al. 1976b) erklären.

Øwre (1936) und *Grueter* (1959) fanden medial den größten Knorpeldurchmesser und die häufigsten Chondromalazien. Daraus wurde der Schluß verminderter Belastung und Durchwalkung gerade der dicksten Knorpelpartien mit folgender physiko-chemisch bedingter Dystrophie bei erhöhter Transitstrecke gezogen. *Marar* und *Pillay* (1975) verneinten einen Zusammenhang zwischen Chondromalazie und Knorpeldicke. Da die Dicke des Knorpels andererseits von seiner Beanspruchung abhängt (*Pauwels* 1965, *Kummer* 1980), ist der Analogieschluß zu verminderter Belastung ebensowenig gegeben wie – am primär gesunden Knorpel – zur erschwerten Transitstrecke, weil dicker Knorpel absolut stärker komprimierbar und damit das Konzentrationsgefälle stärker ist. Bereits *Kummer*

(1969) und *Tillmann* (1972) erkannten auf der Grundlage der Theorie der kausalen Histogenese von *Pauwels* (1965), daß Knorpelgewebe nur im Bereich bestimmter oberer und unterer Belastungsgrenzen beanspruchbar ist, ohne Schaden zu erleiden.

Darracott und *Vernon-Roberts* (1971) fanden im Gegensatz zu *de Palma* (1954) und *Wiles* et al. (1956) bei Chondromalazien subchondral diffuse und paravaskulär fokale Osteoporosen. Da weitere arthrotische Veränderungen fehlten, vermuteten sie eine eigenständige, primär auf den Knochen und seine Blutversorgung bezogene Genese. Da porotischer Knochen weniger steif und damit komprimierbarer ist, gibt er vom Knorpel übertragenen Kräften mehr nach, woraus eine geringere Kompression und damit Energiespeicherung und -absorption des korrespondierenden Knorpels resultiert. Mithin wird er stärker beansprucht (*Abernethy* et al. 1978). *Grueter* (1959) und *Ficat* (1975) fanden – vor allem lateralseits – subchondral eine höhere Knochendichte. *Pugh* et al. (1975), *Radin* und *Paul* (1970) und *Radin* et al. (1970) fanden eine abnehmende subchondrale Compliance, bevor chondral histologische Veränderungen erkennbar waren. Mithin ist der Knochen noch weniger zur Stoßabsorption fähig, wodurch auch der Knorpel stärker belastet wird. Subchondrale Sklerose und Osteoporose weisen auf zwei getrennte mögliche pathogenetische Wege hin. Unter- und Überbelastung können eine Rolle spielen, jedoch ist nicht erkennbar, ob die primären Störungen im Knochen oder Knorpel liegen und ob diese primär durch die einwirkenden Kräfte induziert werden.

Die ossären Veränderungen, speziell in Gefäßnähe, geben Hinweise auf die Schmerzgenese der Chondropathia patellae, die durch den rezeptorlosen Knorpel allein nicht erklärt ist. Erhöhter intraossärer Blutdruck führt an der Hüfte zu Schmerzen (*Arnoldi* et al. 1971). Nach intertrochantären Osteotomien fällt der intramedulläre Druck ab, worauf der Analgesieeffekt der Osteotomie teilweise zurückgeführt wird (*Philips* et al. 1967, *Arnoldi* et al. 1971). *Waisbrod* und *Treiman* (1980) fanden an chondromalazischen Patellae einen weiten intraossären Venen-Pool mit stark verzögertem extraossären Abfluß. Der intramedulläre Druck ist in allen Stadien der Chondromalacia patellae deutlich erhöht (*Björkström* et al. 1980). *Jenny* et al. (1980) sahen in einer kleinen Gruppe keine Unterschiede. Auch die Arterien zeigen subchondral über malazischen Herden Dilatationen, Arkaden und Anastomosen (*Björkström* und *Goldie* 1980). Diese Befunde weisen auf eine Schmerzgenese durch den erhöhten intramedullären Druck hin, der möglicherweise durch mechanische Belastungen noch gesteigert wird.

Makroskopisch korreliert der Elastizitätsverlust des Knorpels mit einem Ödem und einer stärkeren Oberflächenanfärbung (*Meachim* und *Emery* 1974). Diesem Stadium I folgen Fissurenbildungen (Stadium II) und schließlich die vollständige Nekrose mit tiefen Ulcera und Eburnisationen (Stadium III) (*Ficat* und *Hungerford* 1977). Nach *Outerbridge* (1961) ist auch folgende Einteilung gebräuchlich:

Stadium I: Lokale Erweichung und Schwellung,
Stadium II: Fissuren und Fragmentationen bis 1,3 cm Herddurchmesser,
Stadium III: die gleichen Veränderungen mit Herden über 1,3 cm Durchmesser,
Stadium IV: Ulcera und Erosionen bis auf den Knochen.

Die histologischen Veränderungen des chondromalazischen Retropatellarknorpels wurden vor allem von *Hirsch* (1944), *Grueter* (1959), *Durroux* und *Ficat* (1969) und *Zimny* und *Redler* (1969) erforscht. Danach kommt es unter Elastizitätsverlust im geschlossenen Stadium ausschließlich zu Veränderungen in der Intermediärzone, wie Demaskierung, Dissoziation, Desorganisation, Abknickung, Volumenschwankung und Fragmentation der Kollagenfibrillen, Ödembildung und Vermehrung der Grundsubstanz. Die Zellen zeigen durch Pinocytose, Glykogen- und Ribosomenzunahme, Entwicklung des Golgi-Apparates sowie Zellvermehrung zunächst Hyperaktivität, durch Zunahme der dense bodies, Dilatation des endoplasmatischen Reticulums und Desorganisation der Mitochondrien auch bereits degenerative Schäden. Die Oberfläche ist elektronenoptisch noch intakt. Im offenen Stadium nehmen die Kollagen- und Matrixveränderungen stark zu. Die Zellen lassen Proliferationszeichen vermissen und liegen in Zellhaufen (Cluster). Die Organellen und Zellmembranen verschwinden, das Zytoplasma erscheint amorph. Die Zellen fragmentieren und gehen zugrunde. Entsprechend zeigen die Kerne Pyknosen, Chromatinalterationen, verdickte und gebuchtete Membranen und Auflösungen. In diesem Nekrosestadium treten makroskopisch Fissuren, Ulcerationen und Eburnisationen auf.

Diese mikromorphologischen Veränderungen unterscheiden sich nicht von denen der Arthrosis deformans (*Gardner* 1965, *Adler* und *Beneke* 1974). *Heine-Rostock* (1927), *Wiles* et al. (1960), *Goodfellow* et al. (1976b), *Insall* et al. (1976) und *Waisbrod* und *Treiman* (1980) sehen in der Chondromalacia patellae daher auch nur einen Vorläufer resp. ein Frühstadium der Arthrose. Die intakten Oberflächen im Frühstadium (*Durroux* und *Ficat* 1969) und die Beobachtung, daß die besonders bei Jugendlichen auftretenden Veränderungen am Rande der medialen Facette keine Progression zeigen (*Stougard* 1975, *Goodfellow* et al. 1976b), weichen davon ab. *Ficat* und *Hungerford* (1977) glauben, daß die Chondromalacia patellae keine eigene Entität darstellt, sondern durch die gegenüber anderen Gelenken hervorragende klinische, arthrographische, intraoperative und arthroskopische Zugänglichkeit des Patellofemoralgelenkes die Diagnose des degenerativen Leidens besonders früh gestellt werden kann.

5 Ätiologie

Den pathogenetischen Befunden und Thesen, daß mechanische Überlastungen oder mechanische Belastungen eines bereits geschädigten Knorpels maßgebend sind, entsprechen die ätiologischen Faktoren exogener und endogener Ursache.

Die Chondromalacia patellae galt zunächst als Folge eines direkten Kontusionstraumas (*Büdinger* 1906 und 1908, *König* 1924, *Fründ* 1926, *Haglund* 1926, *Läwen* 1926, *Chaklin* 1939, *Hinricson* 1939). Auch in Kenntnis anderer Ursachen wurden Kontusionen gehäuft für das Leiden verantwortlich gemacht (*Niederecker* 1952, *Scheuer* 1953, *Ficat* 1970, *Robinson* und *Darracott* 1970, *Gschwend* und *Bischofberger* 1971, *Henche* 1974, *Janssen* 1974, *Bentley* 1978, *Ficat* et al. 1978, *Zippel* et al. 1978, *Gédéon* 1979, *Franke* et al. 1980, *Sudmann* und *Sulkowitch* 1980, *Dick* et al. 1980, *Zippel* und *Weiß* 1981). Nach *Ficat* et al. (1978) betrifft es 60% aller Patienten. *Gédéon* (1979) wies tierexperimentell chondrale Kontusionsschäden an der Patella nach, jedoch konnte bereits *Läwen* (1926) bei 50% der Patienten kein Trauma eruieren. *Kallio* (1947) und *Gschwend* und *Bischofberger* (1971) hielten das Trauma nur für das schmerzauslösende Moment eines bereits bestehenden Schadens.

Nach Patellafrakturen, auch solchen, die primär osteosynthetisch exakt behandelt wurden, waren Chondromalazien häufig (*Henßge* 1962, *Trillat* und *Dejour* 1967, *Streppel* 1971, *Dick* et al. 1975, *Freuler* und *Brunner* 1975, *Castaing* 1976, *Franke* et al. 1980). Der primär traumatische Knorpelschaden im Frakturbereich gilt als sicher. Ungenügende Reposition mit Stufenbildung gilt als echter Inkongruenzschaden mit lokalen Druckspitzen (*Riede* et al. 1971). Kondyläre Frakturen haben den gleichen pathogenetischen Mechanismus (*Zippel* und *Weiß* 1981). *Gédéon* (1979) und *Schneider* (1962) diskutierten den nicht zweifelsfreien Begriff des Mikrotraumas, vor allem im Zusammenhang mit beruflicher und sportlicher Überlastung.

Auch nach Torsionstraumen entstehen Chondromalazien (*Outerbridge* 1961, *Franke* 1974, *Hughston* 1974, *Gédéon* 1979). Ein direkter traumatischer Einfluß mit Knorpelkontusionen (*Zippel* und *Weiß* 1981) ist ebenso annehmbar wie ein Folgeschaden durch

Gelenkinstabilität oder dystrophische Schäden nach einem Hämarthros (*Dustmann* et al. 1971, *Puhl* et al. 1971). Desgleichen können die häufigen Chondromalazien der Patella bei Meniscusläsionen (*Stougard* 1975, *Paul* 1977, *Paar* 1978, *Lund* und *Nilsson* 1980, *Zippel* et al. 1978) direkte Folge des gleichen Traumas oder des gleichen degenerativ wirkenden Schadens sein oder aber nach der Meniscusläsion durch Reizerguß und -synovialitis, Blutungen und rezidivierende Blockaden entstehen. *Ficat* (1970) warnte vor Narkosemobilisationen, weil er durch die plötzliche Belastung kleine Einbrüche des atrophierten subchondralen Knochens und Fissuren im Knorpel befürchtete.

Øwre (1936) machte erstmals auf den Kontaktstreß aufmerksam. Sämtliche Formen der patellären und kondylären Dys- und Hypoplasien sowie permanenter Fehlstellungen der Patella verändern die Lage der Knorpelflächen zueinander und sollen über diese Inkongruenz zu Kontaktverlust mit lokalen Beanspruchungsspitzen und dadurch bedingten Chondromalazien führen. Andererseits werden für diese die verminderte Beanspruchung und fehlende Knorpeldurchwalkung in den weniger oder nicht belasteten Knorpelbezirken verantwortlich gemacht (*Wiles* et al. 1960, *Ficat* 1970, *Ficat* et al. 1975, *Ficat* und *Hungerford* 1977, *Dick* et al. 1980). Inkongruenzen könnten die große Morbidität Jugendlicher erklären. Nach *Henche* (1973), *Kölbel* (1974) und *Krause* (1974) stellen die Dysplasien und Fehlstellungen der Patella präarthrotische Deformitäten (*Hackenbroch* 1961) dar. Häufige Dys- und Hypoplasien in ihrem Krankengut fanden *Wiberg* (1941), *Cave* und *Rowe* (1950), *Gschwend* und *Bischofberger* (1971), *Janssen* (1974), *Kölbel* (1974), *Ficat* (1975), *Brunner* et al. (1976), *Bandi* (1977) und *Ficat* (1979). *Outerbridge* (1964), *Marar* und *Pillay* (1975), *Insall* et al. (1976) und *Schlenzka* et al. (1978) sahen jedoch keine Korrelation zwischen Dysplasien und Chondromalazien. Patelläre Fragmentationen haben eine hohe Koinzidenz zur Chondromalazie (*Ficat* und *Hungerford* 1977).

Die Patella alta (Hochstand der Patella; *Jansen* 1929, *Boon-Itt* 1930) ist häufig mit Chondromalazien verbunden (*Fürmaier* und *Breit* 1952, *Fürmaier* 1953b, *McKeever* 1954, *Jacobson* und *Berthenssen* 1974, *Lancourt* und *Cristini* 1975, *Bandi* 1976 und 1977, *Insall* et al. 1976, *Smillie* 1978 und *Janssen* 1980b), besonders wenn gleichzeitig ein Genu recurvatum besteht (*Smillie* 1978). Die diagnostischen Kriterien der Patella alta sind jedoch nicht einheitlich und z.T. widersprüchlich. Die gebräuchliche Methode nach *Insall* und *Salvati* (1971) berücksichtigt nur das Verhältnis der Längen von Patella und Patellarsehne. *Marks* und *Bentley* (1978) fanden lediglich bei Frauen mit schweren Chondromalazien der Grade III und IV nach *Outerbridge* (1961) eine relative Sehnenverlängerung, die man jedoch nur dann einer Patella alta zuordnen kann, wenn die Patella selbst normal lang ist. *Blackburne* und *Peel* (1977) sahen keine Korrelation zwischen Patella alta und Chondromalazie, obwohl der Hochstand häufig zu Luxationen und Subluxationen führt (*McKeever* 1954, *Insall* et al. 1972, *Smillie* 1978) und somit auch sekundär den Knorpelschaden erklären kann. Bei Männern war die Sehne sogar relativ verkürzt, was einer Patella baja (Tiefstand) entspricht. Weitere Hinweise auf die ätiologische Bedeutung der Patella baja fehlen, obwohl *Bandi* (1977) diese erwähnt.

Bereits *Silfverskjöld* (1938) und *Rohlederer* (1964) beobachteten Lateralisationen der Patella im Zusammenhang mit Chondromalazien. *Wiberg* (1941) hielt diese für eine sekundäre Folge des Knorpelschadens. Nach *Ficat* (1970 und 1979), *Ficat* et al. (1975), *Ficat* und *Hungerford* (1977) sind sie die häufigste Ursache der Chondromalazie, entstehen durch eine Imbalance der Retinacula und führen über erhöhte Anpreßkräfte an der lateralen Facette zum lateralen Hyperpressionssyndrom (*Ficat* et al. 1975) und zur medialen Minderbelastung. Hypoplasien des lateralen Kondylus sollen zur Lateralisation führen (*Ficat* und *Hungerford* 1977).

Die Subluxation der Patella ist streng von der Luxation zu trennen und entspricht am ehesten dem lateralen Hyperpressionssyndrom. Sie wird von *Langston* (1958), *Rohlederer* (1964), *Trillat* et al. (1964), *Ramadier* et al. (1967), *Madigan* et al. (1968),

Hughston (1968), *Ficat* und *Hungerford* (1977) und *Laurin* et al. (1978) als ätiologischer Faktor erwähnt. *Laurin* et al. (1978) machen dafür vor allem die Verkleinerung des Öffnungswinkels zwischen Quadricepssehne und Ligamentum patellae in der Frontalebene (Q-Winkel) verantwortlich, den auch *Ficat* und *Hungerford* (1977) erwähnen und der nach *Insall* et al. (1976) sogar die häufigste Ursache der Chondromalazie ist. Nach *Ficat* und *Hungerford* (1977) bedingt die resultierende Lateralkraft eine erhöhte laterale Druck-, nach *Minns* et al. (1979) zusätzlich eine erhöhte mediale Zugbeanspruchung.

Patellaluxationen dagegen führen über die plötzlichen hohen Scher- und Anpreßkräfte, denen die mediale Facette während des Luxierens über den lateralen Kondylus ausgesetzt ist, zu traumatischen Knorpelschäden (*McKeever* 1954, *Henßge* 1962, *Brattström* 1964, *Ficat* und *Bizou* 1967, *Ramadier* et al. 1967, *Henche* 1973, *Dandy* und *Poirier* 1975, *Hochheim* 1978, *Müller-Färber* 1978, *Paar* 1978 und *Hejgaard* et al. 1980). Sie sind jedoch meistens durch patelläre oder kondyläre Dysplasien bedingt, die ihrerseits ebenfalls wieder zu Chondromalazien führen.

Neben Rotations- und Achsenfehlstellungen der Kondylen (*Paar* 1978, *Janssen* 1980a) machte *Janssen* (1974) auch die vermehrte Schenkelhalsantetorsion über die dadurch bedingte Rotationsfehlstellung der Kondylen für die laterale Hyperpression verantwortlich.

Outerbridge (1961 und 1964) und *Crooks* (1967) beobachteten einen queren Knorpelfirst am medialen Femurkondylus, der die medialen Chondromalazien bedingen soll. *Emery* und *Meachim* (1973), *Marar* und *Pillay* (1975), *Ficat* und *Hungerford* (1977) und *Schlenzka* et al. (1978) verneinten die Existenz des Firstes. Andere Autoren erwähnten ihn nicht.

Nach *Kallio* (1947) und *Zippel* et al. (1978) sind Quadricepsatrophien, nach *Schneider* (1962) Hypertrophien des Muskels über die mechanischen Belastungsänderungen chondromalaziefördernd. Die flache Tuberositas tibiae soll durch Hebelarmverkürzung die Beanspruchung des Gelenks erhöhen (*Strauss* 1974). *Schulitz* und *Klein* (1980) fanden im Sektionsgut eine Korrelation zwischen der Ansatzhöhe des M. vastus medialis und medialen Chondromalazien und sahen diese in der fehlenden Rotationssicherung der Kniescheibe durch den Muskel begründet.

6 Zum Problem der Patelladysplasie

Nachdem *Wiberg* (1941) in axialen Röntgenaufnahmen mit horizontaler Darstellung die ossären Patellaformen typisierte, beeinflußten diese das ätiologische Denken über retropatellare Knorpelschäden nachhaltig. *Wibergs* Typen I, II und III fügten später *Baumgartl* (1964 und 1966) die Typen II/III und IV sowie *Ficat* (1970) die Kiesel-, die Hemi- und die Halbmondpatella hinzu. Dieser Formenreichtum des ossären Patellaquerschnittes wird vor allem durch Variationen der medialen Facette bestimmt, der mit Ausnahme des symmetrischen und kongruenten Typs I eine geringe Breite und eine gegenüber dem femoralen Gleitlager mehr oder weniger divergierende Ebene gemeinsam sind. Bereits *Wiberg* schloß daraus auf kleine Kontaktflächen und große kontaktlose Zonen medialseits, was er durch Gefrierschnittuntersuchungen bestätigt fand. Dieses führte zu der Annahme einer medialen Gelenkflächeninkongruenz mit den schädigenden Einflüssen von Über- und Unterdruck auf die nutritive Versorgung und mechanische Resistenz des Knorpels. Seither ist eine Korrelation bestimmter ossärer Patellaformen im Axialbild mit chondropathischen Beschwerden üblich, was durch klinische Studien erhärtet wurde (Literatur s. Kap. C.5).

Der überwiegend durch röntgenologische Nativaufnahmen geprägte Begriff der medialen Inkongruenz beginnt bereits beim Patellatyp II. So verwundert es nicht, daß bald nur noch der Typ I und – seltener – der Typ II als normal und alle anderen Formen als dysplastisch galten (*Fürmaier* 1953b, *Schneider* 1962, *Brattström* 1964, *Ficat* 1970, *Rehn* et al. 1970, *Gschwend* und *Bischofberger* 1971, *Bandi* 1972 und 1977, *Dihlmann* 1973, *Janssen* 1974, *Kölbel* 1974, *Rüter* 1976, *Brunner* et al. 1976, *Ficat* und *Hungerford* 1977, *Paul* 1977, *Paar* 1978, *Dexel* et al. 1980, *Franke* et al. 1980, *Küsswetter* und *Stuhler* 1980, *Langlotz* und *Zollinger* 1980 und *Refior* 1980), eine Unterteilung, die *Wiberg* selbst nie gemacht hat. Dies scheint uns aus folgenden Gründen problematisch und irreführend:

1. Nach *Baumgartl* (1964) haben 89% der Bevölkerung Patellatypen II, II/III und III. Sind die Dysplasien resp. Inkongruenzen aber an einem Gelenk die Regel, für das extreme Spitzenbelastungen errechnet wurden?
2. Allein aufgrund dieser Häufigkeit von „Dysplasien" in der Normalbevölkerung ist die Wahrscheinlichkeit groß, daß auch Patienten mit chondropathischen Beschwerden solche Patellatypen aufweisen.
3. *Outerbridge* (1964), *Marar* und *Pillay* (1975), *Insall* et al. (1976), *Baumann* und *Leichs* (1976) und *Schlenzka* et al. (1978) konnten keine Korrelation zwischen „Dysplasien" und Chondropathien feststellen.
4. Das axiale Nativ-Röntgenbild läßt keine Rückschlüsse auf die chondrale Form zu, die möglicherweise ossäre Inkongruenzen auszugleichen vermag.
5. Defilé-Aufnahmen sind in vivo technisch nur bis 90° möglich. Der patello-kondyläre Kontakt bleibt also unberücksichtigt.

Es ist notwendig, das Konzept neu zu überdenken.

D. Operative Therapie der Chondromalacia patellae

Trotz guter Resultate physiotherapeutischer, krankengymnastischer und medikamentöser Therapie (*Chrisman* et al. 1972, *Ficat* und *Hungerford* 1977, *Paul* 1977, *Paar* 1978, *Peschel* und *Schauer* 1979, *Dexel* et al. 1980, *Dietz* 1980, *Jungmichel* 1980, *Ziegler* und *Rau* 1980) haben sich aufgrund der biomechanischen ätiologischen Ansichten operative Behandlungsmethoden durchgesetzt, die eine Dekompression des patellaren Knorpels bewirken sollen. Die vielen vorgeschlagenen Verfahren – wir zählten 19 – lassen sich in vier prinzipielle Gruppen zusammenfassen: die Ventralisation der Tuberositas tibiae, der Patellarsehnentransfer, die Spaltung des lateralen Retinaculums und die Patellaosteotomien. Auch der Hemipatellektomie (*Goymann* und *Müller* 1974) wird ein entlastender Effekt zugeschrieben. Die selteneren Weichteileingriffe an der Quadriceps- und Semitendinosussehne – primär zur Behandlung der Patellaluxation vorgeschlagen – sollen die Patella besser ihrem Gleitlager anpassen und damit ebenfalls druckreduzierend wirken (*Krogius* 1904, *Campbell* 1921, *Lexer* 1931, *McCarroll* und *Schwartzmann* 1945, *Lange* 1951, *Madigan* et al. 1975 und *Baker* et al. 1972). Neben diesen extraartikulären knorpelerhaltenden Eingriffen werden knorpelersetzende und -reduzierende Operationen durchgeführt. Einige Kliniken benutzen nur ein Verfahren, andere differenzieren je nach Ätiologie und Ausdehnung des Defektes, so daß durch die Kombinationsmöglichkeiten weit über 100 Operationsmethoden bekannt geworden sind. Bei ausgedehnten Knorpelschäden des Stadiums IV und fortgeschrittenen Arthrosen werden häufig Patellektomien als Resektionsoperationen vorgeschlagen. Dagegen hat sich die Alloarthroplastik mit ihren Verankerungs- und Konstruktionsproblemen bisher nicht durchgesetzt.

1 Die Ventralisation der Tuberositas tibiae

Der Eingriff wurde von *Maquet* (*Maquet* 1963, *Maquet* et al. 1967) vorgeschlafen, von *Kaufer* (1971) experimentell mit Patellektomien kombiniert und von *Bandi* (1972) leicht modifiziert (Abb. 16). Die Ventralisation bewirkt nach *Maquet* (1963) und *Bandi* (1972) eine Vergrößerung des Abstandes des Ligamentum patellae vom momentanen Drehzentrum des Tibiofemoralgelenkes, mithin gemäß Gleichung (6 und 7) eine Verbesserung des Drehmomentes resp. eine Reduzierung der Anpreßkraft (Abb. 17). Gleichzeitig wird nach *Maquet* (1963) und *Bandi* (1977) der von den Kraftvektoren des Ligamentum patellae und der Quadricepssehne eingeschlossene Winkel γ (Winkel a in Abb. 17) vergrößert, mithin gemäß Gleichung (6 und 7–15) die Anpreßkraft zusätzlich reduziert. Für diese berechnete *Bandi* (1977) bei einer Ventralisation der Tuberositas von 10 mm eine Reduktion um 20%. *Luther* (1973) hielt allerdings eine Vergrößerung der Distanz r durch die Ventralisation für äußerst gering und berechnete lediglich eine zu vernachlässigende Abnahme der Anpreßkraft von 2%. *Maquet* (1963) schlug sogar eine für Kosmetik und Wundheilung ungünstige Ventralisation von 20 mm vor.

Die Methode, bei der unter die distal gestielte Tuberositas ein Corticalisspan gekeilt wird (Abb. 16), ist – meist flankiert von einer partiellen oder totalen lateralen Kapseldiszision – vor allem im deutschsprachigen Raum üblich geworden. Sie ist operationstechnisch unproblematisch. Über Erfahrungen mit insgesamt 599 Operationen berichteten *Nasseri* und *Süssenbach* (1973), *Slocum* et al. (1973), *Heipertz* und *Maronna* (1975), *Bandi* (1976 und 1977), *Brunner* et al. (1976), *Schlenzka* (zit. nach *Bandi* 1977), *Dürrschmidt* (1978), *Mach* (1978), *Müller* und *Strohbach* (1978), *Zippel* et al. (1978), *Klems* und *Izadpanah* (1979), *Gördes* et al. (1980), *Küsswetter* und *Stuhler* (1980) *Lund* und

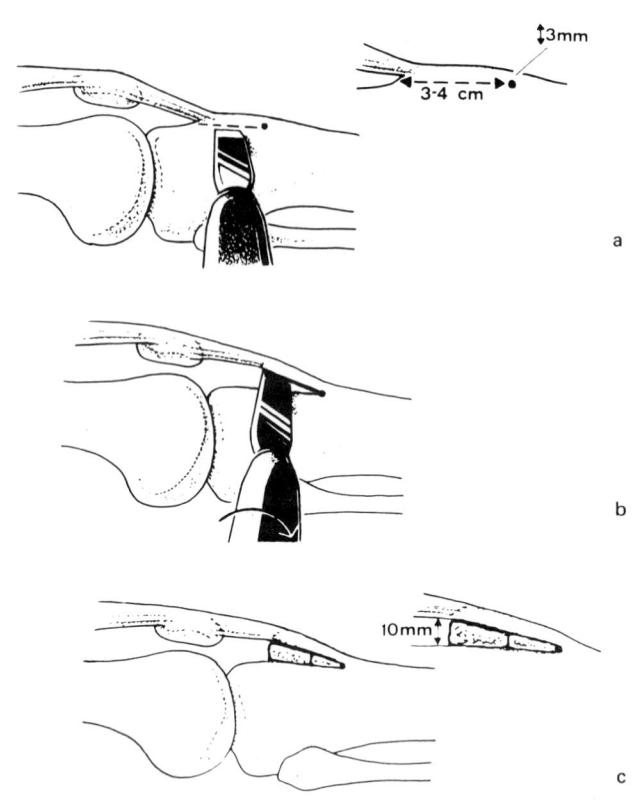

Abb. 16a–c Vorverlagerung der Tuberositas tibiae nach *Bandi*

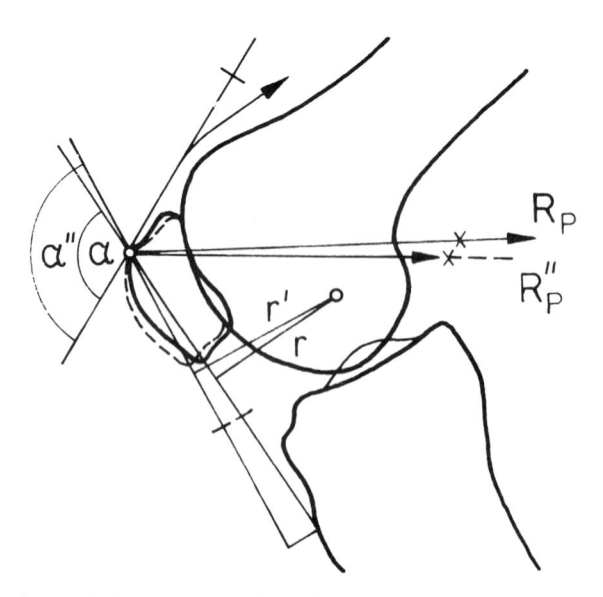

Abb. 17 Veränderungen des Patellarsehnenabstandes r nach r′ des von den Sehnen eingeschlossenen Winkels a nach a'' und der Anpreßkraft der Patella von R_P nach R''_P durch die Operation nach *Maquet-Bandi*

Nilsson (1980), *Munzinger* et al. (1980), *Noack* und *Jensch* (1980), *Sudmann* und *Sulkowitsch* (1980) und *Werhahn* und *Bollack* (1980). Die Kriterien der Beurteilung umfaßten im allgemeinen Gehleistung und -sicherheit, Schmerzen, Ergußbildung, Beweglichkeit, sportliche und berufliche Aktivität sowie klinische und röntgenologische Befunde. Soweit sie annähernd einheitlich waren, wurden die Ergebnisse — wie auch in den folgenden Operationsgruppen — zusammengefaßt. Bei unterschiedlich langen Kontrollzeiten von 0,6 bis 5 Jahre betrugen die schlechten Resultate, bei denen hier unveränderte und verschlechterte Beschwerden und Befunde zusammengefaßt werden, zwischen 7% und 55%, im Mittel 23% (= 140 Patienten), denen 49% sehr gute und gute (= 294 Patienten) und 28% (= 165 Patienten) befriedigende Resultate gegenüberstanden. Nur 6 Autoren hatten weniger als 20%, fünf immerhin zwischen 40% und 55% Mißerfolge.

2 Der Patellarsehnentransfer

Die Medialisierung der Tuberositas tibiae (Abb. 18) wurde von *Roux* (1888) zur Therapie der Patellaluxation erfolgreich eingeführt. *Trillat* et al. (1964) und *Rohlederer* (1964) schlugen sie zur Behandlung der Chondromalazie vor. Durch den medialisierten Ansatz des Ligamentum patellae sollen dessen Vektor nach medial gerichtet und damit die laterale Hyperpression und die mediale Hypopression sowie der mediale Kontakt verbessert werden. Die wichtigsten Modifikationen sind:

1. Die gleichzeitige Distalisierung der Tuberositas (*Hübscher* 1909, *Hauser* 1938). Bereits *Goldthwait* (1904) distalisierte den Ansatz zusätzlich, doch hat sich sein rein ligamentärer Transfer (*Goldthwait* 1899) nicht durchgesetzt. Mit der Distalverlagerung tritt die Patella tiefer in den Sulcus des Gleitlagers ein und wird die Vorspannung des M. quadriceps erhöht. Deshalb wurde der Eingriff vor allem bei Patellaluxationen und der Patella alta (*Goldthwait* 1904, *Hübscher* 1909, *Hauser* 1938, *Fielding* et al. 1974, *Insall* et al. 1972, *Crosby* und *Insall* 1976, *Pollack* 1975, *Hejgaard* et al. 1980 und *Müller-Färber* 1980) durchgeführt.
2. Die Unterfütterung der verlagerten Tuberositas mit einem Corticalisspan (*Goutallier* und *Debeyre* 1974). Die Medialisierung der Tuberositas auf die Facies tibialis tibiae ist zwangsläufig mit einer Dorsalverlagerung verbunden. Dadurch verkleinern sich der Anstellwinkel des Kraftvektors an der Patella und der Hebelarm und damit das Streckmoment, während die retropatellare Anpreßkraft zunimmt (*Goutallier* und *Debeyre* 1974). Der Span verhindert die Dorsalposition, ähnlich den Methoden von *Mann* und *Blauth* (1980) und *Sperber* (1980).
3. Nach *Elmslie* wird die Tuberositas durch einen Knochen-Periostlappen distal gestielt (Abb. 19; *Trillat* et al. 1964, *Müller* 1975), wodurch die Dorsalverlagerung verhindert und eine schnellere Einheilung ermöglicht werden sollen. Die Größe der Medialisierung ist begrenzter.
4. Durch die Rotation der verlagerten Tuberositas in der Frontalebene nach *Smillie* (*Ficat* 1970) wird ein achsengerechter Verlauf der Sehnenfasern garantiert. Die Verankerung unter der Corticalis des neuen Bettes erhöht zwar die primäre Stabilität, vergrößert aber die Dorsalposition.

Alle Autoren spalten zusätzlich das laterale Retinaculum, einige raffen das mediale (*Rohlederer* 1964, *Trillat* et al. 1964, *Cox* 1975, *Crosby* und *Insall* 1976, *Hochheim* 1978). Oft werden grundsätzlich Arthrotomien und bei Bedarf intraartikuläre Eingriffe durchgeführt (*Trillat* et al. 1964, *Henche* 1973, *Insall* et al. 1976, *Noesberger* und *Freiburghaus* 1976). *McCarroll* und *Schwartzmann* (1945) und *Hejgaard* et al. (1980) verbanden die Tuberositasverlagerung mit einem Transfer der Semitendinosus-Sehne zur

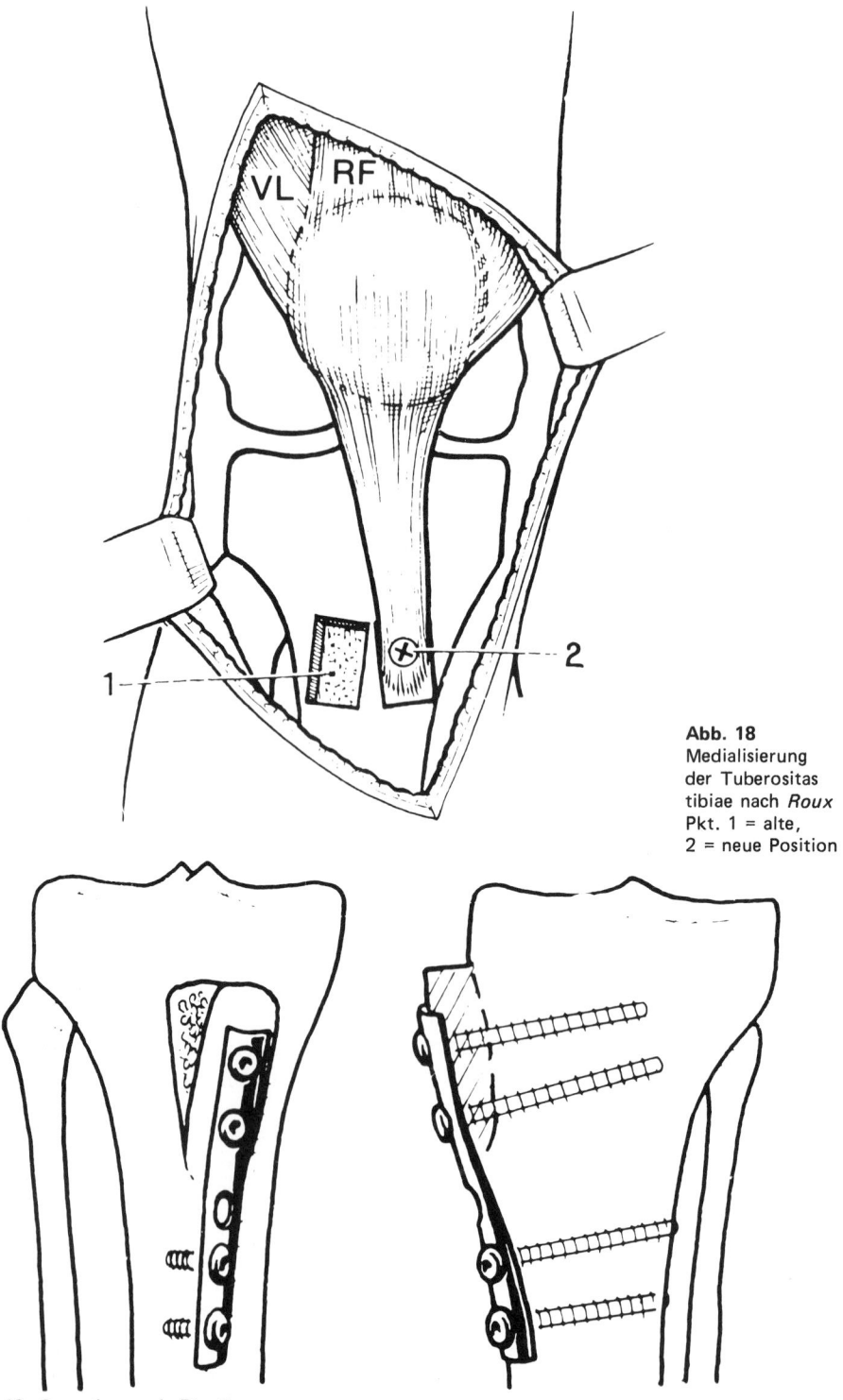

Abb. 18
Medialisierung der Tuberositas tibiae nach *Roux*
Pkt. 1 = alte,
2 = neue Position

Abb. 19 Operation nach *Elmslie*

Patella. Vereinzelt wird der Eingriff mit myotendinösen Plastiken nach *Krogius* (1904), *Campbell* (*Stewart* 1971) oder *Madigan* et al. (1968) sowie mit einer Tuberositas-Ventralisierung kombiniert (*Strong* und *Bell* 1974, *Noesberger* und *Freiburghaus* 1976, *Hochheim* 1978, *Gördes* et al. 1980, *Müller-Färber* 1980).

Über Ergebnisse bei Chondromalazien berichteten *Trillat* et al. (1964), *Devas* und *Golski* (1973), *Henche* (1973), *Fielding* et al. (1974), *Albrigo* et al. (1975), *Cox* (1975), *McElhinney* et al. (1975), *Insall* et al. (1976), *Noesberger* und *Freiburghaus* (1976), *Bentley* (1978), *Jackson* und *Detwiler* (1979), *Dick* et al. (1980), *Gördes* et al. (1980), *Hejgaard* et al. (1980) und *Küsswetter* und *Stuhler* (1980). Von den 802 Operationen konnten 561 vergleichend beurteilt werden. 218 Ergebnisse waren sehr gut und gut und 95 deutlich besser, 128 konnten beiden Kategorien zugeordnet werden. Diesen 441 erfolgreichen Resultaten (= 79%) standen 120 schlechte (21%) gegenüber. Die einzelnen Autoren berichteten über 8%–40% Mißerfolge.

Obwohl *MacNab* (1952), *Harrison* (1955), *Heywood* (1961) und *Madigan* et al. (1968) vor der Distalisierung wegen der Inkongruenz und Druckerhöhung im Gelenk warnten, haben *Fielding* et al. (1974), *Insall* et al. (1976), *Dick* et al. (1980) und *Hejgaard* et al. (1980) diese durchgeführt. Bei 319 Patienten konnten 76% positive und 24% negative Resultate erzielt werden. *Trillat* et al. (1964), *Albrigo* et al. (1975), *Bentley* (1978) sowie *Jackson* und *Detwiler* (1979) verzichteten stets auf die Distalverlagerung und erreichten bei 197 Patienten 81% positive und 19% negative Resultate, mithin kaum ein besseres Ergebnis.

In Langzeitstudien, zumeist nach Patellaluxationen, sahen jedoch *MacNab* (1952), *Crosby* und *Insall* (1976), *Blazina* et al. (1975), *Hampson* und *Hill* (1975) sowie *Küsswetter* und *Stuhler* (1980) auffallend häufige femoro-patellare Arthrosen. Bei *Crosby* und *Insall* (1976) betrug der Anteil 71%. Die Autoren sahen sich häufig zu Reoperationen veranlaßt, was auch *Bentley* (1978) berichtete. Rein myotendinöse Eingriffe bei Patellaluxationen (*Crosby* und *Insall* 1976) und Chondromalazien (*Insall* et al. 1976) waren dem Tuberositastransfer überlegen. Die von *Wall* (1979) beobachteten ischämischen Kontrakturen dürften nicht operationsspezifisch sein.

3 Die laterale Retinaculumspaltung

Die vermutlich erstmals von *Rohlederer* (1964) und *Viernstein* und *Weigert* (1968) vorgeschlagene Querspaltung und teilweise Exzision des Retinaculum laterale soll vor allem die Lateralisation der Patella beseitigen und ist nach *Ficat* et al. (1975) vor allem beim lateralen Hyperpressionssyndrom indiziert. Der technisch einfache Eingriff wurde von *Ficat* et al. (1975), *Merchant* und *Mercer* (1974), *Baumann* und *Leichs* (1976), *Villiger* (1976 und 1980), *Dobler* (1977), *Ficat* und *Hungerford* (1977), *Ficat* (1979), *Czerny* und *Yücel* (1980), *Franke* et al. (1980), *Krause* (1980), *Refior* (1980) und *Vent* und *Laturnus* (1980) an insgesamt 950 Patienten durchgeführt. Die Mißerfolge lagen zwischen 1% und 26%, im Mittel bei 14% (= 134 Patienten). Drei Autoren berichteten von weniger als 10%, fünf von 20%–26% Mißerfolgen. 539 Operationen (= 57%) wurden als sehr gut und gut, 277 (= 29%) als befriedigend beurteilt.

4 Patellaosteotomien

Deliss (1977) nutzte den durchblutungsfördernden Effekt der Osteotomien aus und führte bei 13 Patienten quere Patellaosteotomien in der Frontalebene durch, ohne die Fragmente zu verschieben. Nach 2–12 Monaten war ein Teil der Patienten beschwerdefrei, einer hatte eine Pseudarthrose. Spätere Berichte über diese Operationen liegen nicht vor.

Morscher (1978) schlug vor, die mediale Inkongruenz bei Patellatypen Grad III und IV nach *Wiberg-Baumgartl* durch eine vertikale aufklappende Osteotomie auf Firsthöhe zu beseitigen. Über 12 erfolgreich operierte Fälle wurde bisher berichtet (*Morscher* und *Dick* 1980).

5 Hemipatellektomien

Diese unterscheiden sich grundsätzlich von totalen Patellektomien, da ihr biomechanische Überlegungen zugrunde liegen, und von partiellen Patellektomien bei Frakturen, da bei diesen isolierte osteochondrale Fragmente entfernt werden.

Groeneveld (1973) verband einen Patellarsehnentransfer mit der Resektion eines zentralen knorpelfernen ossären Blockes aus dem distalen Patellateil und der folgenden Kranialisierung der Apex patellae. Er schlug die Operation für die Patella alta vor und erzielte damit eine Distalisierung der Patella. Operationsresultate liegen nicht vor.

Goymann und *Bopp* (1973), *Goymann* et al. (1974a), *Goymann* und *Müller* (1974), *Goymann* (1974) und *Goymann* et al. (1980a) schlugen eine tangentiale Hemipatellektomie in Frontalebene mit plastischer Deckung der Kniescheibenrückfläche durch die Bursa präpatellaris vor. Es handelt sich also um keine knorpelerhaltende Operation mehr, die aber durch eine erzwungene Höhenminderung der tendinösen Ansätze an der Patella deren Öffnungswinkel vergrößern und die Quadricepssehne früher in kondylären Kontakt bringen soll. Rechnerisch soll die Reduktion der Retropatellarkraft damit dreimal größer sein als nach Ventralisation der Tuberositas tibiae um 10 mm. Von 20 operierten Patienten waren 17 subjektiv beschwerdefrei, 3 hatten einen Patellaverschiebeschmerz, 2 Ergüsse nach Belastungen und nur einer ein Streckdefizit (*Goymann* et al. 1980b). Kontrollzeiten wurden nicht angegeben.

6 Chondrektomien

Über Chondrektomien, auch als Abrasio patellae, Knorpelglättung oder „shaving" bezeichnet, berichtete bereits *Büdinger* (1906). Ziel ist es, den makroskopisch geschädigten Knorpel zu entfernen und damit die Gleitfläche rheologisch zu verbessern, den Einfluß der freigesetzten chondralen Enzyme zu hemmen und Faserknorpel als Ersatz bilden zu lassen. Um letzteres zu fördern, führte *Pridie* (1959) subchondrale Bohrungen durch, wie sie auch zur Therapie der Osteochondrosis dissecans angewendet werden. Diese Kombination hat sich durchgesetzt. *Wiles* et al. (1960), *Henche* (1974 und 1976), *Janssen* (1974), *Goodfellow* et al. (1976b), *Insall* et al. (1976), *Bentley* (1978), *Mach* (1978), *Jackson* und *Detwiler* (1979), *Dick* (1980) und *Dexel* et al. (1980) berichteten bei insgesamt 174 Operationen über 34% (= 59 Patienten) sehr gute und gute, 31% (= 54 Patienten) befriedigende und 35% (= 61 Patienten) schlechte Ergebnisse.

7 Knorpelersatzplastiken

Über totale Knorpelentfernungen in fortgeschrittenen Fällen und ihren Ersatz mit Synovialis (*Campbell* 1921), Fett (*Murphy* 1913, *Scheurer* 1953), Periostlappen (*Kofmann* 1922), Fascie (*Albee* 1928) und Cutislappen (*Judet* et al. 1962) wurde nur vereinzelt in früheren Arbeiten berichtet. Langzeitresultate fehlen. Auch die Hemipatellektomie nach *Goymann* und *Bopp* (1973) gehört in diese Gruppe.

8 Patellektomien

Die ersten Totalexstirpationen der Kniescheibe führten *Putz* 1860 (zit. nach *Cohn* 1944) und *Fowler* 1871 (zit. nach *Friberg* 1941) durch. Nachdem *Wuth* (1899) eine ganze Familie mit funktionell bedeutungsloser Patellaaplasie und *Kudlek* (1907) die erfolgreiche Exzision bei einem Tumor beschrieben, wurde die Patella häufiger entfernt (Literatur s. *Friberg* 1941). Indikationen waren ausschließlich Frakturen, insbesondere Trümmerbrüche, Osteomyelitiden, Tuberkulosen und Tumoren. Lediglich *Ludloff* (1925) entfernte bereits eine arthrotisch veränderte Patella.

Theoretische Studien waren wenig ermutigend. *Duboux* (1942) und *Fürmaier* (1953a) berechneten den ungünstigen Effekt der Patellektomie auf das Streckmoment des Kniegelenkes. *Haxton* (1945), *Kaufer* (1971) und *Sutton* et al. (1976) konnten dies durch Messungen an Patienten und Sektionsmaterial bestätigen. *Sutton*s Patienten hatten nach einer Kontrollzeit von über 5 Jahren einen signifikanten Verlust der am Unterschenkel gemessenen Streckkraft gegenüber der gesunden Seite von 47%. Tierexperimentell traten nach Patellektomien häufig arthrotische Veränderungen des Gleitlagers und Tibiofemoralgelenkes auf (*Bruce* und *Walmsley* 1942, *Girardi* 1942, *Cohn* 1944, *de Palma* und *Flynn* 1958 und *Garr* et al. 1973).

Ungeachtet dieser Ergebnisse fand die Patellektomie durch die guten Resultate bei Frakturen (*Brooke* 1937), Arthrosen (*Haggart* 1940) und Chondromalazien (*Friberg* 1941) rasch zahlreiche Anhänger. Trotz der umfangreichen Literatur konnte über Indikation und Nutzen der Operation noch keine Einigkeit erzielt werden (*Dobbie* und *Ryerson* 1942, *Cohn* 1944, *Fairbank* 1945, *Shorbe* und *Dobson* 1945, *McAusland* 1946, *Haggart* 1947, *Boyd* und *Hawkins* 1948, *Grey* 1949, *Scott* 1949, *Cave* und *Rowe* 1950, *Montmollin* 1951, *O'Donoghue* 1952, *von Rosen* 1954, *Schönbauer* 1955, *Boucher* 1958, *Duthie* und *Hutchinson* 1958, *Haliburton* und *Sullivan* 1958, *Keller* 1958, *West* und *Soto-Hall* 1958, *Wiles* et al. 1960, *Geckeler* und *Quantara* 1962, *Debeyre* et al. 1962, *West* 1962, *Fontaine* 1963, *Négre* 1963, *Schlegel* und *Darman* 1964, *Caruso* und *Dimiccoli* 1966, *Dreyer* und *Groher* 1968, *Ellis* 1968, *Thompson* und *Schweigel* 1968, *Benvist* und *Ramadier* 1969, *Castaing* und *Castellani* 1969, *Jani* et al. 1969, *Ficat* 1970, *Stougard* 1970, *Heywood* 1961, *Burton* und *Thomas* 1972, *Dinham* und *French* 1972, *Mishura* 1972, *Lewis* et al. 1976, *Bentley* 1978, *Ficat* und *Hungerford* 1977, *Wilkinson* 1977, *Ackroyd* und *Polyzoides* 1978, *Compere* et al. 1979 und *Simurda* und *Watson* 1979). Unabhängig vom Grundleiden reicht das Spektrum guter Resultate von 4%–5% (*Scott* 1949, *Heywood* 1961) bis 90% und 94% (*Compere* et al. 1979, *West* und *Soto-Hall* 1958). Bei einem Teil der guten Beurteilungen handelt es sich jedoch um Frühergebnisse. In Langzeitstudien nach patello-femoralen Arthrosen und schweren Chondromalazien fanden *Haliburton* und *Sullivan* (1958), *Debeyre* et al. (1962), *Geckeler* und *Quantara* (1962) sowie *Thompson* und *Schweigel* (1968) bis zu 75% gute Resultate. Über die größten Erfahrungen bei Arthrosen verfügen *Ackroyd* und *Polyzoides* (1978) mit 81 Patienten, die nach durchschnittlich 6 1/2 Jahren in nur 53% als gut beurteilt wurden. Von den 93 nach Frakturen patellektomierten Patienten *Scotts* (1949) hatten 2–5 Jahre nach der Operation 90% Schmerzen und 60% Instabilitäten. Nur 5% waren zufrieden.

Im Gegensatz zu *Schönbauer* (1955) und *Jani* et al. (1969) sowie der tierexperimentellen Forschung sahen *Debeyre* et al. (1962), *Geckeler* und *Quantara* (1962), *Thompson* und *Schweigel* (1968), *Wilkinson* (1977) und *Ackroyd* und *Polyzoides* (1978) jedoch keine vermehrte Arthroserate des Gleitlagers und Tibiofemoralgelenkes.

Die Entfernung nur einzelner Fragmente nach Frakturen — sogenannte partielle Patellektomie — soll wegen der Erhaltung des Hebelarmes günstiger wirken. Streckkraftmessungen am Unterschenkel bestätigen dies (*Sutton* et al. 1976). *Scott* (1949),

Sutton et al. (1976) und *Ackroyd* und *Polyzoides* (1978) fanden im Gegensatz zu totalen Patellektomien bessere klinische Ergebnisse, was *Caruso* und *Dimiccoli* (1966), *Dreyer* und *Groher* (1968) und *Jani* et al. (1969) sowie tierexperimentell *de Palma* und *Flynn* (1958) nicht bestätigen konnten.

Die ungünstigen Spätresultate nach Patellektomien werden im wesentlichen durch folgende Befunde beeinflußt: 1. Schmerzen, 2. häufiger Streckausfall um 20°, 3. ungenügende neuromotorische Kontrolle bei der Endstreckung, sogenannte „extension lag", 4. Instabilität, besonders in Standphasen und beim Treppengehen, 5. Kraftverlust und Quadricepsatrophie, 6. Arthrosen, teilweise auch des Tibiofemoralgelenkes, 7. kosmetisch unbefriedigendes Ergebnis. Entsprechend fehlt es nicht an Warnern vor der eilfertigen Patellektomie (*Scott* 1949, *Cave* und *Rowe* 1950, *Fürmaier* 1953a, *de Palma* und *Flynn* 1958, *Shinno* 1961a, *Baumgartl* 1964, *Jani* et al. 1969, *Smillie* 1978).

Nach *Haliburton* und *Sullivan* (1958), *Baumgartl* (1964), *Gschwend* und *Bischofberger* (1971) und *Ficat* und *Hungerford* (1977) sollte die Patellektomie Trümmerfrakturen, schweren retropatellaren Arthrosen und Chondromalazien sowie Luxationen, die anderweitig nicht mehr beherrschbar sind und zu Chondromalazien geführt haben, vorbehalten sein. Bei Luxationen ist sie nur in Verbindung mit einer Medialverlagerung der Tuberositas tibiae erfolgreich (*Benvist* und *Ramadier* 1969). Andererseits sind die Spätergebnisse schlecht, wenn bereits eine tibiofemorale Arthrose besteht (*Duthie* und *Hutchinson* 1958, *Geckeler* und *Quantara* 1962, *West* 1962, *Dreyer* und *Groher* 1968, *Jani* et al. 1969, *Stougard* 1970, *Burton* und *Thomas* 1972, *Dinham* und *French* 1972 und *Ackroyd* und *Polyzoides* 1978).

9 Alloarthroplastiken

1955 entwickelte *McKeever* eine schraubenfixierte Vitallium-Patellarückflächenprothese, doch wurde nur vereinzelt über deren erfolgreichen Einsatz berichtet (*McKeever* 1955, *de Palma* et al. 1960, *Hanslik* 1973, *Levitt* 1973, *Bandi* 1977). Während *Ficat* und *Hungerford* (1977) und *Ficat* (1979) die Prothetik wegen der schwierigen Verankerung für problematisch und der Patellektomie unterlegen hielten, berichteten *Insall* et al. (1980) erstmals in einer Langzeitstudie über die von *Aglietti* et al. (1975) entwickelte zementverankerte Rückflächenprothese. Von den 29 wegen retropatellarer Arthrosen und Chondromalazien operierten Patienten hatten nach 3–6 Jahren überraschend 55% sehr gute und gute Resultate. Die Chondromalazie-Patienten schnitten am besten ab. Fünf Prothesen mußten wieder entfernt werden, fünf Patienten hatten starke Schmerzen, einer eine Luxation.

Tabelle 3 Resultate der häufigsten patellaerhaltenden Operationen, zusammengefaßt aus insgesamt 50 Studien der Jahre 1964–1980

Operationsmethode	n	sehr gut/gut	befriedigend	schlecht
laterale Retinaculumspaltung	950	57%	29%	14%
Tuberositas-Ventralisation	599	49%	28%	23%
Patellarsehnentransfer	561	39%	17%	21%
			← 23% →	
Chondrektomie	174	34%	31%	35%
Gesamt	2284	49% 5%	26%	20%

Soweit die Beurteilungskriterien vereinheitlicht werden konnten, sind die Ergebnisse der vier häufigsten patellaerhaltenden Operationen in Tab. 3 zusammengefaßt. Der Vergleich ist aus folgenden Gründen problematisch: 1. Selten sind es randomisierte und statistisch abgesicherte Studien. 2. Es handelt sich um verschiedene Untersucher, zum Teil um die Operateure selbst. 3. Die Beobachtungszeiten sind sehr unterschiedlich, Langzeitergebnisse selten. Die großen Patientenzahlen erlauben aber trotzdem gewisse Trend-Analysen. Von den erfaßten 2.284 Patienten hatten annähernd 50% sehr gute und gute Resultate. Beschwerdefreiheit, berufliche und sportliche Belastbarkeit und normale klinische Untersuchungsbefunde waren die Kriterien. Bei 455 Patienten (= 20%) versagte die operative Therapie. Die am häufigsten angewandte laterale Retinaculumspaltung schnitt am besten ab, doch wurde die Indikation häufig in leichteren Erkrankungsfällen gestellt. Die Chondrektomie befriedigte am wenigsten.

Eigene Untersuchungen

E. Arthrographische Analysen

Tangentiale Röntgenaufnahmen der Patella (*Knutsson* 1941) geben nur über die ossären Gelenkstrukturen Auskunft (s. auch Kap. C.6). In Kontrastarthrographien (Defilé-Aufnahmen nach *Ficat* 1970) können zusätzlich Knorpeloberfläche und -dicke sowie die Kontaktverhältnisse im Gelenk beurteilt werden. Da wir intraoperativ und an Leichen sehr häufig den von *Fick* (1910) beschriebenen vertikalen First der medialen Facette fanden, wurden Doppelkontrastarthrographien von Patienten und an Leichenkniegelenken analysiert, um die Bedeutung dieses Firstes besser zu verstehen.

1 Untersuchungsgut und Methodik

24 im Alter von 17 bis 52 Jahren Verstorbenen ohne Hinweise auf systemische oder lokale Gelenkleiden werden je ein intaktes Kniegelenk in toto entnommen. Nach Teilresektion der Muskulatur, der Bursa suprapatellaris und des patellofemoralen Fettgewebes wird das Patellofemoralgelenk auf Unversehrtheit inspiziert. Die Patellagleitbahn wird unter Zug an der geringfügig angehobenen Quadricepssehne in einem Stativ mit stufenloser Winkelwahl während kompletter Beuge- und Streckbewegungen von kranial her visuell beurteilt.

Alle Gelenke werden in Flexionen von 30°, 60°, 90°, 120° und 150° im Defilé, 5 zusätzlich im seitlichen Strahlengang („faux profil" nach *Maldague* und *Malghem* 1976) mit Urografin 76% oder Mikrotrast-Ösophaguspaste arthrographiert. Luftfüllungen erübrigen sich an den unmittelbar vorher eröffneten Gelenken. Im Gegensatz zu Arthrographien in vivo sind auch Aufnahmen in Flexionen über 90° möglich, da Überlagerungseffekte entfallen und die Wiedergabe durch fehlende Weichteile schärfer ist. Zur exakten Einstellung dienen das genannte Stativ, eine schwenkbare Röntgenröhre und ein Bildwandler. Abschließend werden aus der Patella mehrere osteochondrale Quader entnommen und mittels Schieblehre die chondralen Schichtdicken gemessen.

Für die Untersuchung am Lebenden werden von den im Jahre 1978 an unserer Klinik wegen chondropathischer Beschwerden an der Patella arthrographierten 279 Patienten 250 konsekutive Fälle ausgewählt. Zur Lagerung dient ein nach *Ficat* (1970) und *Villinger* und *Weibel* (1978) modifiziertes Stativ (*Rau* und *Kauffmann* 1978). Die Gelenke werden bei 30°, 60° und 90° Knieflexion im kaudo-kranialen Strahlengang und Doppelkontrastverfahren mit 3 ml Urografin 76% und 60–100 ml Luft aufgenommen.

2 Resultate

2.1 Makroskopische Beobachtungen am Sektionsgut

An 22 Kniescheiben (= 92%) besteht eine Zweiteilung der medialen Facette durch einen annähernd parallel zum Hauptfirst verlaufenden vertikalen First (Abb. 20). Einschließlich 88 anderweitig verwendeter Kniegelenke zeigen 105 der insgesamt 112 Patellae (= 94%) diesen medialen First. Er teilt die mediale Facette in zwei Flächensegmente. Das zentrale wird von uns paramedianes, das periphere Randsegment genannt. Beide

Arthrographische Analysen 45

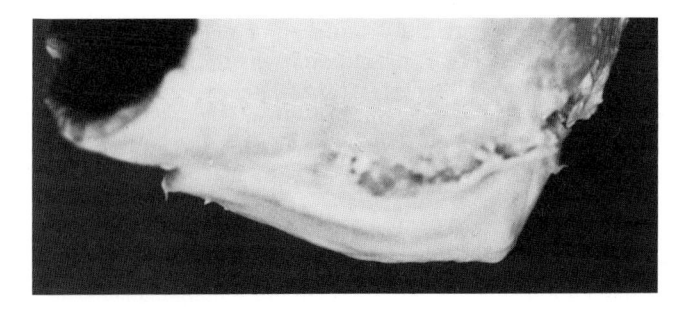

Abb. 20a Tangentialbild einer linken Patella mit medialem Knorpelfirst

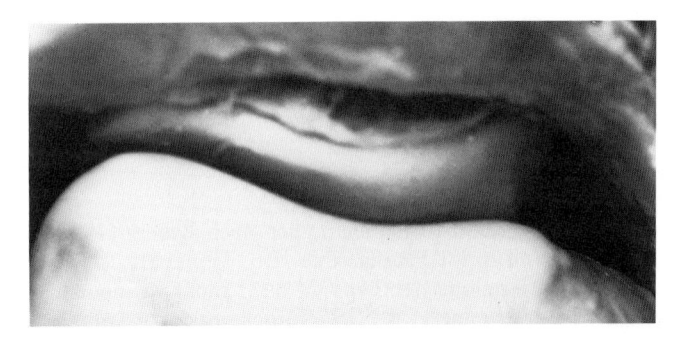

Abb. 20b Lage der Patella während des trochlearen Kontaktes. Freies Randsegment

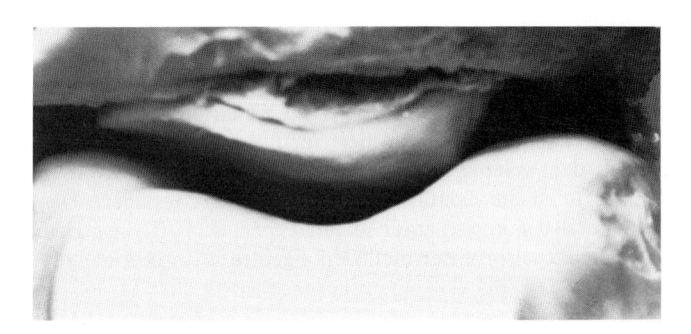

Abb. 20c Kontakt des medialen Knorpelfirstes am zentralen Rand des medialen Kondylus bei 120° Flexion

schließen einen Winkel ein, der zwischen 110° und 160° variiert und damit zum Teil kleiner als der Hauptfirstwinkel ist. Das Randsegment entspricht der „odd facet" Wibergs (*Wiberg* 1941). Es ist in der Regel plan, in wenigen Fällen horizontal leicht konvex geformt. Der Knorpel ist auf Höhe des medialen Firstes bis zu 8 mm dick, in den Zentren der Segmente und der lateralen Facette sowie am Hauptfirst jedoch nur bis 4 mm.

Von proximal in das Gelenk eingesehen, liegen bis 60° Flexion stets laterale Facette und paramedianes Segment dem femoralen Gleitlager gleichmäßig auf (Abb. 20b). Chondraler Hauptfirst- und Gleitlagerwinkel stimmen überein. Das Randsegment hingegen hat keinen Kontakt zum Femur, so daß der mediale First die periphere mediale Grenze des Kontaktbereiches bildet. Mit zunehmender Beugung wandert die Patella auf dem femoralen Gleitlager nach distal. Zwischen 90° und 120° Flexion wird die Fossa intercondylaris unter dem Hauptfirst sichtbar, der nun mit einem bei zunehmender Beugung breiter werdenden Hiatus ohne Widerlager ist. Die laterale Facette liegt peripher dem lateralen Kondylus auf, während medial ausschließlich der mediale First den Kondylus an dessen fibularer Seite berührt (Abb. 20c). Zwischen 120° und 140° Flexion gleitet das Randsegment relativ plötzlich an den gelenkzentralen Rand des medialen Kondylus, begleitet von einer geringen, aber regelmäßig merkbaren Lateralbewegung und einer leichten Medialkippung der gesamten Patella. An dieser Gleitstelle bildet der Kondylus in 13 Fällen eine nach zentral-distal gerichtete flache Furche. Bei 140° Flexion hat medial nur noch das Randsegment Kontakt, während paramedianes Segment, Hauptfirst und zentraler Teil der lateralen Facette frei über der Fossa schweben. Ebenso liegt der Pol des medialen Kondylus frei neben der Patella.

Im Sektionsgut von insgesamt annähernd 200 beurteilten Kniegelenken zeigen sich neben häufigen Chondromalazien der medialen Facette des öfteren isolierte Knorpelschäden am zentralen Rand des medialen Kondylus, gelegentlich der einzigen Lokalisation des gesamten Gelenkes.

2.2 Arthrographien am Sektionsgut

Der ossäre Patellaquerschnitt kann folgenden Typen nach *Wiberg* (1941) und *Baumgartl* (1964) zugeordnet werden: Typ I 1 Patella, Typ II 6, Typ II/III 7, Typ III 9, Typ IV 1. Der mediale First ist mit Ausnahme des Typs IV ossär nicht vormodelliert. Er ist rein chondral angelegt, so daß sich seine große Schichtdicke erklärt (Abb. 21). Die beiden Gelenke ohne makroskopisch erkennbaren First haben medial zwar einen gleichmäßigen Knorpeldurchmesser, doch sind chondraler und ossärer Krümmungsradius in Facettenmitte kleiner. Somit kann auch hier zwischen paramedianem und Randsegment unterschieden werden. Die Arthrographien an Patienten bestätigen dieses.

Bis 90° Flexion liegen laterale Facette und Paramediansegment dem Gleitlager kongruent auf, während das Randsegment lediglich von Weichteilen bedeckt und somit ohne Widerlager ist (Abb. 22). Bei 120° kontaktiert medial nur der Knorpelfirst, bei 150° das Randsegment mit dem gelenkzentralen Knorpel des medialen Kondylus (Abb. 22b). An der lateralen Facette ist die Kontaktzone peripherwärts verlagert. Die nach der ossären Form scheinbar medial inkongruenten Patellatypen II, II/III und III haben also durch die besondere Knorpelform der medialen Facette in funktioneller Abhängigkeit

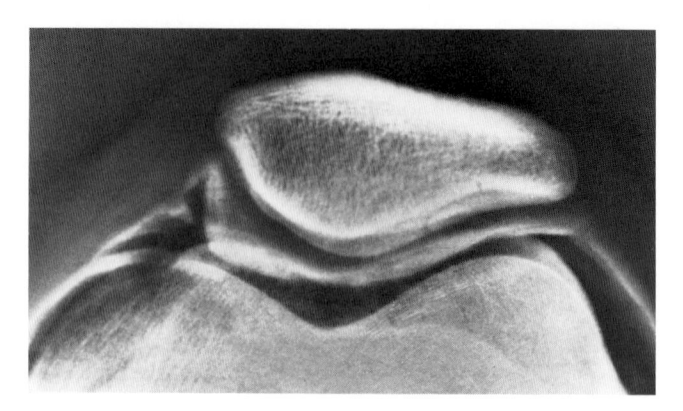

Abb. 21 Arthrographie eines isolierten Kniegelenkes. Flexionswinkel ca. 100°. Mächtiger medialer Knorpelfirst

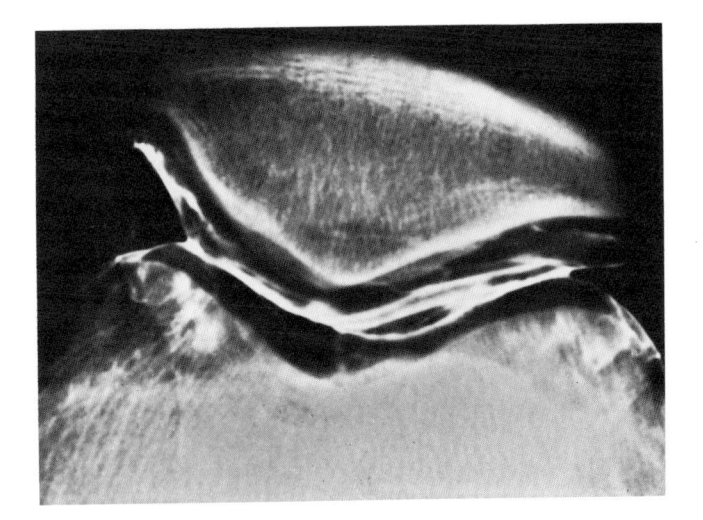

Abb. 22a und b Arthrographie eines isolierten Kniegelenkes in a) 30° Flexion, b) 150° Flexion

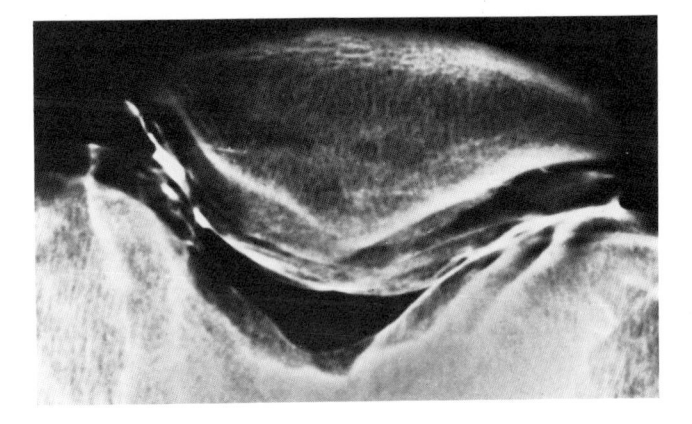

vom Beugewinkel engen Gelenkkontakt. Entsprechend stimmen chondraler Hauptfirst- und Gleitlagerwinkel — bei 30° und 60° Flexion gemessen — mit 137° und 138° überein (Abb. 23). Gegenüber dem ossären Patellawinkel von 124° sind beide im Wilcoxon-Paardifferenztest mit $2a < 0,01$ signifikant verschieden.

Die „faux profil"-Aufnahmen zeigen, daß in der Vertikalebene nie die ganze Knorpelfläche der Patella Kontakt hat (Abb. 24). Die Kontaktzone wandert vom distalen Knorpelrand in Streckstellung mit zunehmender Beugung zum oberen Patellarand, den sie bei 90° Flexion erreicht.

48 Arthrographische Analysen

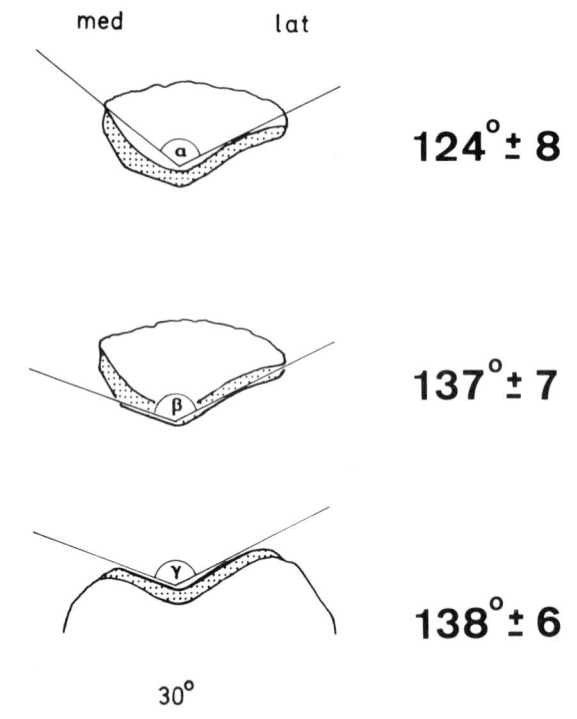

med　　　lat

124° ± 8

137° ± 7

138° ± 6

30°

Abb. 23 Ossärer (α) und chondraler (β) Hauptfirstwinkel sowie Gleitlagerwinkel (γ) von 24 Patellae, im Röntgenbild bei 30° und 60° Flexion gemessen

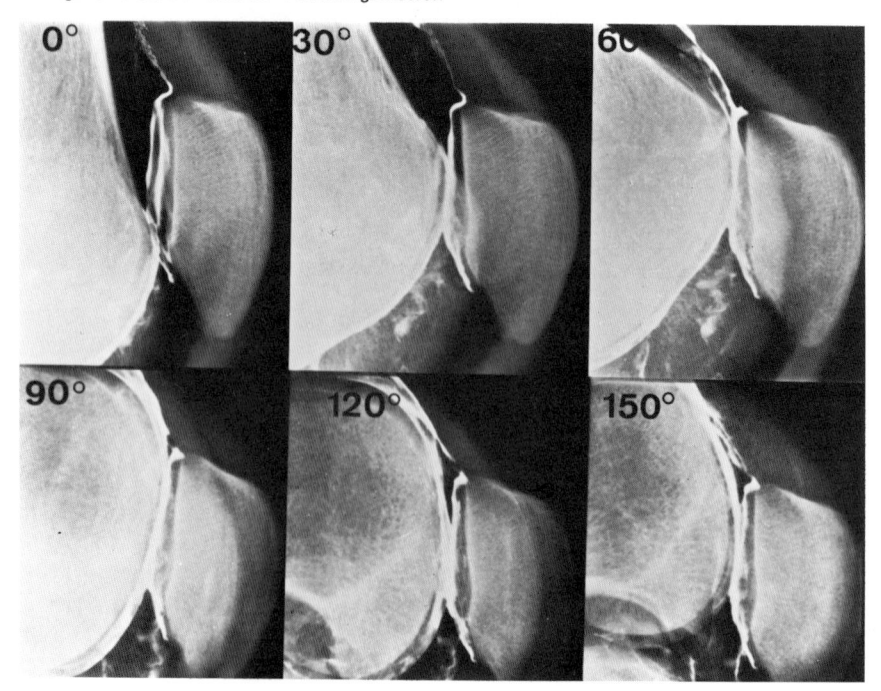

Abb. 24 „Faux profil"-Aufnahmen eines isolierten Kniegelenkes (laterales Kompartiment) zwischen 0° und 150° Flexion

2.3 Arthrographien an Patienten

Alle 250 Patienten hatten klinische Zeichen einer Chondropathia patellae. Bei 112 (= 45%) kann arthrographisch eine Chondromalazie nachgewiesen werden (Tab. 4). Als solche gelten Konturunregelmäßigkeiten der chondralen Oberfläche, Ulcerationen und Ausmuldungen, wolkige Zeichnungen des Knorpels mit lokaler Verdickung als Ausdruck von ödematöser Verquellung und vermehrte Kontrastmitteldurchtränkung (*Rau* und *Kauffmann* 1978). In 32% (= 81 Patienten) ist die Malazie ausschließlich auf die mediale Facette beschränkt (Abb. 25; Tab. 5), was im χ^2-Test eine signifikante Häufigkeit gegenüber den 31 Patellae (= 12%) mit lateralem, zentralem oder beidseitigem Befall von $2p < 0,0005$ ausweist. Von den 112 Chondromalazien sind mithin 72% ausschließlich medial lokalisiert.

Osteophytäre Randzacken, auch kleinsten Ausmaßes, finden sich in 13% (= 33 Fälle) aller und in 27% (= 30 Fälle) derjenigen Patienten, die auch Chondromalazien aufweisen (Tab. 5). D.h. nur 3 Patienten haben ossär arthrotische ohne gleichzeitig chondral erkennbare Veränderungen. Die Signifikanz gegenüber den 30 Patienten mit beiden Merkmalen ist $2p < 0,0005$. Folglich haben 91% der Patienten mit ossär arthrotischen Zeichen auch Chondromalazien. Die meistens nur geringen und dem subjektiven Einfluß des Untersuchers unterliegenden subchondralen Sklerosierungen werden ihrer unklaren Abgrenzungen wegen außer acht gelassen.

Tabelle 4 Verteilung der ossären Patellatypen nach *Wiberg/Baumgartl* in 250 Arthrographien sowie bei den chondromalazisch veränderten und unveränderten Patellae

Patellatyp	n		Chondromalazien		keine Chondromalazien	
I	9	(3,6%)	1	(0,9%)	8	(5,8%)
II	35	(14,0%)	12	(10,7%)	23	(16,7%)
II/III	84	(33,6%)	32	(28,6%)	52	(37,7%)
III	92	(36,8%)	46	(41,1%)	46	(33,3%)
IV	13	(5,2%)	11	(9,8%)	2	(1,4%)
Flachpatella	16	(6,4%)	9	(8,0%)	7	(5,1%)
„Jägerhut"	1	(0,4%)	1	(0,9%)	0	
Gesamt	250	(100%)	112	(100%)	138	(100%)

Tabelle 5 Anteil chondromalazischer und osteophytärer Veränderungen in 250 Arthrographien bei den ossären Patellatypen nach *Wiberg/Baumgartl*

Patellatyp	n	Chondromalazien			Osteophyten
		medial	zentral + lateral oder beiderseits	gesamt	
I	9	0	1 (11%)	1 (11%)	1 (11%)
II	35	11 (31%)	1 (3%)	12 (34%)	3 (9%)
II/III	84	17 (20%)	15 (18%)	32 (38%)	13 (15%)
III	92	37 (40%)	9 (10%)	46 (50%)	10 (11%)
IV	13	10 (77%)	1 (8%)	11 (85%)	3 (23%)
Flachpatella	16	6 (37%)	3 (19%)	9 (56%)	3 (19%)
„Jägerhut"	1	0	1	1	
Gesamt	250	81 (32%)	31 (12%)	112 (45%)	33 (13%)

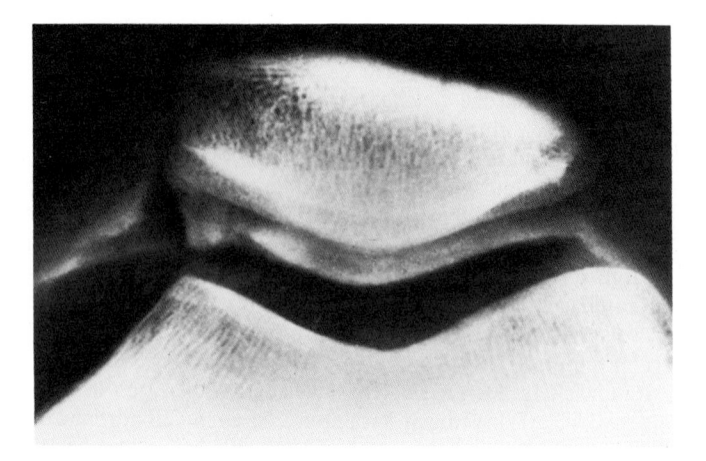

Abb. 25 Arthrographie eines Patienten mit Chondromalazie am medialen Knorpelfirst und Paramediansegment

In der Klassifizierung der ossären Typen nach *Wiberg/Baumgartl* sind die 250 Kniescheiben gegenüber der Verteilung bei Gesunden (*Baumgartl* 1964) zugunsten der sogenannten „dysplastischen" Typen verschoben (s. auch Kap. C.6). Summiert man die meist als normal bezeichneten Formen I und II, so stehen 17,6% (= 44 Patellae) 82,4% (= 206 Patellae) „dysplastische" gegenüber (Tab. 4). Von den 44 Patellae der Typen I und II haben nur 29,5% (= 13 Patellae), von den übrigen 206 aber 48% (= 99 Patellae) Chondromalazien mit einer Signifikanz im χ^2-Test von $2p < 0,05$. Von den 112 Patellae mit Chondromalazien gehören 13 (= 11,6%) den Typen I und II an, während die 138 Patellae ohne Chondromalazien 31mal (= 22,5%) diese Typen mit einer Signifikanz von $2p < 0,05$ haben (Tab. 4). Für einige Autoren beginnen die dysplastischen Typen erst beim Typ III (Literatur s. Kap. C.6). Zählt man in Tab. 4 diese Formen zusammen, so machen sie 59,8% (= 67 Patellae) aller Malazien aus, während ihr Anteil bei den Patienten ohne Chondromalazien nur 39,9% (= 55 Patellae) beträgt. Der Unterschied ist im χ^2-Test mit $2p < 0,005$ signifikant.

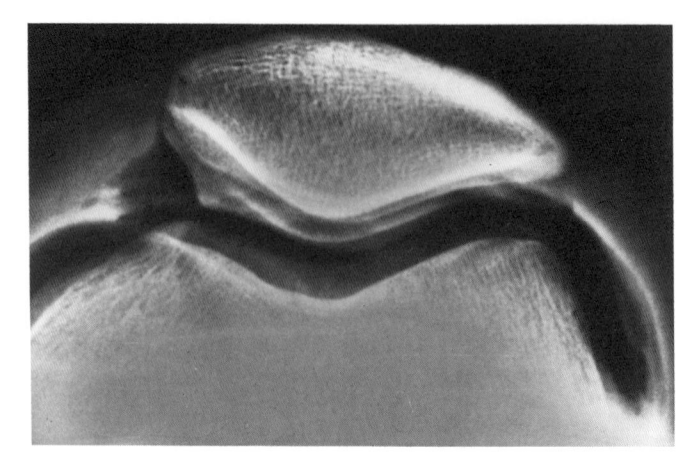

Abb. 26 Arthrographie eines Patienten. Ossär nicht vormodellierter medialer Knorpelfirst

Von den 250 Patienten haben 115 (= 46%) einen eindeutigen, ossär nicht vormodellierten medialen Knorpelfirst (Abb. 26; Tab. 6). Bei den übrigen Kniescheiben ist zwar eine gleichmäßige Knorpeldicke, jedoch ein stärkerer ossärer und chondraler Krümmungsradius in Facettenmitte entsprechend der topographischen Lage des Firstes zu erkennen. D.h. die Zweiteilung der medialen Facette besteht regelmäßig. Eine Ausnahme bildet die Jägerhut-Form. Der First ist gleichmäßig auf alle ossären Typen nach *Wiberg/Baumgartl* verteilt. Im χ^2-Test besteht kein signifikanter Unterschied. 53 Patellae haben medial sowohl eine Chondromalazie als auch einen Knorpelfirst, während die 135 firstlosen Kniescheiben nur 28mal mediale Malazien aufweisen (Tab. 7). Die 169 Patienten mit medial unauffälligem Knorpel haben in 37% (= 62 Fälle) einen medialen First, während von den 81 Patienten mit medialer Malazie 65% (= 53 Patellae) auch einen First haben. Der Unterschied ist im χ^2-Test mit 2 p $<$ 0,0005 signifikant. Die medialen Chondromalazien sind ausnahmslos im Firstbereich lokalisiert (Abb. 25). Die Kontaktverhältnisse — bei den Patienten nur bis 90° Flexion prüfbar — entsprechen denjenigen der Leichengelenke.

In 40 Arthrotomien des Patientengutes konnte die Diagnose einer Chondromalazie 36mal (= 90%) bestätigt werden. Zweimal wurden radiographisch vermeintliche Malazien intraoperativ nicht gefunden, zweimal bestanden Erweichungsherde, die sich im Arthrogramm nicht zu erkennen gaben.

Tabelle 6 Anteil medialer Knorpelfirste bei den ossären Patellatypen nach *Wiberg/Baumgartl* in 250 Arthrographien

Patellatyp	n	medialer Knorpelfirst	
I	9	3	(33%)
II	35	12	(34%)
II/III	84	43	(51%)
III	92	37	(40%)
IV	13	13	(100%)
Flachpatella	16	7	(44%)
„Jägerhut"	1	0	
Gesamt	250	115	(46%)

Tabelle 7 Anteil der an der medialen Facette lokalisierten Chondromalazien bei den Patienten mit und ohne medialen Knorpelfirst in 250 Arthrographien

	n		medialer First		ohne First	
mediale Chondromalazie	81	(32%)	53	(46%)	28	(21%)
keine mediale Chondromalazie	169	(68%)	62	(54%)	107	(79%)
Gesamt	250	(100%)	115	(100%)	135	(100%)

3 Diskussion

Mit großer Regelmäßigkeit ist die mediale Facette der Patella durch einen entweder nur chondral oder osteo-chondral angelegten vertikalen First in zwei Flächensegmente, das paramediane und das Randsegment, geteilt. Durch diesen medialen First, an dem der Knorpel eine mächtige Dicke erreichen kann, wird die röntgenologisch scheinbare ossäre Inkongruenz des medialen Gelenkkompartiments ausgeglichen. Zwar haben auch dadurch in keiner Beugestellung die miteinander artikulierenden Knorpelflächen in ihrer gesamten horizontalen Ausdehnung Kontakt, doch scheint das einer sinnvollen Gesetzmäßigkeit zu unterliegen. Bis zur Rechtwinkelstellung liegen paramedianes Segment und laterale Facette gleichmäßig dem Gleitlager auf. Das Randsegment ist noch ohne Widerlager. Nach einer relativ kurzen Phase, in der medial nur der mediale First das Femur berührt, übernimmt in Beugestellungen ab 120° das Randsegment die Tragfunktion, während sich das paramediane Segment kontaktlos über der Fossa intercondylaris befindet und die laterale Facette mit ihren peripheren Anteilen dem lateralen Kondylus aufliegt. Der Pol des medialen Kondylus bleibt frei und ist nur vom medialen Retinaculum bedeckt, was auch am Lebenden tastbar ist. Auflager des Randsegments ist der gelenkzentrale Rand des medialen Kondylus. Dessen frontaler Krümmungsradius ist hier wesentlich größer als am Kondylenpol, das Randsegment aber relativ plan, so daß breiter Kontakt gewährleistet ist.

Durch die Teilung der medialen Facette in zwei in verschiedenen Ebenen liegende Flächen kann sich die starre Patella den nach distal divergierenden Femurkondylen anpassen und wird somit ihrer zweigelenkigen Funktion gerecht. Von einer solchen können wir sprechen, da die Patella mit dem Gleitlager und den Kondylen zwei geometrisch verschiedene Auflager hat. Diese funktionelle Anpassung ist nur durch die in der Horizontalen steile Stellung der medialen Facette möglich, deren Randsegment sich der Sagittalebene nähert. Die Breite der Patella reicht nicht aus, um beide Kondylenpole zu bedecken. Ihre Abstützung am gelenkzentralen Rand des medialen Kondylus ist mit einem „Einsinken" in die Fossa intercondylaris verbunden, der funktionellen Höhenminderung (*Goymann* et al. 1974b). Ein Abkippen der Patella nach medial ist zwar merkbar, doch scheint es wegen der gleichzeitig peripheren Lage der lateralen Kontaktzone funktionell keine Rolle zu spielen. Der äußerste laterale Höhendurchmesser der Patella ist klein, die Kontaktfläche also nahe dem Patelladorsum, so daß auch die lateralen Patellaranteile an der Höhenminderung teilhaben. Mit dieser folgt die Patella dem in starker Beugung weiter dorsal liegenden Drehzentrum des Tibiofemoralgelenkes, so daß der Hebelarm der Streckkraft grundsätzlich nicht größer werden muß. Es ist nicht vorstellbar, daß sich eine vollkommen symmetrisch geformte Patella den Femurkondylen anpassen könnte.

Die vermeintlich häufigen Dysplasien der Patella scheinen durch die besondere Knorpelarchitektur der medialen Facette weitaus geringer zu sein als in der Literatur angegeben (s. Kap. C.6). Ihre osteochondrale Form ist eine biologische Notwendigkeit. Zu klären bleibt aber, ob damit eine unphysiologische Belastung der medialen Facette in Kauf genommen werden muß. Die nach der Literatur (s. Kap. C.3) und unseren Ergebnissen überwiegend medial lokalisierten Chondromalazien lassen eine solche Schlußfolgerung zu. Daß die Malazien mit dem Vorhandensein eines medialen Knorpelfirstes korrelieren und medial stets im Firstbereich lokalisiert sind, erhärtet diesen Verdacht. Während einer kurzen Beugephase wird die Anpreßkraft beim Kontaktwechsel vom paramedianen zum Randsegment medial ausschließlich durch den First übertragen. Durch seine Dicke und den kleinen Krümmungsradius ist der Firstknorpel möglicherweise nutritiv wie mechanisch besonders beansprucht.

Die Doppelkontrastarthrographie hat sich in der Diagnostik der Chondromalacia patellae bewährt. Bei guter Technik sind auch kleinste Knorpelveränderungen erkennbar.

Mit Ausnahme der wesentlich invasiveren und aufwendigeren Arthroskopien und Probe-arthrotomien ist sie die einzige Methode, die die Diagnose sichern kann. Aufnahmen bis zur Rechtwinkelstellung genügen, da der Patellaknorpel in proximo-distaler Ausdehnung realtiv plan ist.

F. Kontaktflächenmessungen mit der Touchiermethode

Ziel dieser experimentellen Messung ist es, die Gelenkskongruenz zweidimensional zu bestimmen. Dazu erwies sich die Touchiermethode (*Riede* et al. 1971, *Riede* und *Hehne* 1978, *Hehne* et al. 1981a) als geeignet, da sie am gleichen Gelenk reproduzierbar ist.

1 Material und Methodik

Verwendet werden 24 stabile und makroskopisch intakte Kniegelenke aus dem Sektionsgut des Pathologischen Instituts der Universität Freiburg ohne anamnestische Hinweise auf Gelenkleiden und mit einer Altersverteilung zwischen 17 und 52 Jahren.

Die Gelenke werden 20 cm ober- und unterhalb des Gelenkspaltes in toto herauspräpariert und mittels Stativ arthrographisch die ossären Patellatypen nach *Wiberg/Baumgartl* bestimmt (s. auch Kap. E.1). Durch parapatellares Spalten der Retinacula können Patella und Quadricepssehne nach distal geklappt werden. Die Tibia wird mittels Hartgips in einem Stativ mit stufenloser Einstellung der Flexion zwischen 0° und 140° befestigt. Durch ein Stahlseil, das am oberen Stativende über eine Rolle geführt und mittels Schelle mit der Quadricepssehne verbunden ist, kann diese gleichmäßig mit 20 kp belastet werden. Ein Ausklinkhaken am Seil erlaubt, die Patella stets herunterzuklappen, so daß diese nach Säubern des Knorpels mit Äther dünn mit Touchierpaste (Fa. Otto, Erbach) beschichtet werden kann. Bei 12 Gelenken wird die Patella in mittels Stativ fixierten Beugestellungen auf das distale Femurende gepreßt. Nach der über 15 s erfolgten Pressung wird das Gelenk aufgeklappt. Die im Vergleich zur Kohäsion geringe Adhäsionskraft der Paste bewirkt, daß diese im Kontaktbereich mit scharfer Begrenzung vollständig abgerieben wird, während sie in den kontaktlosen Zonen haften bleibt. Durch Abwaschen der Paste ist mehrfaches Beschichten möglich. In gleicher Weise wird die Kontaktfläche nach kontinuierlicher Beugung von 0° bis 90° dargestellt.

Nach jeder Touchierung werden die Patella mit dünner Polyäthylenfolie überspannt, die Umrisse von Patella und Kontaktzonen sowie die Lage der Knorpelfirste auf Folie und Transparenzpapier übertragen und die Flächen mit dem Planimeter 31 der Fa. Ott, Kempten, (minimaler Meßbereich 1/100 cm²) ausgemessen. Da pro Winkelstellung drei Touchierungen und je Zeichnung dreifache Planimetrie erfolgen, ergeben sich jeweils 9 Messungen, deren Mittelwerte und Standardabweichungen ermittelt werden. An 6 Gelenken werden pro Beugestellung je einmal die Kontaktflächen zwischen Quadricepssehne und Femur bestimmt. Farbaufnahme durch das Sehnengewebe verhindert mehrfache Messungen.

2 Resultate

Die Knorpelfläche aller 24 Kniescheiben ist $13{,}4 \pm 2{,}2$ cm² groß (Tab. 8). Davon entfallen 59% auf die laterale Facette, 27% auf das paramediane und 14% auf das Randsegment mit einer Signifikanz von $2\alpha < 0{,}01$ im Wilcoxon-Paardifferenztest (Tab. 9). Diese konstante Verteilung ist unabhängig von den ossären Patellatypen im axialen Röntgenbild (Tab. 9).

Tabelle 8 Größe der retropatellaren Knorpelflächen (GF) und ihrer Kontaktflächen bei Knieflexion bis 90° (KF) sowie deren prozentualer Anteil an den Knorpelflächen (n = 24)

	GF (cm²)	KF (cm²)	KF % (GF)
Patella gesamt	13,4 ± 2,2	8,2 ± 2,2	61 ± 13
laterale Facette	7,9 ± 1,5	5,3 ± 1,6	67 ± 17
mediale Facette	5,5 ± 1,1	2,9 ± 1,0	53 ± 15
Paramediansegment	3,7 ± 0,9	2,8 ± 0,4	76 ± 17
Randsegment	1,8 ± 0,4	0,1 ± 0,3	5 ± 13

Tabelle 9 Größe der Retropatellarfläche (GF) in Beziehung zu den ossären Patellatypen nach *Wiberg/Baumgartl* und ihre prozentuale Verteilung auf die Facetten und Segmente

Typ	n	GF (cm²)	L.F. (%)	M.F. (%)	P.S. (%)	R.S. (%)
I	1	12,5	56	44	31	13
II	5	13,9	58	42	29	13
II/III	8	13,0	61	39	26	13
III	9	13,5	58	42	27	15
IV	1	12,8	59	41	21	20
Gesamt	24	13,4 ± 2,2	59 ± 11	41 ± 8	27 ± 7	14 ± 3

L.F. = laterale Facette   P.S. = paramedianes Segment
M.F. = mediale Facette   R.S. = Randsegment

Tabelle 10 Größe der Kontaktfläche der Patella (KF) bei Flexion bis 90° und ihr prozentualer Anteil an der gesamten Knorpelfläche (% GF) sowie die Kontaktflächen der lateralen Facette (L.F.), des Paramedian- (P.S.) und des Randsegments (R.S.) in % der Facetten- und Segmentgröße in Korrelation zu den ossären Patellatypen nach *Wiberg/Baumgartl*

Typ	n	KF (cm²)	KF % (GF)	KF % (L.F.)	KF % (P.S.)	KF % (R.S.)
I	1	7,9	63	67	82	0
II	5	9,1	65	76	72	0
II/III	8	8,7	67	70	77	12
III	9	7,1	53	58	67	0
IV	1	9,1	71	84	92	0
Gesamt	24	8,2 ± 2,2	61 ± 13	67 ± 17	76 ± 17	5 ± 14

Bei kontinuierlicher Beugung von 0°–90° haben 8,2 ± 2,2 cm² Kontakt (Tab. 8). Davon entfallen 5,3 cm² auf die laterale Facette, 2,8 cm² auf das paramediane und nur 0,1 cm² auf das Randsegment. Dieses bleibt also ausgespart. Zwischen lateral und medial besteht eine Signifikanz von 2 α < 0,01 (Wilcoxon-Paardifferenztest). Die Fläche des paramedianen Segments wird am besten ausgenutzt (Tab. 8). Die Kontaktflächen sind annähernd gleichmäßig auf die ossären Patellatypen verteilt (Tab. 10). Der kleinen Grundgesamtheiten wegen wird bewußt auf eine statistische Absicherung verzichtet. Immerhin ist es von Interesse, daß der Typ IV die stärkste Flächennutzung zeigt.

Aus Abb. 27 ist ersichtlich, daß in jeder Beugestellung eine andere Knorpelzone Kontakt hat und sich diese Zonen kaum überlappen. Stets wandert die Kontaktfläche mit zunehmender Beugung an der Patella von distal nach proximal, um bei 90° Flexion den

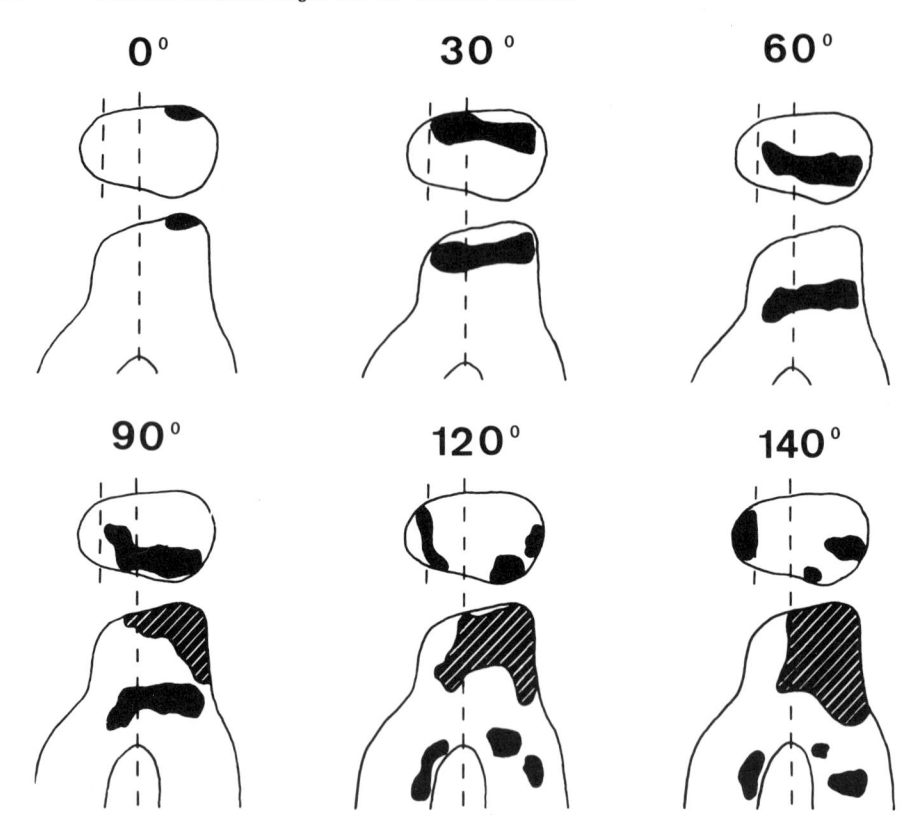

Kontaktflächenmessungen mit der Touchiermethode

Abb. 27 Kontaktflächen (schwarz) eines Patellofemoralgelenkes. Die Patella ist zur spiegelbildlichen Darstellung mit dem Gleitlager hochgeklappt, der im Bild obere Rand entspricht also dem unteren Patellapol. Gestrichelt = Lage der Knorpelfirste. Rechts = lateral. Schraffiert = Kontaktbereich der Quadricepssehne

Tabelle 11 Größe der Kontaktflächen in Einzelpositionen zwischen 0° und 140° Flexion und der prozentuale Anteil an der gesamten retropatellaren Knorpelfläche (GF) (n = 12)

	KF (cm²)	KF % (GF)	L.F. (cm²)	M.F. (cm²)	P.S. (cm²)	R.S. (cm²)	Q lat./med.
0°	1,4 ± 0,5	10,5 ± 3,2	1,2 ± 0,4	0,2 ± 0,2	0,2 ± 0,2	0	13,0
30°	2,8 ± 0,7	20,9 ± 4,0	1,9 ± 0,5	0,9 ± 0,3	0,9 ± 0,3	0	2,1
60°	3,4 ± 0,7	25,4 ± 5,0	2,1 ± 0,5	1,3 ± 0,8	1,3 ± 0,8	0	1,6
90°	3,2 ± 0,8	23,9 ± 7,1	1,9 ± 0,6	1,3 ± 0,3	1,2 ± 0,3	0,1 ± 0,1	1,5
120°	2,6 ± 0,6	19,4 ± 4,9	1,3 ± 0,4	1,3 ± 0,2	0,6 ± 0,2	0,7 ± 0,2	1,0
140°	2,4 ± 0,4	17,9 ± 2,4	1,2 ± 0,3	1,2 ± 0,3	0,1 ± 0,1	1,1 ± 0,2	1,0

K.F. = Kontaktfläche
L.F. = laterale Facette
M.F. = mediale Facette
P.S. = paramedianes Segment
R.S. = Randsegment

oberen Knorpelrand zu erreichen. Sie dissoziiert aus einer zunächst mehr zentral gelegenen Einheit zwischen 90° und 120° in getrennte, peripher liegende Flächen.

In Streckstellung hat — gemäß *Fick* (1911) und *Wiberg* (1941) — nur ein kleiner Teil am unteren Patellapol mit dem oberen Gleitlagerpol Kontakt, der — fast ausschließlich lateral liegend — mit 10,5% der Gesamtfläche besonders klein ausfällt und *Wibergs* „extension facet" entspricht (Abb. 28a, Tab. 11). Bereits bei 30° Flexion verdoppelt sich die Kontaktfläche und reicht vom medialen Knorpelfirst bis zum lateralen Patellarand (Abb. 28b, Tab. 11). Bei 60° ist die Kontaktfläche sowohl an der Patella als auch am Gleitlager zentral gelegen und mit 25% der Patellafläche am größten. Bei 90° Flexion erreicht sie die obere Kondylengrenze.

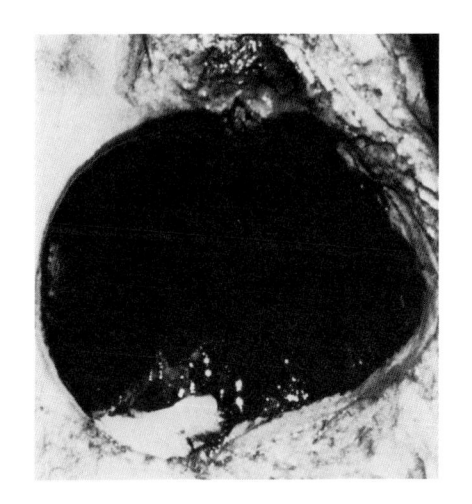

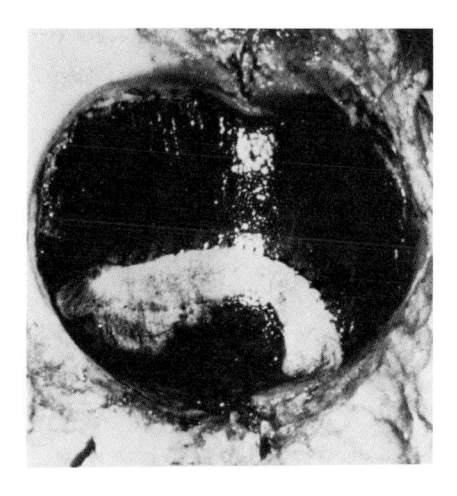

Abb. 28a und b Kontaktflächen (helle, pastenfreie Bezirke) in Streckstellung (a) und bei 30° Flexion (b). Links = laterale Facette

Mit dem Wechsel des Widerlagers auf die Kondylen vollzieht sich ein grundsätzlicher Wandel, der vorwiegend die mediale Seite betrifft. Während bis dahin ausschließlich das Paramediansegment aufliegt, haben bei 120° der mediale First und bei 140° fast ausnahmslos das Randsegment Kontakt, und zwar stets mit dem zentralen Rand des medialen Kondylus (Abb. 27 und 29). Die Größe der medialen Kontaktfläche ändert sich dadurch nicht. Die vorher quer verlaufende Kontaktfläche ist nun längsgerichtet. Dagegen liegt die laterale Facette mit kleiner werdenden peripheren Zonen dem Pol des lateralen Kondylus auf. Die Unterschiede zwischen lateraler und medialer Facette sind im Wilcoxon-Paardifferenztest mit $2\,a < 0,05$ signifikant. Auf eine statistische Absicherung der Abhängigkeit der Kontaktflächen vom Beugewinkel wird bewußt zugunsten der exakteren Messung mittels Druckmeßfolie verzichtet. Als Trend ist zu erkennen, daß sich die Größe des lateralen und medialen Kontaktes zunächst beugeabhängig zugunsten der medialen Seite verschiebt und daß beide Facetten den Kondylen mit gleich großen Flächen aufliegen (Tab. 11).

Ab 90° Flexion liegt die Quadricepssehne zunehmend dem Gleitlager auf. Ihre Kontaktfläche übertrifft diejenige der Patella bei 90° Flexion um das 1- bis 2fache, bei 120° um das 2- bis 3fache und bei 140° um das 3- bis 4fache (Abb. 27).

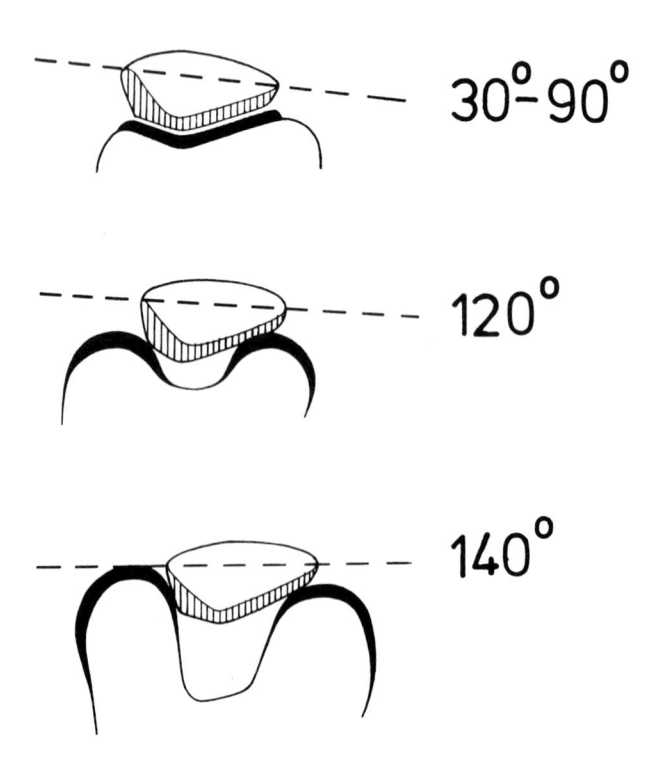

Abb. 29 Beziehung zwischen Patella und Femur in verschiedenen Beugepositionen. Zu beachten sind die funktionelle Höhenminderung, die Kippung der Patellaquerachse und der freie mediale Kondylenpol (rechts) bei 140° Flexion

3 Diskussion

Die Darstellung der Kontaktflächen bestätigt die arthrographischen Befunde. Obgleich die Kontaktflächen ständig wechseln und proximo-distal nur wenig ausgedehnt sind, besteht gesetzmäßig für bestimmte Zonen Kongruenz. Trotz kleiner Kontaktflächen in einzelnen Beugepositionen haben bis zur Rechtwinkelstellung laterale Facette und Paramediansegment ohne Abhängigkeit vom ossären Patellaquerschnitt breiten Kontakt zum Gleitlager. Davon ausgenommen ist die Streckstellung, in der der kleinen resultierenden Anpreßkräfte wegen keine großen Kontaktflächen notwendig sind. Mit zunehmender Beugung steigen diese Kräfte an. Entsprechend wachsen die Kontaktflächen, bis die Quadricepssehne zwischen 60° und 90° Kontakt zum Femur gewinnt und damit die Patella entlastet. Dieser kommt der große Krümmungsradius des distalen Gleitlagers entgegen, so daß mit zunehmender Kontaktfläche nicht zwangsläufig der Pressungsdruck steigen muß. Möglicherweise ist dieser auch zwischen den Facetten ausgeglichen, da die größere laterale Facette größere Kontaktflächen hat und damit höhere Kräfte ohne Druckdifferenz gegen medial übertragen kann.

Die laterale Facette muß zusätzlich zu der gemäß den Beugewinkeln ansteigenden Anpreßkraft die aus der Valgität von Quadriceps- und Patellarsehne resultierende, lateral gerichtete Kraft aufnehmen. Unter Vernachlässigung der dreidimensionalen räumlichen Kraftverteilung beträgt diese bei einem normalen Winkel von 15° (*Grana* und *O'Donoghue* 1977) 26% der gesamten Quadricepskraft. Mithin ist die große laterale Kontaktfläche notwendig, um die Führung der Patella ohne erhöhte Beanspruchung zu gewährleisten und eine Luxation zu verhindern. Je steiler das laterale Gleitlager ist, desto größer werden die aus der Lateralkraft resultierenden Normalkräfte unter vektorieller Abnahme der lateralen Schubkräfte. Gleichzeitig nehmen aber die aus den nach dorsal gerichteten Kräften resultierenden Normalkräfte zugunsten medial gerichteter Tangentialkräfte ab, die wiederum die Flächenpressung mindern und der Patellaluxation ebenfalls entgegenwirken (s. Abb. 30). Es wird verständlich, warum in Streckstellung angesichts geringer Dorsal- und hoher Lateralkräfte die Kontaktfläche ausschließlich lateral liegt und das laterale Gleitlager weiter nach proximal reicht als das mediale.

Die Verhältnisse wandeln sich grundsätzlich bei Beugestellungen über 90°. Der jetzt vollzogene Wechsel des femoralen Widerlagers vom Gleitlager zu den Kondylen birgt zwei Probleme in sich. Die Femurkondylen divergieren nach kaudal und dorsal, und ihre Krümmungsradien sind sowohl in der Frontal- als auch in der Sagittalebene von denen des Gleitlagers verschieden. Andere Kontaktverhältnisse sind zwangsläufig. Statt eines zentralen Widerlagers hat die Patella jetzt zwei periphere Abstützpfeiler, die sich durch ihre Divergenz von ca. 30° mit zunehmender Beugung immer weiter voneinander entfernen. Diese Distanz muß von der Patella überbrückt werden. Sie ist nicht breit genug, um beide Kondylenpole zu bedecken. Statt dessen gleitet sie medial mit zunehmender Medialisierung des Kondylus an dessen gelenkzentralen Rand, um diesen bei ca. 140° ausschließlich mit dem Randsegment zu berühren. Der Kontakt wird durch die Richtungsänderung der patellaren Knorpeloberfläche ermöglicht. Während das Paramediansegment frontal steht, nähert sich das Randsegment der sagittalen Ebene und kann sich damit der Kondylenwange anpassen. Es entgeht dadurch dem kontaktmindernden Einfluß der in Sagittal- und Horizontalebene kleinen kondylären Krümmungsradien. Da es selbst annähernd plan und der frontale Krümmungsradius der Kondylenwange sehr groß ist, liegt das Randsegment mit seiner Gesamtfläche auf. Die Kontaktfläche wechselt damit aus querer in eine Längsrichtung und gewährleistet eine konstante Größe. Das Randsegment stützt sich tangential ab und ist hohen Scherkräften ausgesetzt, während die senkrecht zur Berührungsfläche gerichtete Kraft entsprechend der vektoriellen Verteilung an schiefen Ebenen relativ gering ist.

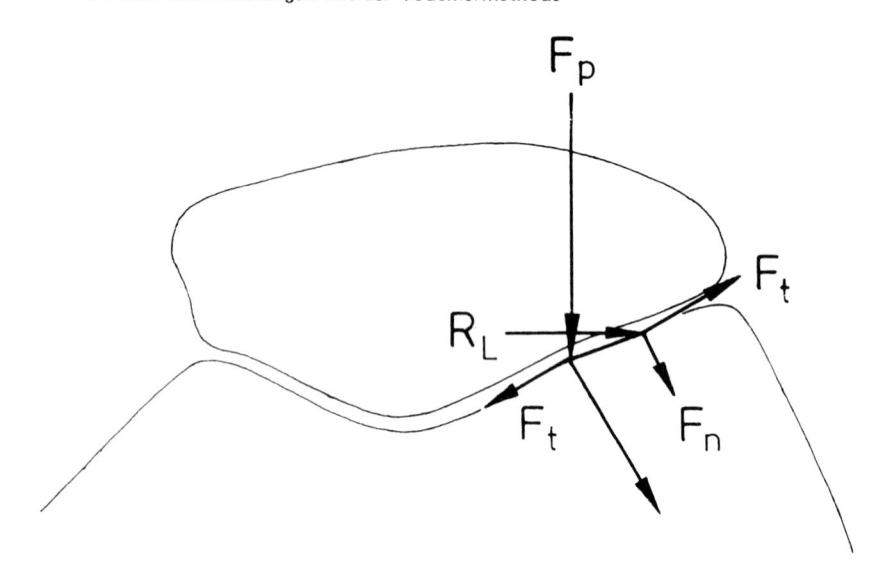

Abb. 30 Kraftverteilung an der lateralen Facette

In diesem Beugebereich erhält das Randsegment seine eigentliche Aufgabe. Es gleitet während einer kurzen Beugephase an den zentralen Kondylenrand und hinterläßt hier oft eine Knorpelfurche als Ausdruck dieser relativ plötzlichen Gleitbewegung*. In extremer Beugestellung liegt das Niveau der dorsalen Patellafläche frontal auf Höhe des medialen Kondylenpols, der nun medial neben der Patella sicht-, resp. am Lebenden tastbar wird. Da die laterale Facette dem Kondylenpol aufliegt, müßte während des Gleitens die quere Patellaachse nach medial verkippen. Diese Verkippung wird jedoch nahezu vollständig kompensiert. Denn das laterale Kontaktzentrum liegt weit peripher und damit ebenfalls nahe dem Patelladorsum (s. Abb. 29). Zudem könnte der Kondylenschaftwinkel eine Rolle spielen. Falls sich nämlich die Patella in Femurschaftrichtung und nicht in der des Tibiaschaftes bewegt (was bisher nicht geklärt ist), erreicht sie den lateralen Kondylenpol früher als den medialen, der von einem gedachten Punkt auf der femoralen Achse weiter entfernt ist als der laterale. Bei einem Kondylenschaftwinkel von 83° und einem Kondylenpolabstand von 60 mm beträgt die Höhendifferenz der Pole 7 mm (Abb. 31).

Der patello-kondyläre Kontakt wird zusätzlich durch eine Lateralbewegung der Patella ermöglicht, die am Lebenden nachweisbar ist. Die lateral gerichtete Kraft kann im kondylären Bereich nicht mehr kompensiert werden. Dadurch erfährt die Patella eine Lateralisation unter gleichzeitiger Aufhebung des Q-Winkels und damit dieser Kraft. Tuberositas tibiae, Patellazentrum und die Achse der Quadricepssehne befinden sich jetzt auf einer Geraden, was ebenfalls am Lebenden nachweisbar ist. Entsprechend ist auch der Sehnenkontakt lateralisiert (s. Abb. 27). Diese Verschiebung der Patella ermöglicht angesichts der Kondylendivergenz lateral überhaupt erst Kontakt, denn die laterale Facette liegt trotzdem dem Kondylenpol nur mit peripheren Bezirken auf. Aus den kleinen kondylären Pol-Krümmungsradien resultieren kleine Kontaktflächen. Die Entlastungen durch Umwicklungseffekt und fortfallende Lateralkraft könnten trotzdem die Beanspruchung in physiologischen Grenzen halten. Die zweigeteilten, randständigen und gleich großen Kontaktflächen ermöglichen trotz der starken Inkongruenz, die durch die Femurkondylen gegeben ist, eine ausgewogene Kraftverteilung und Stabilität der Patella.

---

* Die dem First kongruente Knorpelfurche vergrößert in dieser Phase die hier an sich kleine Kontaktzone.

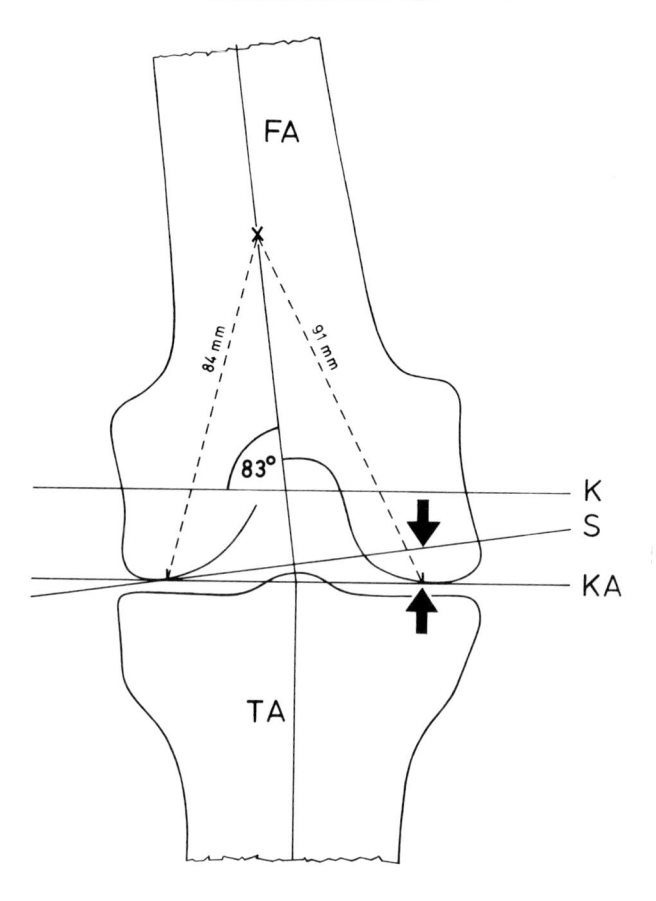

Abb. 31 Abstand der Kondylenpole zur Femurschaftachse FA, hervorgerufen durch den Valguswinkel zwischen FA und querer Kondylenachse K bzw. der dazu parallelen Ebene des Tibiaplateaus KA. Die Senkrechte S zu FA durch den lateralen Pol schneidet den medialen Kondylus oberhalb dessen Pols (Pfeile)

Nach je 30° Winkeldifferenz wird eine völlig neue Kontaktfläche erschlossen. Ermöglicht wird das durch die Rollgleitbewegung der Femurkondylen. Diese findet nicht nur in bezug auf das Tibiaplateau, sondern durch die Längenkonstanz der Patellarsehne auch über der Patella statt. Das distale Femurende gleitet dabei von distal nach proximal unter der Patella hinweg und legt gegenüber dieser eine Wegstrecke von 6–8 cm zurück. Der unterschiedliche femorale Krümmungsradius bedingt eine mit der Beugung ständig zunehmende Höhendifferenz des jeweils ventralen Kondylenpols zum Patellazentrum. Zudem ändert die Patellarsehne ihre Zugrichtung (Abb. 32). Während sie in Streckstellung die Patella nach dorso-distal zieht und damit deren unteren Pol gegen das Femur drückt, ist sie in extremer Beugung ventro-distal gerichtet und hebt den unteren Patellateil vom Femur ab. Dieser ständige Flächenwechsel führt dazu, daß trotz des geringen Kontaktes in Einzelpositionen von 10–25% der Retropatellarfläche bereits bis zur Rechtwinkelstellung über 70% von lateraler Facette und Paramediansegment und bei kompletter Beugung nahezu die gesamte Patella Kontakt haben. Aus dieser zeitabhängigen Flächensummation resultiert eine Verteilung der Kraft mit ständigem Belastungswechsel einzelner Knorpelbezirke. Neben der Änderung von Kraft- und Flächengrößen bedeutet der Flächenwechsel eine Knorpelentlastung.

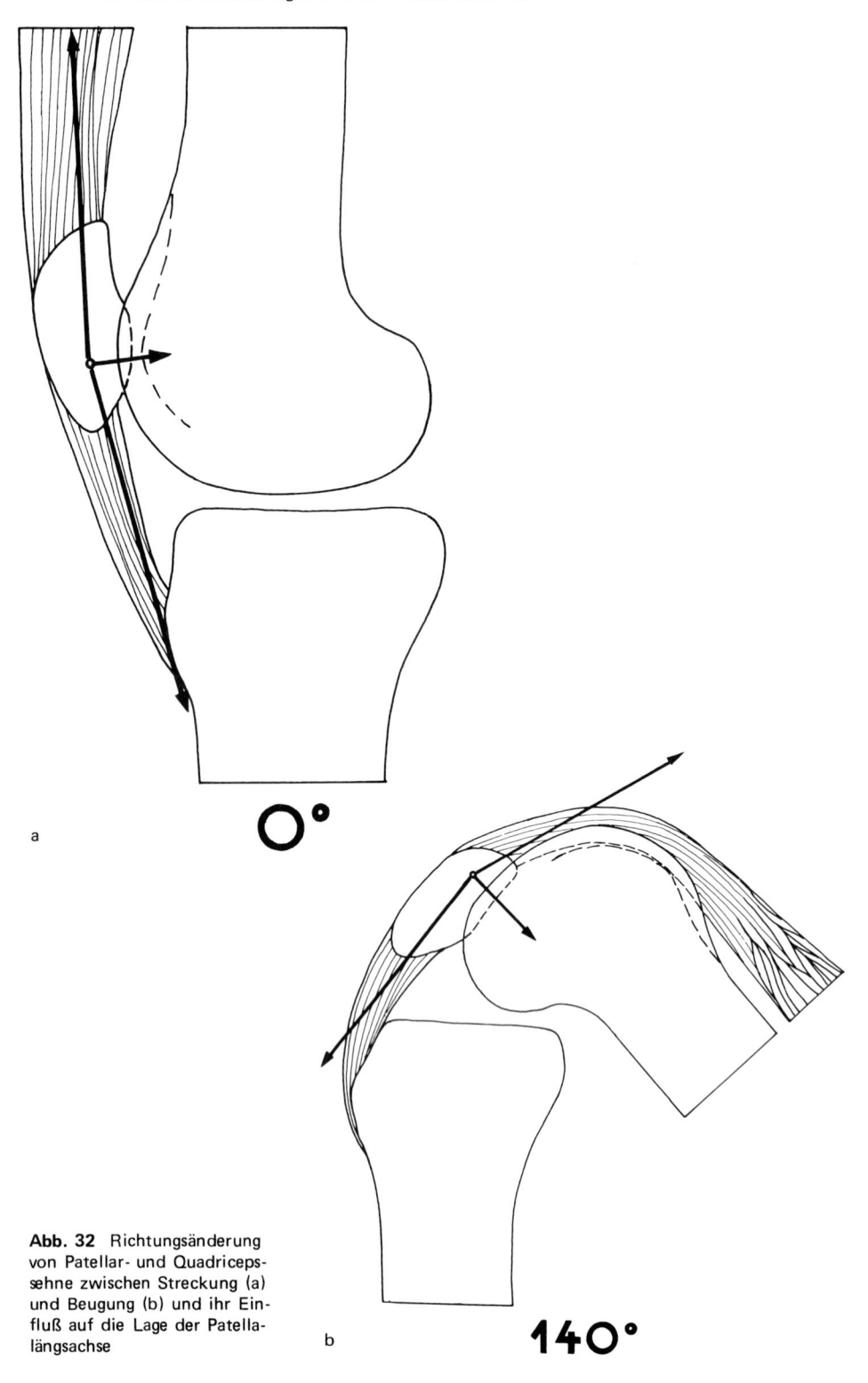

Abb. 32 Richtungsänderung von Patellar- und Quadricepssehne zwischen Streckung (a) und Beugung (b) und ihr Einfluß auf die Lage der Patellalängsachse

Können diese Ergebnisse auch die Frage beantworten, warum Chondromalazien fast ausschließlich retropatellar und nur selten im Gleitlager gefunden werden? Durch das Wandern der Patella auf dem distalen Femurende ist die gesamte Berührungsfläche des Widerlagers wesentlich größer als diejenige der Patella. D.h. die Geschwindigkeit, mit der am Femur stets neue Knorpelzonen in Kontakt kommen, ist größer. Summarisch wird folglich die Kraft am Femur in der Bewegung auf eine größere Fläche verteilt. Andererseits ist es vorstellbar, daß eine mögliche Minderbelastung des Gleitlagers bei starken Beugestellungen durch die Quadricepssehne verhindert wird.

G. Druck- und Kontaktflächenmessungen mit der Druckmeßfolie

1 Prinzip der Druckmeßfolie

Die Messung beruht auf dem Prinzip der Abdruckverfahren, bei denen der Meßkörper zwischen den Pressungspartnern liegt und die Meßwertaufnahme durch Farbsignale in örtlicher Verteilung anzeigt. Die Druckmeßfolie (Fa. Fuji, Japan) ist biegungselastisch und nur 0,095 mm dick (Schreibpapierstärke). Sie verändert damit die Lage der Pressungspartner zueinander nicht und paßt sich deren Oberflächenkrümmungen an. Bei in zwei Ebenen stark gekrümmten Flächen erweist es sich als sinnvoll, die Folie in Streifen zu schneiden oder – bei entsprechendem technischen Aufwand – vier Fünftel zu durchtrennen, um so nebeneinander ausreichend viele Filmscharniere zu erzeugen, die eine Flächenanpassung ermöglichen. Am Patellofemoralgelenk war das nicht notwendig.

Die Folie wird zweischichtig in den Gelenkspalt gelegt. Ihre stark inkompressiblen Träger- und Intermediärschichten garantieren eine annähernd verlustfreie Kraftübertragung. In der Substratschicht der Teilfolie A (Abb. 33) sind Mikrokapseln unterschiedlicher Größe und Wandstärke zwar zufällig, durch ihre hohe Anzahl pro kleinster Flächen- und Volumeneinheiten jedoch gleichmäßig verteilt. Unter Belastung zerspringen sie und setzen ein chemisches Substrat frei. Die Größe der dazu notwendigen Kraft ist abhängig von Wandstärke und Durchmesser der Kapseln. Schubkräfte sollen durch niedrigen Flächenkontakt und geringe Reibung gleich dem Kugellagerprinzip die Kapseln nicht verändern. Eigene Versuche, ihren Einfluß zu bestimmen, mißlangen, da es nicht möglich war, sie isoliert von gleichzeitig wirksamen Druckbeanspruchungen zu erzeugen.

Die Teilfolie C enthält eine Indikatorschicht mit hoher substrataufnehmender Aktivität. Der Indikator reagiert mit dem freien Substrat unter monochromer Rotfärbung der weißen Teilfolie C (Abb. 34, S. 65). Die Farbintensität ist druckabhängig. Damit kann der Druck in ein optisch gespeichertes Signal umgesetzt werden. Die Bestimmung der optischen Dichte* ermöglicht es, die Farbintensität densitometrisch zu vermessen. Zwischen optischer Dichte und Druck herrscht über weite Bereiche eine lineare Beziehung (s. Abb. 38). Durch 4 Folien differenter Sensibilität mit sich überlappenden Meßbereichen sind Drücke zwischen 4 und 700 daN/cm² erfaßbar (Tab. 12)**. Die Werte differieren bei einzelnen Foliencharchargen geringfügig.

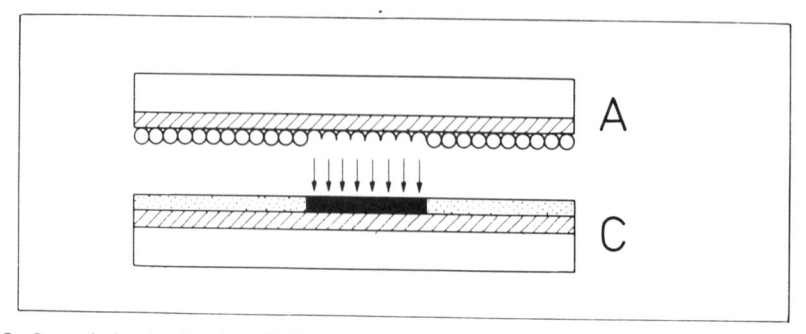

Abb. 33 Querschnitt der Druckmeßfolie. A = substratgebendes Blatt, C = farbgebendes Blatt

---

* Optische Dichte D = log (1/Transmission)
** 1 daN (Deka-Newton) = 10^1 N = 1,019 kp ~ 1 kp

Druck- und Kontaktflächenmessungen mit der Druckmeßfolie   65

Abb. 34 Verschiedene Pressungsabdrucke von Kniescheiben. Rechts zum Vergleich Eichabdrucke von 10 bis 70 daN/cm^2

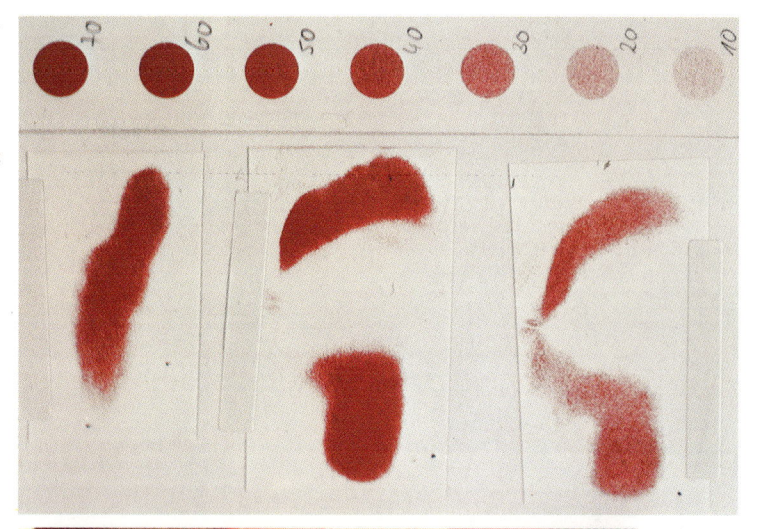

distal

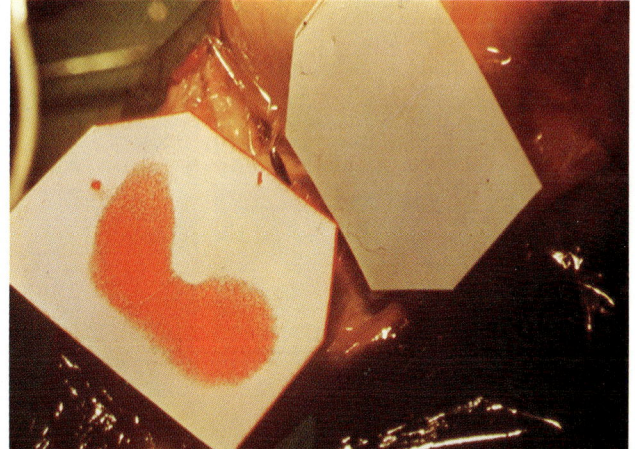

Abb. 36 Frischer Pressungsabdruck einer Patella in situ. L-Folie, 120° Flexion, 250 daN Zuglast

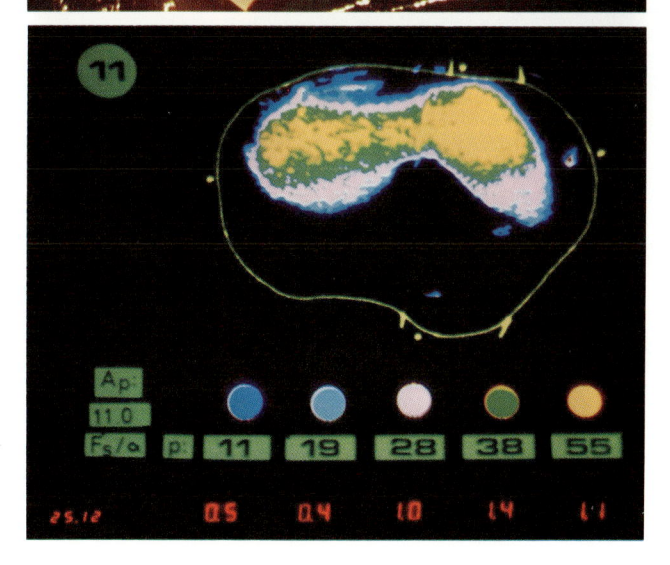

Abb. 41 Äquidensitenbild des in Abb. 36 dargestellten Abdruckes

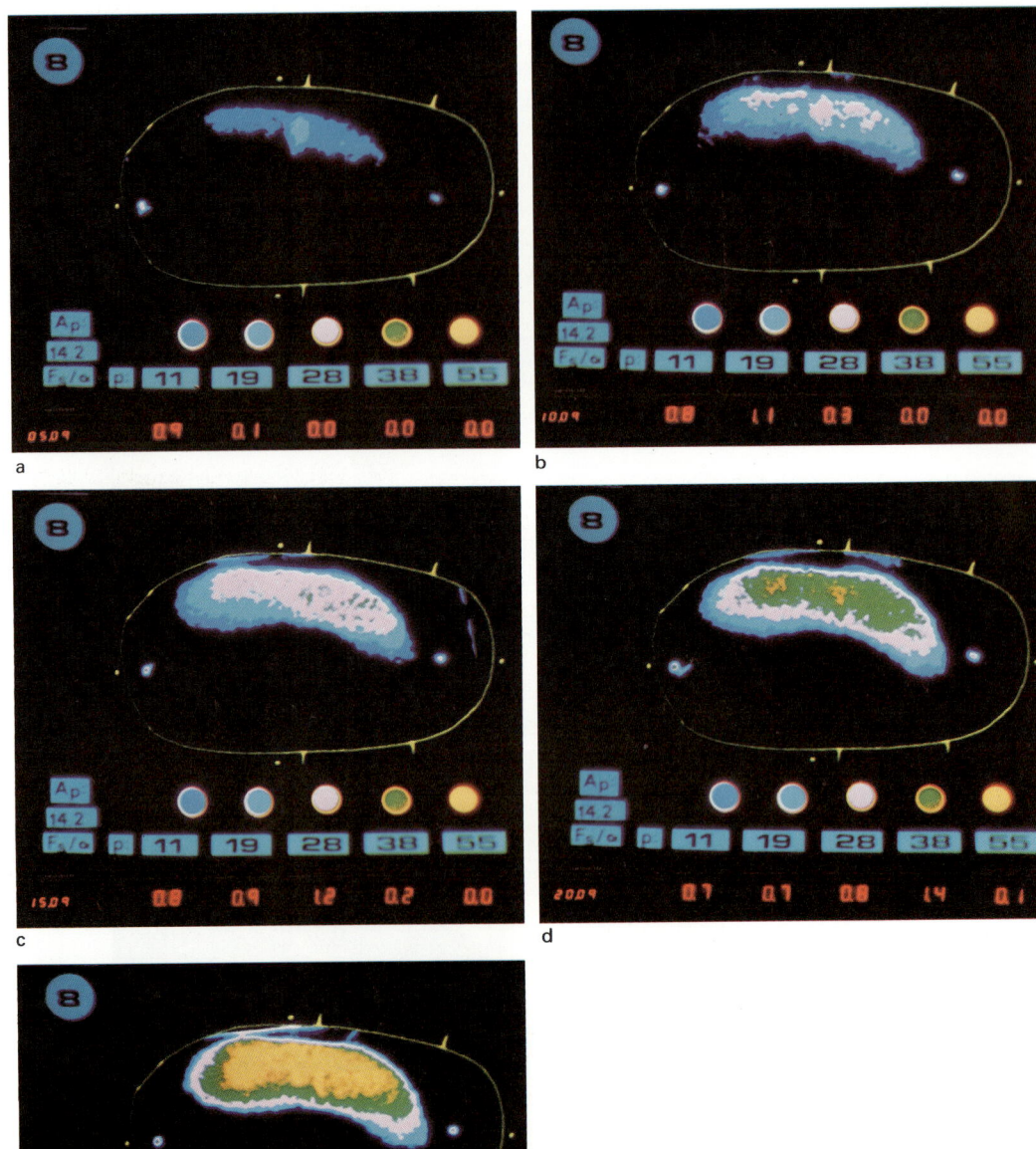

Abb. 42a—e Äquidensitenbilder einer Patella in 90° Flexion bei Sehnenzuglasten von 50—250 daN in Stufen von je 50 daN. L-Folie. Links = lateral

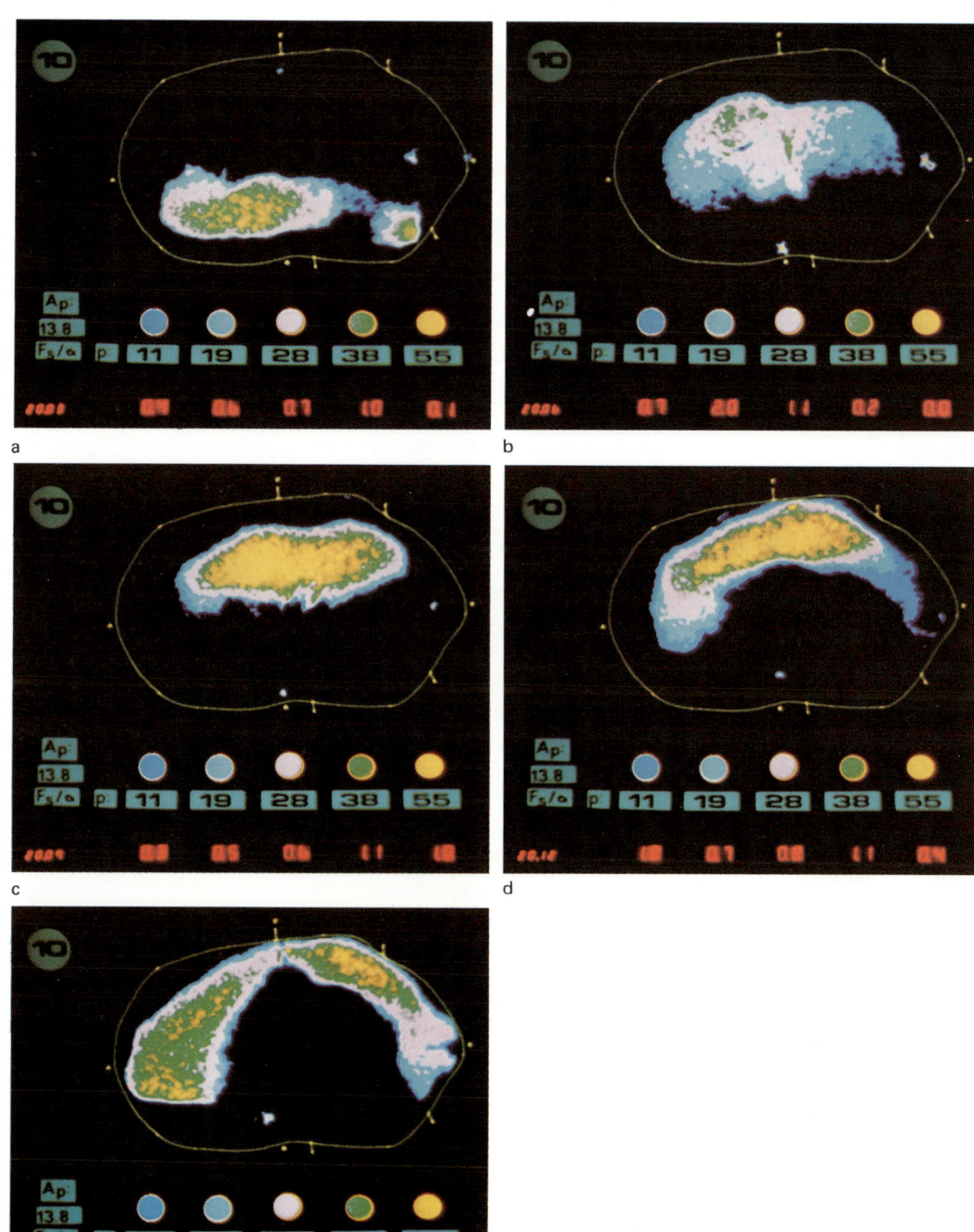

Druck- und Kontaktflächenmessungen mit der Druckmeßfolie

Abb. 43a—e Äquidensitenbilder einer Patella bei 200 daN Sehnenzuglast in Kniebeugewinkeln von 30°, 60°, 90°, 120° und 140°. L-Folie. Links = lateral

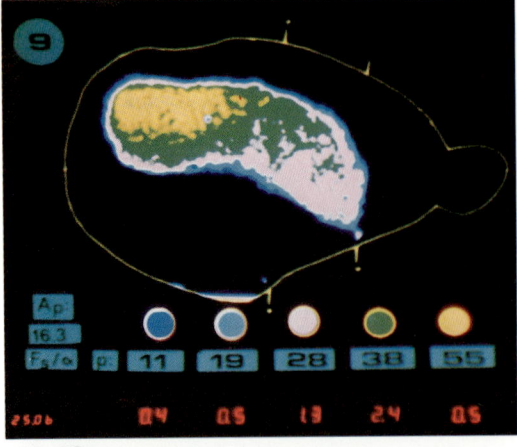

68 Druck- und Kontaktflächenmessungen mit der Druckmeßfolie

Abb. 58a

Abb. 58b

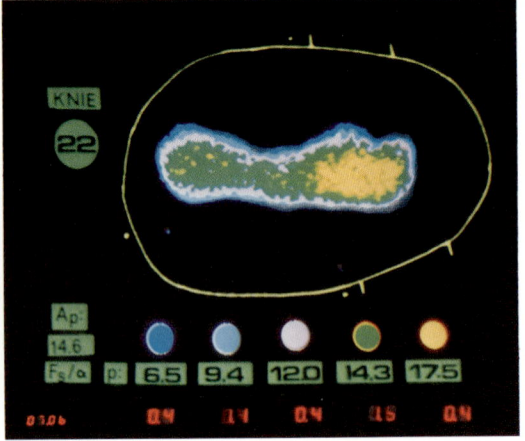

Abb. 59a

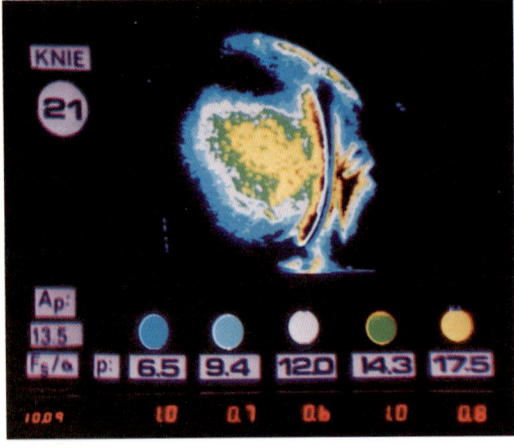

Abb. 59b

Abb. 68

Abb. 58a und b Äquidensitenbilder einer Patella bipartita bei 250 daN Sehnenzuglast in 60° (a) und 140° (b) Flexion

Abb. 59a und b Äquidensitenbilder einer Patella bei 60° Knieflexion und Sehnenzuglasten von 50 und 75 daN. VL-Folie

Abb. 68 Äquidensitenbild eines Kontaktabdruckes zwischen Quadricepssehne und femoralem Gleitlager bei 100 daN Sehnenzuglast und 90° Knieflexion. VL-Folie

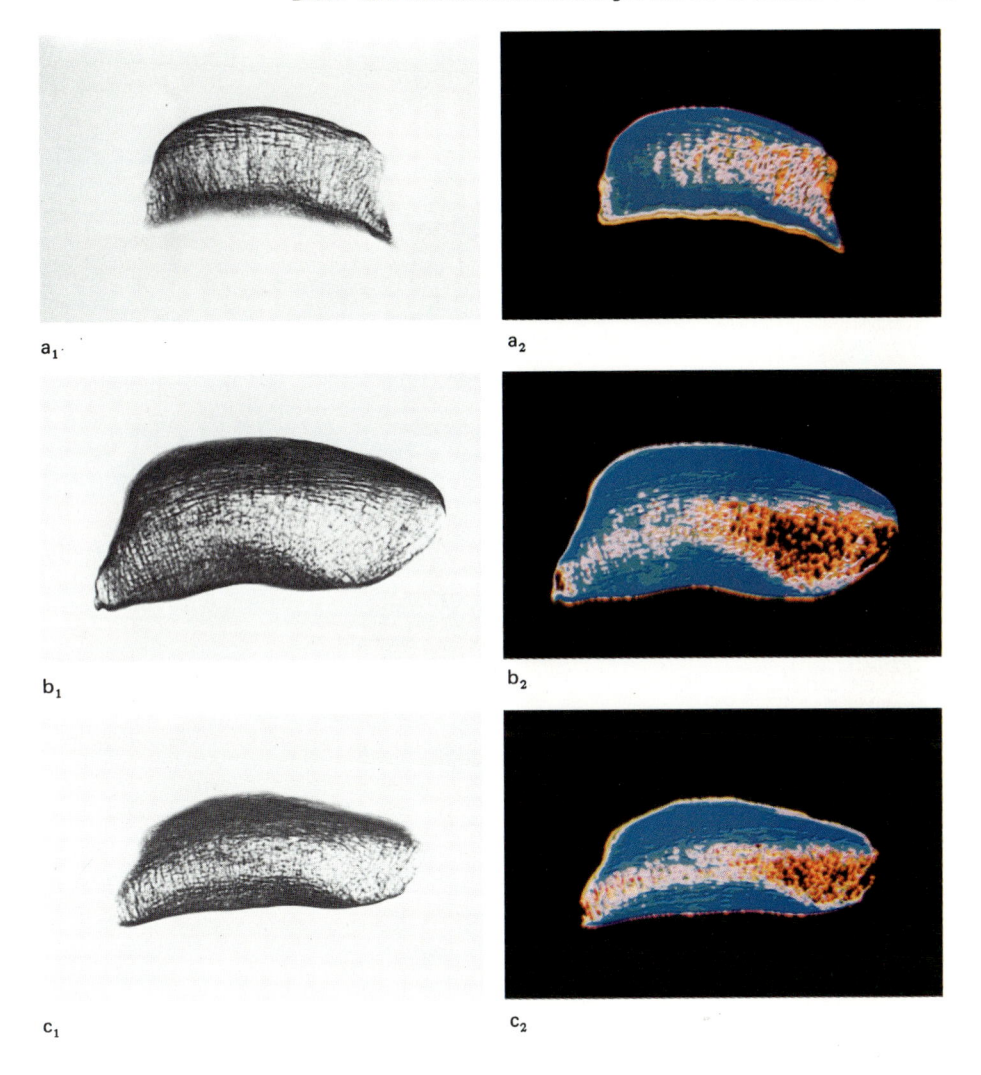

Druck- und Kontaktflächenmessungen mit der Druckmeßfolie   69

Abb. 73a—c Röntgen- und Äquidensitenbilder von sagittalen Patelladünnschnitten. Links = proximal.
a) latero-peripher
b) am Hauptfirst
c) am Paramediansegment

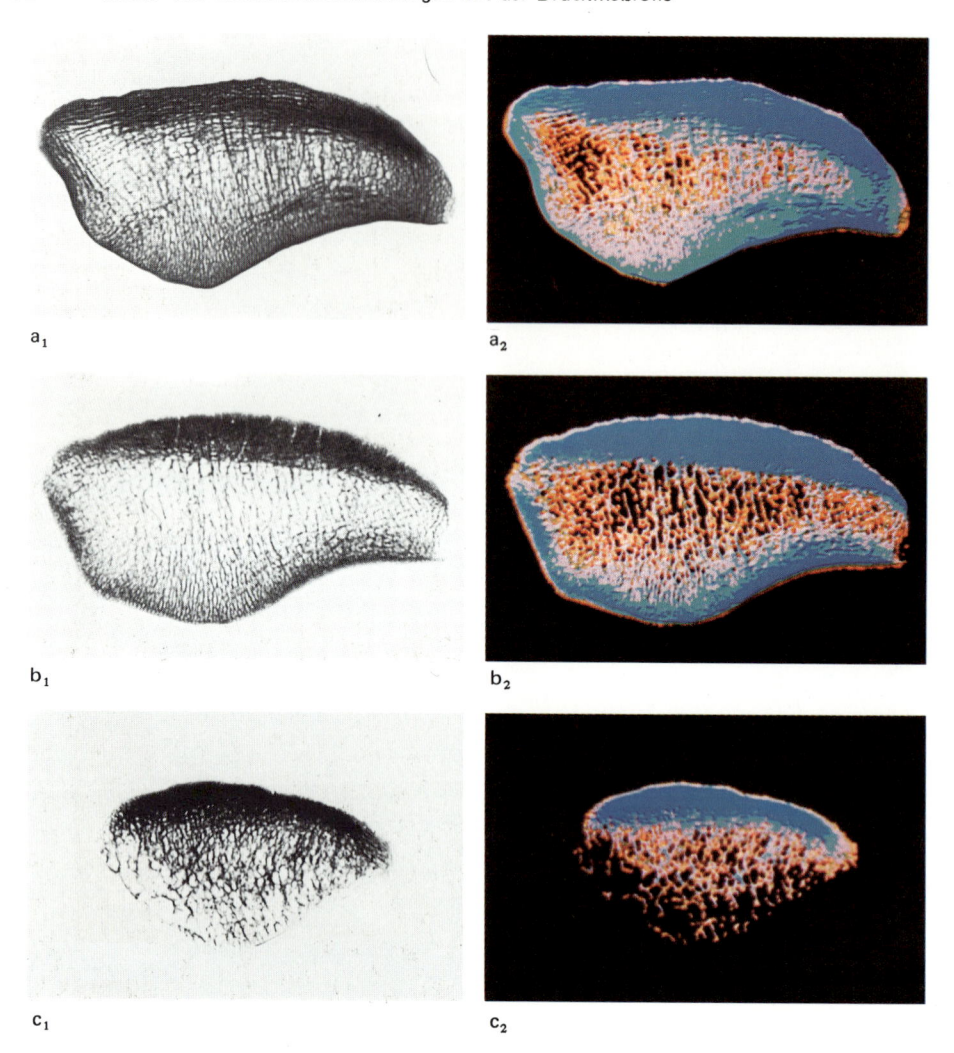

Abb. 74a–c Röntgen- und Äquidensitenbilder von horizontalen Patelladünnschnitten. Links = medial.
a) proximales Drittel
b) zentraler Bereich
c) Apex

Druck- und Kontaktflächenmessungen mit der Druckmeßfolie

Abb. 82a

Abb. 82b

Abb. 98a$_1$

Abb. 98a$_2$

Abb. 98b$_1$

Abb. 98b$_2$

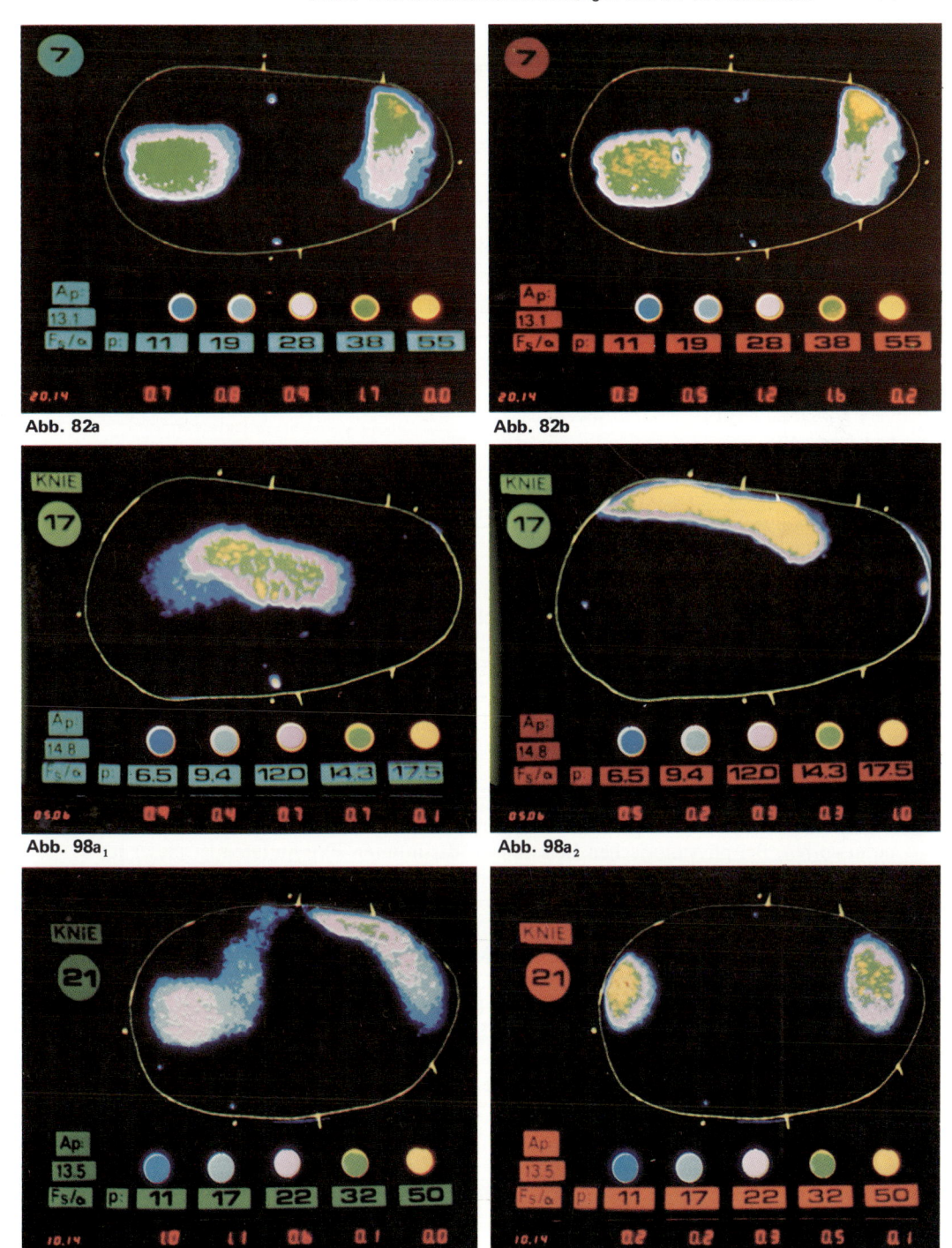

Abb. 82a und b Äquidensitenbilder einer Patella vor (a) und nach (b) der Operation nach *Maquet-Bandi*. Sehnenzuglast 200 daN, Knieflexion 140°. L-Folie

Abb. 98a und b Äquidensitenbilder von Kniescheiben vor (links) und nach (rechts) der Operation nach *Roux-Hauser*. a) Sehnenzuglast 50 daN, Knieflexion 60°. VL-Folie. b) Sehnenzuglast 100 daN, Knieflexion 140°. L-Folie

Der bereits gespeicherte Farbwert wird durch Lasterhöhung intensiviert. Dynamische Druckverläufe sind mithin nicht erfaßbar, doch gewährleistet die Reproduktion mit verschiedenen Lasten und Winkelpositionen auch deren additive Ermittlung. Die Messungen sind reproduzierbar, da die Folien die Pressungspartner nicht beeinflussen. Die homogene Vliesstruktur der Folien läßt exakte Messungen zu. Vereinzelte Produktdefekte sind optisch erkenn- und damit eliminierbar. Bei niedrigen Drücken beträgt das Auflösungsvermögen der rasterartigen Abdrucke nach eigenen Messungen ca. 0,5 mm. Mit zunehmender Last werden die Pressungsbilder homogener (Abb. 34, S. 65). Die Auflösung bleibt aber im Bereich der Lichtstrahlbreite des Densitometers von 2 mm.

Tabelle 12 Meßbereiche der verfügbaren Druckmeßfolien. Die Bereiche differieren zwischen den Foliechargen geringfügig

Folienart	Meßbereich	Genauigkeit
Very low pressure (VL)	4– 24 daN/cm² *	
Low pressure (L)	8– 65 daN/cm² *	± 5,8%
Medium pressure (M)	50–175 daN/cm² *	
High pressure (H)	100–700 daN/cm² *	

* nach eigenen Messungen

Man erhält somit ein unmittelbar interpretier- und ausmeßbares analoges Pressungsabbild, das oberhalb der unteren Meßbereichsgrenze sowohl die Ermittlung der Drücke und ihrer Verteilung als auch der Kontaktflächen zuläßt. Aus diesen können die Anpreßkräfte errechnet werden. In den Grenzbereichen ist die optische Dichte nicht drucklinear. Kontaktflächen werden daher bereits angezeigt, wo exakte Druckmessungen noch nicht möglich sind. Der unterste Druckbereich für die Kontaktflächenwiedergabe beträgt ca. 2,5–3 daN/cm². Bei Pressungspartnern, die Tragflächen mit Beanspruchungen unterhalb dieser Grenze enthalten, ist der tatsächliche Kontakt größer als der angezeigte. Da Drücke unterhalb 4–4,5 daN/cm² nicht ermittelt werden können, ist die Berechnung der wahren Anpreßkräfte und mittleren Drücke einem systemischen Fehler unterworfen. Bei physiologischen Belastungen der unteren Extremitäten ist dieser jedoch klein und somit vernachlässigbar. Der nicht lineare obere Meßbereich kann mit der nächst stärkeren Folie erfaßt werden (s. Abb. 38).

Störende Einflüsse von chemischer Alterung, Temperatur, Luftfeuchtigkeit und Kraftwirkdauer lassen sich durch standardisierte Meßbedingungen, äquivalente Erstellung von Kalibrierabdrucken und sofortige Auswertung eliminieren. Vom Hersteller angegebene differente Eichkurven, die Temperatur und Luftfeuchtigkeit berücksichtigen, haben sich uns durch Farbdifferenzen und durch unterschiedliche optische Dichten der einzelnen Foliechargen bei gleichen Drucken nicht bewährt. Die Erstellung eigener Eichkurven ist daher sehr empfehlenswert. Eine vom Hersteller angegebene signifikante Änderung der optischen Dichte nach 5 s Pressungszeit haben wir nicht beobachtet. Hingegen steigt die Intensität regelmäßig nach 2 min Pressungszeit, bleibt dann aber annähernd stabil.

Eichabdrucke, die 2–3 Wochen lagerten, zeigten keine signifikante Meßwertänderung. Nach 4 Wochen intensivierte sich die Farbe, nach 8 Wochen nahm die optische Dichte um ca. 10–15% zu. Luftfeuchtigkeiten von 65% und 42% während der Erstellung von Eichabdrucken zeigten ebenfalls Differenzen der optischen Dichte von ca. 20%. Dagegen waren die Eichabdrucke unabhängig von unterschiedlichen Temperatur- und Luftfeuchtigkeiten zwischen ihrer Erstellung und der Signalverarbeitung. Ebenso unterschieden sich Eichabdrucke nach verschieden langer Lagerung der Folien im Exsikkator mit hygroskopischem Silicogel bei 5°C nicht von solchen, die unter Versuchsbedingungen (22 bis 24°C, 40–44% Luftfeuchtigkeit) erstellt wurden.

Wegen der Wasserempfindlichkeit muß die Folie vor Benetzungen in feuchtem Milieu (Gelenkskavum) geschützt werden. Dazu erwies sich 0,01 mm dünne Polyäthylenfolie, in die die Druckmeßfolie verpackt oder eingeschweißt wurde, als geeignet. Diese beeinflußt die Messung nicht. Mit und ohne Polyäthylen erstellte Eichabdrucke waren identisch. Verhüllte Eichabdrucke, die anschließend für 20 min dem Gelenkskavum ohne Belastung ausgesetzt waren, änderten ihre optische Dichte nicht. Mit 400 kp über 2 min in feuchtem Milieu belastete eingeschweißte Folien waren frei von Flüssigkeitsbenetzungen, die – etwa für den seltenen Fall mechanischer Schäden der Polyäthylenfolie – im Pressungsabbild sofort visuell erkennbar sind. Direkte mehrstündige Lichteinwirkung verändert sowohl die native Folie als auch die Farbintensität der Abdrucke. Eichabdrucke, die für 4 h einer Lichtquelle von 1000 W in 30 cm Entfernung ausgesetzt waren, zeigten eine geringe Abnahme der optischen Dichte. Bei 30stündiger Bestrahlung war die Abblassung mit bloßem Auge erkennbar.

Die mitgeteilten Meßkörperdaten und -eigenschaften beruhen größtenteils auf eigenen Experimenten.

2 Material und apparative Realisierung

Verwendet werden frische Gelenke aus dem Sektionsgut des Pathologischen Instituts der Universität Freiburg nach folgenden Kriterien: 1. Anamnestisch keine lokalen oder systemischen Gelenkkrankheiten, 2. stabile und makroskopisch unauffällige Gelenke, 3. nach den Versuchen mikroskopisch unauffälliger Knorpel, 4. Alter zwischen 20 und 40 Jahre.

Die Versuche erfolgen unmittelbar nach der Sektion. Die Kniegelenke werden 25 cm ober- und unterhalb des Gelenkspalts in toto herauspräpariert. Neben dem Kapselbandapparat bleibt die Quadricepssehne erhalten. Der Recessus suprapatellaris wird so eröffnet, daß das parapatellare Fettgewebe entfernt und die zugeschnittene Folie unter die Patella gelegt werden kann.

Eine Belastungsapparatur (Abb. 35) gestattet es, den Beugewinkel des Kniegelenks und die simulierte Quadricepszugkraft definiert zu wählen. Die Simulation der physiologischen Kräfte und Drehmomente wird wie folgt realisiert: Femur- und Tibiastumpf sind mittels Knochenzement in dreh- und arretierbaren Trägerelementen fixiert (Abb. 35; 1 + 2). Das tibiale Element ist schlittenartig auf einem Tisch montiert (3), das femorale frei. Dieses ist via Gewindestange (4) und Schnellverschluß (5) mit einem Sandwich-Flansch (6) zur Aufnahme der Quadricepssehne verbunden. Mittels Rändelschraube (7) wird die Gewindestange gegen den femoralen Träger und damit in Richtung der Kraftresultierenden des M. quadriceps gezogen. Die Zugrichtung kann durch eine ovale Buchsenkonstruktion im Trägerelement in Grenzen variiert werden. Gemäß *Shinno* (1961b) wird sie auf 2° Valgität zur projizierten Femurschaftachse arretiert. In der Vertikalebene bildet sie zu dieser einen nach proximal offenen Winkel von 4°. Die Zuglast wird durch einen temperaturkompensierten Krafttransducer zwischen Trägerelement und Rändelschraube (8; Fa. HSI, USA) in Druckkräfte ummodelliert und über Verstärkermeßbrücken (Fa. Hellige, Freiburg, und Bell und Howell, USA) und Voltmeter (Fa. Kontron, Eching) digitalisiert. Definierte Sehnenbelastungen sind damit möglich, die Flanschkonstruktion gestattet Zuglasten bis maximal 500 daN und in Versuchsreihen mit 100 Messungen stets bis zu 250 daN. Um die Gelenke in Winkelposition halten zu können, wird der horizontal einstellbare Tisch (9) des femoralen Trägerelements senkrecht belastet. Diese Last wird über einen gewindegeführten Stempel (10), der an einem verstellbaren

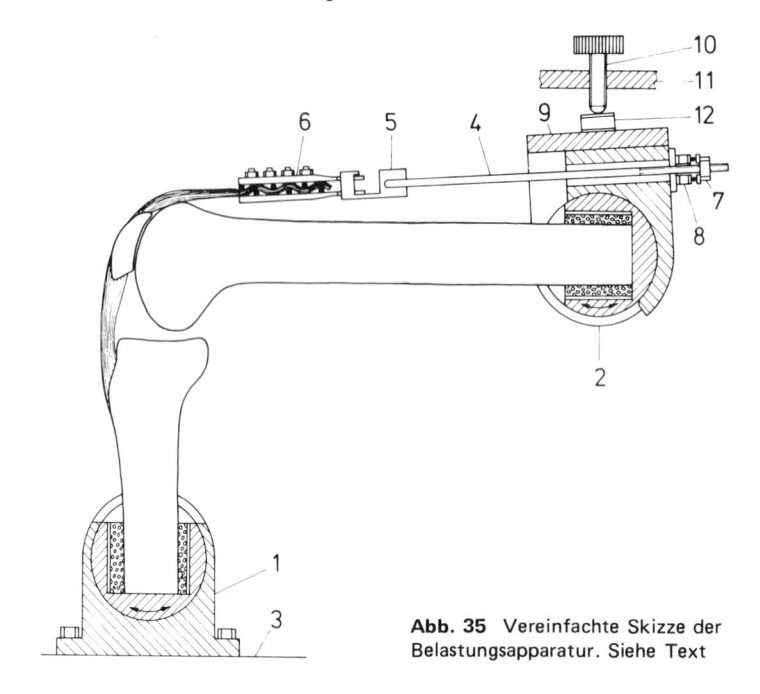

Abb. 35 Vereinfachte Skizze der Belastungsapparatur. Siehe Text

Querträger (11) fixiert ist, erzeugt und ebenfalls über einen Transducer (12) gemessen. Sie simuliert die Körpergewichtskraft. Der apparative Einfluß von Drehmomenten wird – wie auch an der Gewindestange – durch Kugellager minimiert.

Bohrungen durch die Patella senkrecht zur kontaktfreien Knorpelfläche nehmen 2 mm große Metallstifte auf, deren Abdrucke auf der Folie die koordinatenmäßige Zuordnung der Pressungsbilder im Gelenk gestatten.

3 Meßvorgang

Nach Eichungen werden die entsprechend zugeschnittenen Folien von proximal in den Gelenkspalt eingelegt, der Schnellverschluß geschlossen und die Sehne mittels Rändelschraube bis zur gewünschten Kraft belastet. Die Maximallast wird je nach Lastgröße innerhalb 5–15 s erreicht und 5 s beibehalten. Die Relaxation erfolgt rasch bis 25 daN. Auf die noch unverrückbare Folie werden mittels der Metallstifte manuell zwei Markierungen gesetzt, die Stifte zurückgezogen, die Sehne auf 0 daN entlastet, der Verschluß geöffnet und die Folie gegen die nächste ausgetauscht (Abb. 36, S. 65). Während der gesamten Messung wird das Gelenk ständig mit NaCl 0,9% benetzt. Nach Versuchsende werden die Flächenumrisse zeichnerisch auf Folien übertragen und medial und lateral je 1 Knorpelquader zur histologischen Kontrolle entnommen. Die Umweltbedingungen werden halbstündlich registriert.

4 Signalverarbeitung

Im Pressungsbild werden Druck und Kontaktflächen in ein optisch gespeichertes Signal umgesetzt (s. Abb. 34 und 36, S. 65). Dieses ist im Vergleich zu Eichabdrucken bereits mit bloßem Auge grob beurteilbar. Exakte Druckmeßdaten werden durch Bestimmung der optischen Dichte ermittelt. Die Abdrucke können in jedem beliebigen Bildpunkt mit einem Rasternetz densitometrisch digitalisiert und flächenhaft vermessen werden. Geeignet sind Auflichtdensitometer, doch erlauben die homogene Struktur und konstante Dicke der Folien auch Durchlichtmessungen. Die konstante Folieneigendichte von 0,67 geht dann allerdings als stochastische Störgröße in das Meßergebnis ein. Wir verwendeten sowohl Auf- als auch Durchlichtgeräte (Typ TD 102, Fa. Macbeth, USA, und KL 31, Fa. Klimsch, Bundesrepublik Deutschland) mit konstanter Lichtstrahlbreite von 2 mm, entsprechend einer Lichtfläche von 3,14 mm^2. Bei einer Kontaktfläche von 4 cm^2 sind mithin theoretisch 127 Meßpunkte möglich.

Mittels Eichdiagramm kann jedem Dichtewert ein Druck zugeordnet werden (Abb. 38). Über Kalibriergeräte werden definierte Referenzdruckpunkte erzeugt und ebenfalls densitometrisch vermessen. Die ermittelten Dichtewerte werden in ein Kalibrierdiagramm übertragen und die Eichkurven daraus interpoliert. Die Kennlinien der verschieden sensiblen Folien überlappen sich im annähernd linearen Verlauf, woraus der breite Meßbereich resultiert (Abb. 38). Uns stehen 2 selbst erstellte Kalibriergeräte zur Verfügung (Abb. 37). Die über Feingewindesteuerung erzeugte definierte Stempellast wird entweder elektronisch über temperaturkompensierte Krafttransducer (1200–50 B, Fa. HSI, USA), Verstärkermeßbrücken (BHL 5107, Fa. Bell und Howell, USA) und Voltmeter (AN 2570, Fa. Kontron, Eching) oder mechanisch über Ringkraftmesser (Universal-Dynamometer, Fa. Tiedemann, Bundesrepublik Deutschland) mit Meßgenauigkeiten von 0,2–0,3% digitalisiert. Drehmomente werden durch streng axiale Stempellast und Kugellager minimiert, die Abdrucke durch exakte Stempelführung mittels Führungsstift und kombinierte lang- und kurzhubige Buchsen mit geringer Toleranz sowie durch Planschliff von Stempel und Stempeltisch homogenisiert.

Bei einem Stempeldurchmesser von 8 mm beträgt die Fläche des Eichabdruckes 50,3 mm^2. Jeder Eichabdruck wird an 12 definierten Punkten vermessen, bei einer

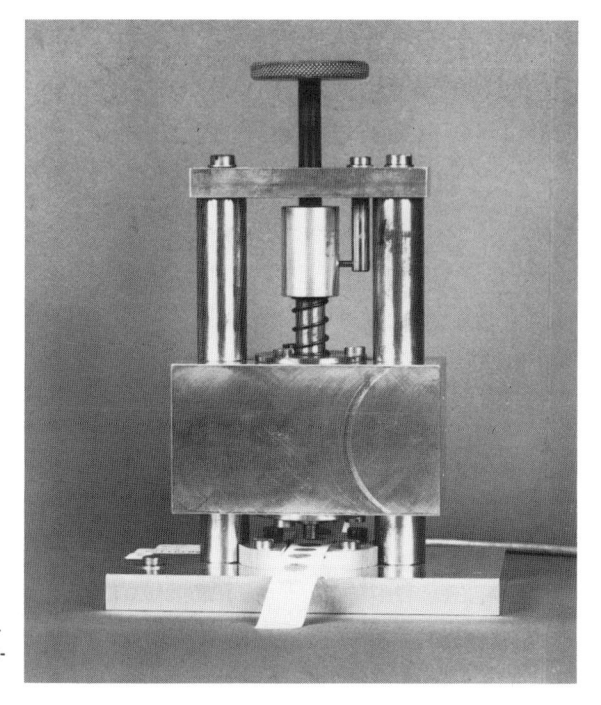

Abb. 37 Kalibriergerät zur Erzeugung von Eichabdrucken mit temperaturkompensierter Kraftmeßdose (DMS-Prinzip)

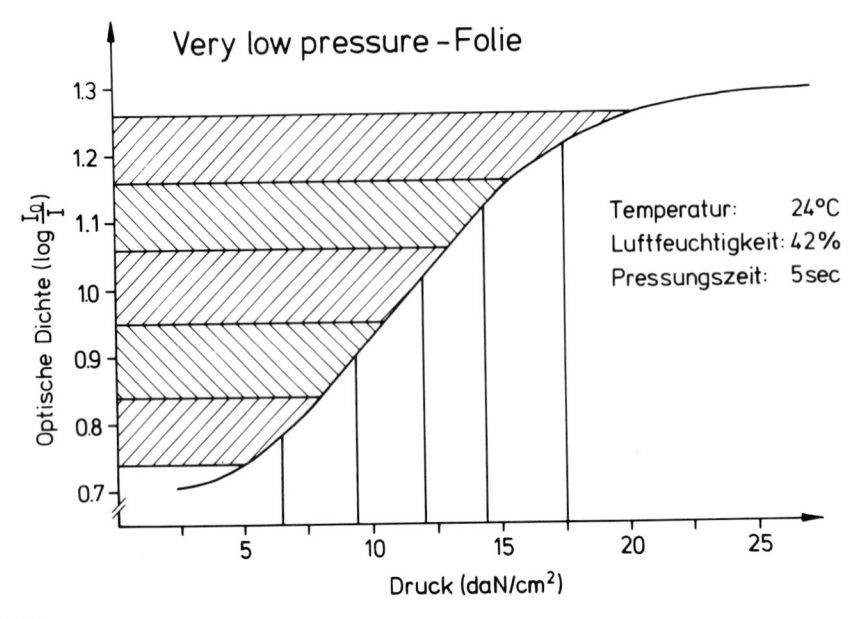

76 Druck- und Kontaktflächenmessungen mit der Druckmeßfolie

Abb. 38a

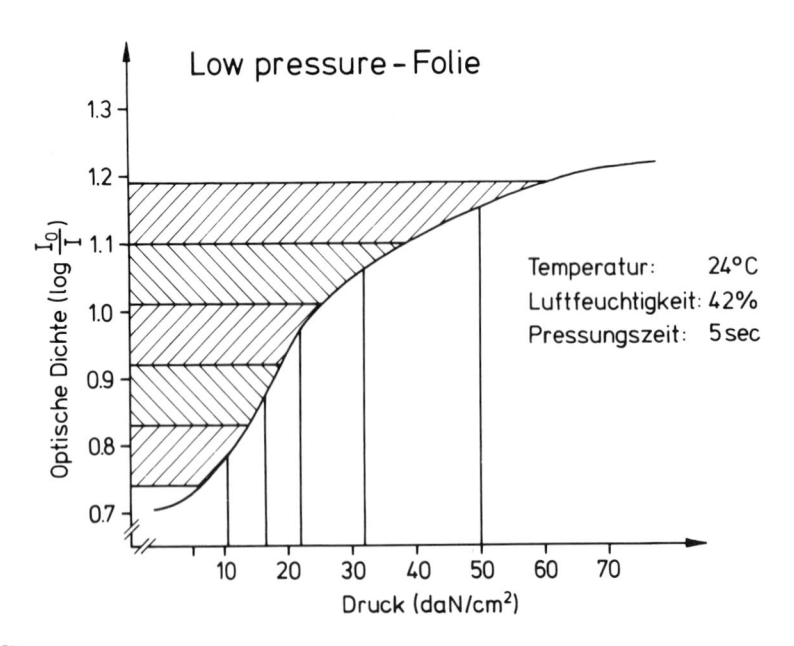

Abb. 38b

Abb. 38c

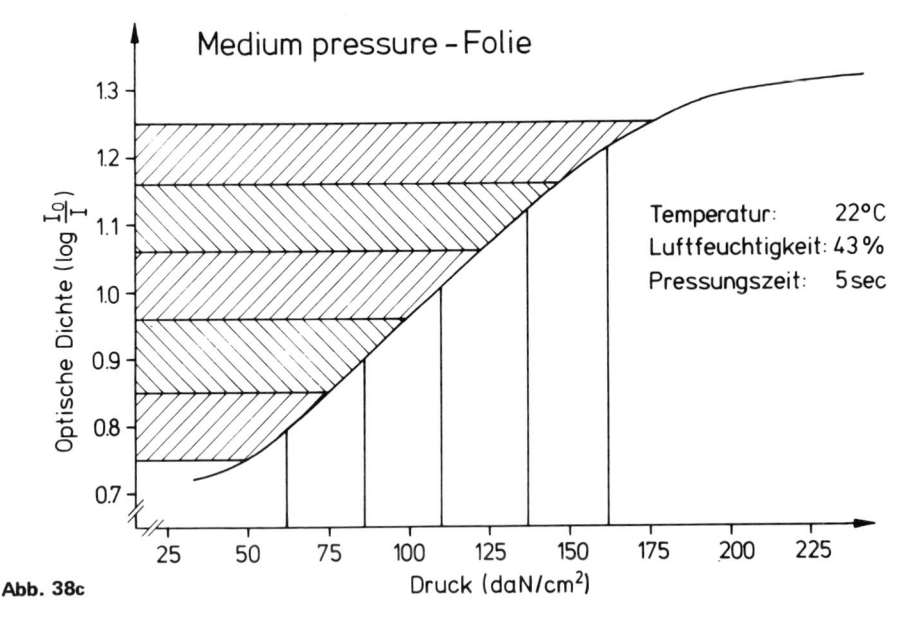

Graph: Medium pressure - Folie; Optische Dichte (log $\frac{I_0}{I}$) vs Druck (daN/cm²); Temperatur: 22°C; Luftfeuchtigkeit: 43%; Pressungszeit: 5 sec

Abb. 38a–c Beispiele für Eichkurven der Druckmeßfolie. Schraffiert = Dichtestufen für die Analogbildauswertung. Längsstriche auf der X-Achse = mittlere Drücke dieser Dichtestufen

Lichtstrahlbreite von 2 mm mithin 38 mm² (= 75%) erfaßt. Pro verwendete Folienart (Very low-, Low- und Medium pressure) werden 10 Meßreihen à 10 Eichpunkte mit linearem Anstieg der Stempellast erstellt. Pro Folienart und gleicher Eingangslast sind es mithin 120 und insgesamt 3600 Messungen. Daraus werden zur Bestimmung der Eichkurven und deren Meßgenauigkeit ermittelt:

1. Mittelwert, einfache und prozentuale Standardabweichung (SD und SD %) des Einzelabdruckes (n = 12) als Maß für seine Homogenität.
2. Mittelwert, SD, SD %, gewogenes arithmetisches Mittel (SD_{IN}) jeder Meßreihe (n = 10).
3. Die Regressionskurven je Diagramm.

Aus den Eichkurven werden die SD der Drücke abgelesen und die SD % von jedem Eingangsdruck ermittelt. Die Ergebnisse zeigt Tab. 13. Sowohl die SD als auch die SD_{IN} der optischen Dichten betragen für alle Folien im Mittel ± 0,017, was bei Dichtespektren zwischen ca. 0,74 bis ca. 1,25 einer Abweichung der optischen Dichte von ± 1,7% und der Drücke von ± 5,8% entspricht. Die Werte differieren zwischen einzelnen Foliencharden geringfügig.

Wird auch für die Versuchsreihen die digitale Densitometrie verwendet, so müssen die Kontaktflächen planimetriert werden. Eine Vielzahl von Einzelmessungen und zeichnerische Übertragung in isobare Linien oder Flächen macht das digitale Verfahren jedoch äußerst aufwendig. Die hohe Meßgenauigkeit zwingt zudem zur Reduktion auf Integrale, um Flächen gleichen gemittelten Druckes zu veranschaulichen. Wir haben daher sämtliche Meßdaten im elektronischen Äquidensitenbild mit analoger Meßwertwiedergabe verarbeitet (s. Abb. 41, S. 65). Das modifizierte Analog-Bildauswertesystem (Typ 150, Fa. ISI, USA), enthält folgende Komponenten und Leistungen (Abb. 39):

Tabelle 13 Meßbereich von optischer Dichte (OD = log 1/Transmission) und Druck (daN/cm²) mit absoluten und prozentualen Standardabweichungen (SD, SD %) und absoluten und prozentualen gewogenen Standardabweichungen (SD_{IN}, SD_{IN} %). Je Folie 10 Dichtestufen à 10 Eichpunkte. Je Eichpunkt 12 Messungen = 1200 Messungen pro Folie. Für die Berechnung der Standardabweichungen des Druckes wurden nur die Druckstufen innerhalb des Meßbereichs (SD_{IN} % < 10%) berücksichtigt. $\bar{x}$ = Mittelwert

	VL-Folie		L-Folie		M-Folie		gesamt
		$\bar{x}$		$\bar{x}$		$\bar{x}$	$\bar{x}$
Optische Dichte	0,73 – 1,30		0,74 – 1,24		0,75 – 1,25		
SD	0,008– 0,03	0,018	0,009– 0,031	0,017	0,01 – 0,028	0,016	0,0167
SD_{IN}	0,011– 0,02	0,015	0,011– 0,02	0,017	0,011– 0,021	0,017	0,0164
SD %	1,2 – 2,9	1,7	1,0 – 3,0	1,8	0,8 – 3,2	1,6	1,7
SD_{IN} %	1,0 – 2,1	1,5	1,3 – 2,2	1,7	0,8 – 2,7	1,8	1,7
Druck	4 – 24		8 – 65		50 – 175		
SD	0,38 – 1,5	0,7	0,9 – 3,7	2,1	3,0 – 7,0	4,4	
SD_{IN}	0,37 – 1,3	0,6	0,9 – 4,0	2,2	2,5 – 6,0	5,7	
SD %	3,3 –10,0	5,9	5,0 –10,0	7,5	1,8 – 8,7	4,4	5,8
SD_{IN} %	2,9 – 7,4	5,0	4,5 – 9,3	7,6	2,3 –10,0	4,7	5,75

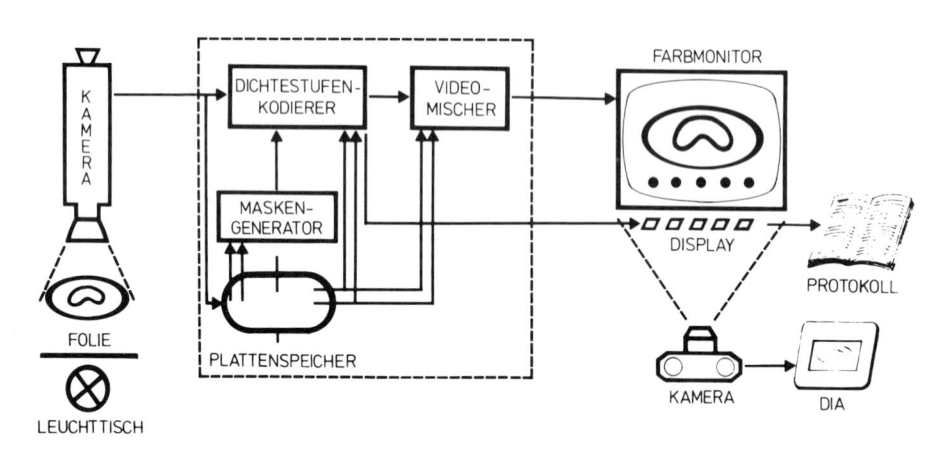

Abb. 39 Skizze des Analog-Bildauswertesystems

Video-Kamera: Sie erfaßt gleichzeitig Versuchs- und Eichabdrucke. Wegen der zeitabhängigen Lichtempfindlichkeit der Folie verwenden wir statt der Originaleichpunkte geichte Graukeile gleicher optischer Dichte aus neutraler Foto-Emulsion, die stets auf ihre Dichtekonstanz geprüft werden. Zur Vermeidung von Streulicht werden die Abdrucke mit schwarzen Folien maskiert. Die Kamera liefert ein der Dichte der Vorlagen proportionales Leucht-Dichte-Signal nach Fernsehnorm.

Plattenspeicher: Aus der Kapazität von 400 Bildern können gleichzeitig bis zu 4 vollständige Videobilder wiedergegeben werden. Dadurch ist es möglich, gemeinsam mit den Versuchs- und Eichabdrucken die Umrißzeichnungen der Patella, ihrer Flächen und Segmente, die Flächengrößen, die Versuchsnummer und die Druckwerte für die Eichpunkte digital darzustellen.

Maskengenerator: Er erzeugt eine elektronische Maske, die eine Auswertung der Bildinformation nur innerhalb definierter Flächen zuläßt. Beliebige Detailflächen, z.B. die Facetten und Segmente, können somit isoliert ausgewertet werden. Die Information liefert der Plattenspeicher.

Dichtestufen-Kodierer: Das kontinuierliche Dichtespektrum des Video-Signals wird in frei wählbare Stufen eingeteilt. Für das vorliegende Material erwies es sich als günstig, es auf 5 Stufen zu reduzieren, um die Äquidensiten anschaulich darzustellen und die Grenzen der Dichtestufen exakt zu definieren. Die Stufen entsprechen den Dichtewerten der Eichpunkte, ihre Grenzen den gemittelten Dichtewerten zwischen zwei benachbarten Eichpunkten. Die gemittelten Dichtewerte entsprechen gemäß Eichdiagramm den wiedergegebenen mittleren Druckwerten (s. Abb. 38). Die Stufenreduktion erfolgt nur für das verwertbare drucklineare Dichtespektrum, so daß unter- oder überdrückte Flächen eliminiert werden. Das Ausgangssignal des Kodierers ist ein der jeweiligen Dichtestufe zugeordnetes analoges Farbsignal (blau, cyan, rot, grün, gelb) in der Reihenfolge zunehmender Dichte (Abb. 41, S. 65). Nach entsprechender Eichung wird der Flächenanteil jeder Farbe digital angezeigt.

Video-Mischer: Bis zu 6 Videobilder werden gemeinsam mit den Speicherdaten erfaßt und an einen Monitor weitergegeben.

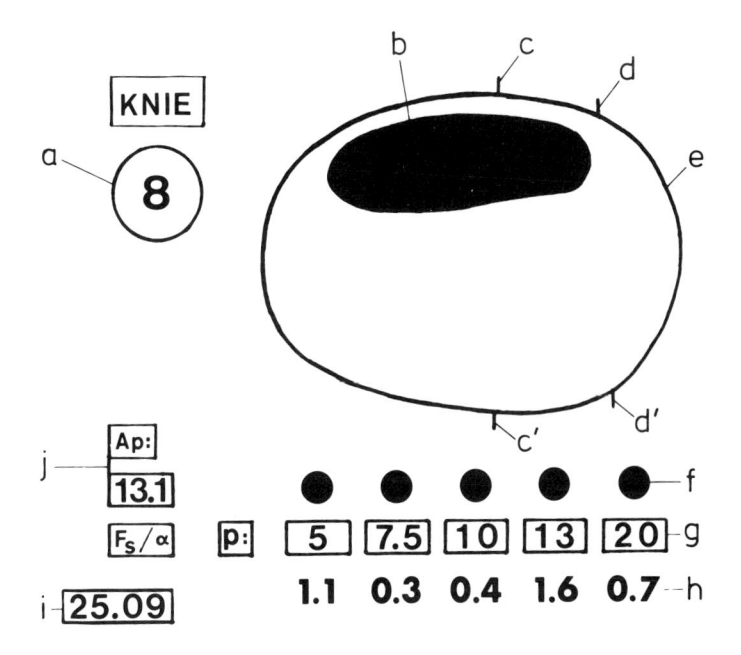

Abb. 40 Skizze der Monitor-Display-Daten
a   = Vers.-Nr.
b   = Äquidensitenbild
cc' = Koordinaten des Hauptfirstes
dd' = Koordinaten des medialen Firstes
e   = Knorpelgrenze
f   = Eichpunkte
g = den Eichpunkten zugeordnete mittlere Druckwerte in daN/cm^2
h = Kontaktflächen-Größen der einzelnen Farb- (Druck-) Stufen in cm^2
i = Code von Zuglast und Beugewinkel. Werte x 10 = reale Werte in daN und Grad
j = Größe der Knorpelfläche in cm^2

Farb-Monitor und Display: Der Monitor setzt die aufbereiteten analogen und digitalen Video-Signale in ein Farbbild um. Frei wählbare Grundfarben des Beschriftungsrahmens ermöglichen eine zusätzliche Differenzierung, z.B. grün für prä- und rot für postoperative Messungen. Eine Displayleiste unter dem Monitor gibt die Flächenanteile jeder Farbstufe in cm^2 digital in bildlich klarer Zuordnung wieder (Abb. 40; Abb. 41, S. 65). Sie signalisiert außerdem Sehnenzugkraft und Winkelstellung in daN $\cdot$ 10^{-1} bzw. in Grad $\cdot$ 10^{-1}. Flächen mit den den jeweiligen Meßbereich überschreitenden Druckwerten werden in braun-schwarzer Farbe dargestellt und können mit der nächst stärkeren Folie erfaßt werden. Sämtliche Signale werden von einer SLR-Kamera erfaßt. Protokolloses Arbeiten ist somit möglich. Die Pressungs- und Kontaktverteilung kann außerdem durch einen Oszillographen (HM 512, Fa. Hameg, Frankfurt) äußerst anschaulich pseudodreidimensional dargestellt und vermessen werden (s. Abb. 44).

5 Meßumfang

Vermessen werden insgesamt 16 Gelenke in 5 Winkelpositionen von 30°, 60°, 90°, 120° und 140° Flexion. Der Flansch verhindert stärkere Beugung. 10 Gelenke werden mit 5 Quadricepszuglasten von 50–250 daN in Stufen von 50 daN belastet und stets mit der Low-Pressure-Folie, zusätzlich bis 100 daN mit der Very-Low-Pressure-Folie und ab 200 daN mit der Medium-Pressure-Folie vermessen (450 Messungen). 6 Gelenke werden mit Zuglasten von 25–100 daN in Stufen von 25 daN belastet und mit der Very-Low-Pressure-Folie, ab 50 daN zusätzlich mit der Low-Pressure-Folie vermessen (210 Messungen). An 4 Gelenken werden zusätzlich ab 60° Flexion Low-Pressure-Folien zwischen Quadricepssehne und Gleitlager gelegt (80 Messungen).

6 Berechnungen und Statistik

Es werden jeweils die Werte für die gesamte Patella, die laterale und mediale Facette sowie das paramediane und das Randsegment ermittelt. Elektronisch werden die Größen der Knorpelflächen sowie die Lage und Größen der Kontaktflächen und Drücke für jede Farbstufe bestimmt. Daraus können die Kontaktflächen, Anpreßkräfte, mittlere Drücke und mittlere Maximaldrücke (Drücke auf denjenigen 0,5 cm^2, die die höchsten Druckwerte pro Flächeneinheit anzeigen; nur bei 50–250 daN Zuglast bestimmt) ermittelt werden.

Die Größe der Kontaktfläche erhält man durch Addition der Display-Werte:

$$A_K = A_{blau} + A_{cyan} + A_{rot} + A_{grün} + A_{gelb} \; [cm^2] \tag{43}$$

Die Größe der Anpreßkraft ergibt sich aus der Multiplikation von Druck und Fläche je Farbstufe und der Summation dieser Einzelkräfte nach

$$F = (A_{blau} \times P_{blau}) + (A_{cyan} \times P_{cyan}) + \ldots (A_{gelb} \times P_{gelb}) \; [daN] \tag{44}$$

Der mittlere Druck ergibt sich aus

$$\bar{P} = \frac{F}{A_K} \; \left[\frac{daN}{cm^2}\right] \tag{45}$$

Der mittlere Maximaldruck errechnet sich aus

$$P_{max} = \frac{F_{max}}{0,5} \left[\frac{daN}{cm^2}\right] \qquad (46)$$

Betragen z.B. A_{gelb} 0,3 cm^2 und $A_{grün}$ 0,5 cm^2, so ist

$$P_{max} = \frac{(P_{gelb} \times 0,3) + (P_{grün} \times 0,2)}{0,5} = \frac{F_{gelb} + (F_{grün} \times \frac{2}{5})}{0,5} \qquad (47)$$

Aus der Knorpelfläche A_{Kp} und der Kontaktfläche A_K wird der Flächennutzungsgrad bestimmt nach

$$\frac{A_K}{A_{Kp}} \times 100\% \qquad (48)$$

Die Berechnungen erfolgen mit Hilfe des Computers Mincal 621 in der Fakultät für Physik der Universität Freiburg.

Die statistische Analyse nach *Immich* (1974), *Sachs* (1974) und den wissenschaftlichen Tabellen (Fa. Geigy 1968) umfaßt

1. Mittelwerte, Varianz und Standardabweichungen.
Als Funktion von Kniebeugewinkel und Sehnenzuglast:
2. Homogenität der Varianzen und Linearität.
3. Regressionsgeraden mit Vertrauensgrenzen der Regressionskoeffizienten und der Achsenabschnitte.
4. Korrelationskoeffizienten.
5. Prüfung von Regressions- und Korrelationskoeffizienten gegen 0.
6. Zwischen lateraler und medialer Facette sowie Paramedian- und Randsegment Vergleich der Regressionskoeffizienten und im Wilcoxon-Paardifferenztest der Mittelwerte.

Das Signifikanzniveau wird auf $2\alpha \leq 0,05$ gewählt. Im einzelnen wird auf die Signifikanz nur ausnahmsweise hingewiesen.

7 Resultate

7.1 Meßserie 50–250 daN Sehnenzuglast

Sämtliche Meßdaten werden mit der L-Folie* geprüft. Überdrückte Meßbereiche treten nicht auf. Von verschieden sensiblen Folien gemeinsam erfaßte Meßbereiche sind mit kleinen Abweichungen, die den gering differenten Mittelwerten der Druckstufen zugeschrieben werden, deckungsgleich. Im Meßbeispiel der Abb. 42, S. 66, wird die Sehnenzuglast bei 90° Flexion kontinuierlich von 50–250 daN in Stufen von 50 daN erhöht (L-Folie). Die Kontaktflächen nehmen von 1,0 bis 3,8 cm^2 zu, mit kleineren Zuwachsraten bei hohen Zuglasten. Die Drücke steigen deutlich an. Bei 50 daN Zuglast herrschen 11 daN/cm^2 vor. Nur im Zentrum werden 19 daN/cm^2 erreicht. Mit Zuglastzunahme treten höhere Drücke zunächst unregelmäßig verteilt und begrenzt in relativ kleinen Arealen des Kontaktzentrums auf, um zunehmend in breite Plateaus mit steilen peripheren Druckgradienten überzugehen. Die Anpreßkraft wächst von 11,8 auf 137,8 daN und der mittlere Druck von 11,8 daN/cm^2 auf 36,3 daN/cm^2.

Im folgenden werden abgekürzt:
Very low pressure-Folie = VL-Folie, Low pressure-Folie = L-Folie, Medium pressure-Folie = M-Folie

Die Gesetzmäßigkeit des Kontaktflächenwechsels als Funktion des Beugewinkels wird auch für hohe Zuglasten bestätigt (Abb. 43, S. 67). Die Kontaktflächen sind schmal und vorwiegend lateral gelegen. Bis zur Rechtwinkelstellung ist das Randsegment ausgespart. Bei 90° erreicht die nach proximal wandernde Kontaktfläche die Patellabasis. Bei 140° Flexion sind die lateralen und medialen Kontaktflächen durch eine schmale inkonstant auftretende Brücke verbunden. Die pseudodreidimensionale Darstellung dieser Abdrucke, bei der die Drücke kontinuierlich, also ohne Druckstufenintegration, wiedergegeben werden, zeigt mit der Amplitudenhöhe der „Druckgebirge" deutlich die geringen zentralen Druckschwankungen und die großen peripheren Druckgradienten (Abb. 44).

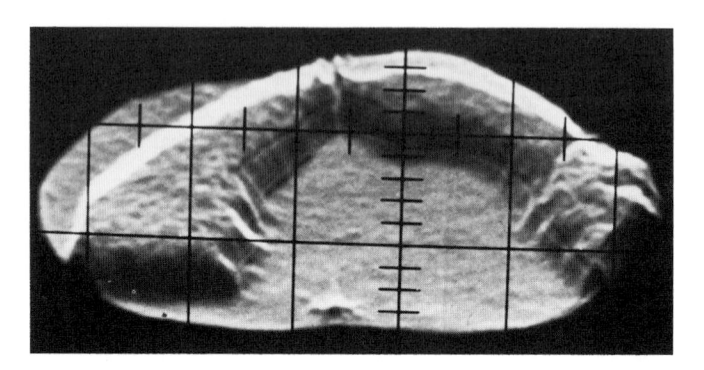

Abb. 44 Pseudodreidimensionale Darstellung des gleichen Abdruckes wie Abb. 43e (S. 67). Amplitudenhöhe = Druck. Links = lateral

7.1.1 Kontaktflächen

Die Größe der retropatellaren Knorpelfläche aller 10 Patellae beträgt $12,8 \pm 1,9$ cm^2, lateral $7,1 \pm 1,1$ cm^2 (= $55 \pm 4\%$), medial $5,7 \pm 0,8$ cm^2 (= $45 \pm 4\%$), paramedian $4,2 \pm 0,5$ cm^2 (= $33 \pm 3\%$) und am Randsegment $1,5 \pm 0,4$ cm^2 (= $12 \pm 3\%$).

Die Kontaktflächen steigen mit der Sehnenzuglast regelmäßig und signifikant an (Abb. 45). Die Korrelationskoeffizienten (Tab. 14) und Regressionen unterscheiden sich sämtlich signifikant von 0*. Im Mittel werden bei 50 daN Zuglast zwischen $0,9 \pm 0,2$ cm^2 und $1,5 \pm 0,5$ cm^2, bei 250 daN zwischen $2,4 \pm 0,8$ cm^2 und $4,3 \pm 0,9$ cm^2 gemessen. Die Zuwachsraten werden mit Lasterhöhung kleiner (Tab. 15).

Die Kontaktflächen sind für alle Zuglasten abhängig vom Beugewinkel (Abb. 45, Tab. 14). Die stärksten Gewinne werden zwischen 30° und 60° Flexion bei hohen Zuglasten erzielt. Ab 60° sind die Steigungen gering, teilweise negativ. So wachsen die Kontaktflächen bei 250 daN Last zwischen 30° und 60° von $2,4 \pm 0,8$ cm^2 auf $3,8 \pm 1,0$ cm^2, während sie zwischen 120° und 140° mit $4,3 \pm 0,9$ cm^2 resp. $\pm 1,0$ cm^2 konstant bleiben. Insgesamt sind die Zuwachsraten bei Winkelveränderungen geringer als diejenigen bei Lasterhöhung.

Die Kontaktflächen sind an der lateralen Facette stets größer als medial (Abb. 46). Bei annähernd gleichen Steigungen sind ihre Achsenabschnitte und Mittelwerte stets signifikant verschieden. Die Korrelations- und Regressionskoeffizienten (s. Tab. 14) unterscheiden sich an beiden Facetten sowohl über die Winkel als auch über die Zugkräfte mit Ausnahme der lateralen Seite bei 50 daN Zuglast von 0. Über alle Winkel und Lasten gemittelt beträgt der laterale Kontaktanteil $60,9 \pm 8\%$, entsprechend einem Quo-

---

* Auf die Wiedergabe der Regressionsanalysen wird hier und im folgenden verzichtet.

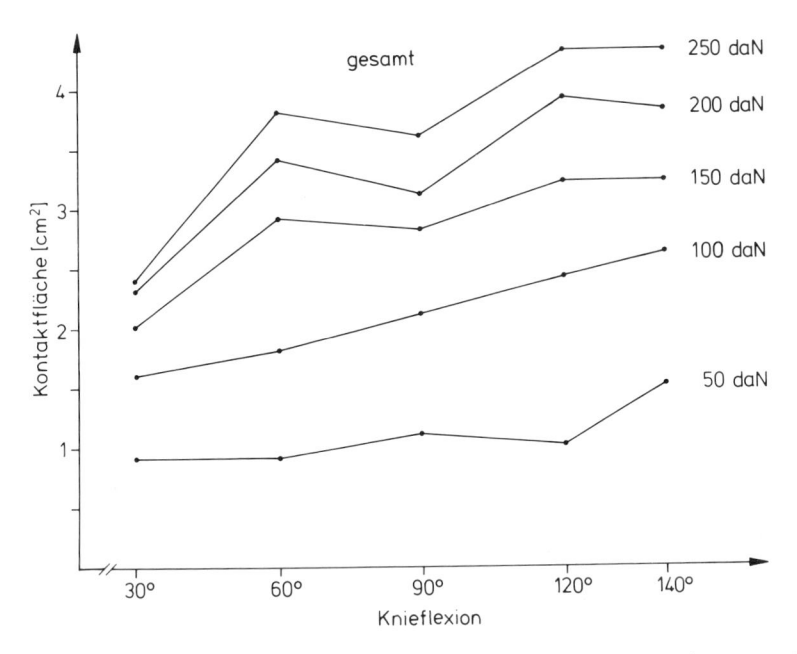

Druck- und Kontaktflächenmessungen mit der Druckmeßfolie 83

Abb. 45 Kontaktflächen der Patella als Funktion der Knieflexion bei Sehnenzuglasten von 50 bis 250 daN. n = 10, SD der Mittelwerte ± 0,2 bis ± 0,9 cm²

Tabelle 14 Korrelationskoeffizienten bei zunehmender Sehnenzuglast (A; n = 50) und Knieflexion (B; n = 50). Signifikanzschranke für 2 $a \leq 0{,}05 = 0{,}2787$. Eingerahmte Werte = keine Signifikanz

	Kontaktfläche			Anpreßkraft			Druck		
	ges.	lat.	med.	ges.	lat.	med.	ges.	lat.	med.
A. Flexion									
30°	0,58	0,48	0,54	0,74	0,69	0,61	0,75	0,74	0,72
60°	0,78	0,68	0,80	0,82	0,73	0,85	0,69	0,65	0,70
90°	0,79	0,71	0,73	0,80	0,74	0,76	0,65	0,65	0,64
120°	0,80	0,77	0,72	0,85	0,80	0,81	0,83	0,78	0,71
140°	0,74	0,72	0,66	0,78	0,75	0,76	0,73	0,68	0,76
B. Sehnen-zuglast									
50 daN	0,38	0,17	0,50	0,42	0,25	0,48	0,26	0,09	0,19
100 daN	0,47	0,30	0,53	0,41	0,28	0,48	0,04	0,01	0,13
150 daN	0,44	0,28	0,53	0,37	0,21	0,51	−0,01	−0,04	0,12
200 daN	0,55	0,47	0,50	0,45	0,36	0,47	−0,04	−0,06	0,05
250 daN	0,52	0,36	0,58	0,43	0,26	0,54	−0,05	−0,04	0,04

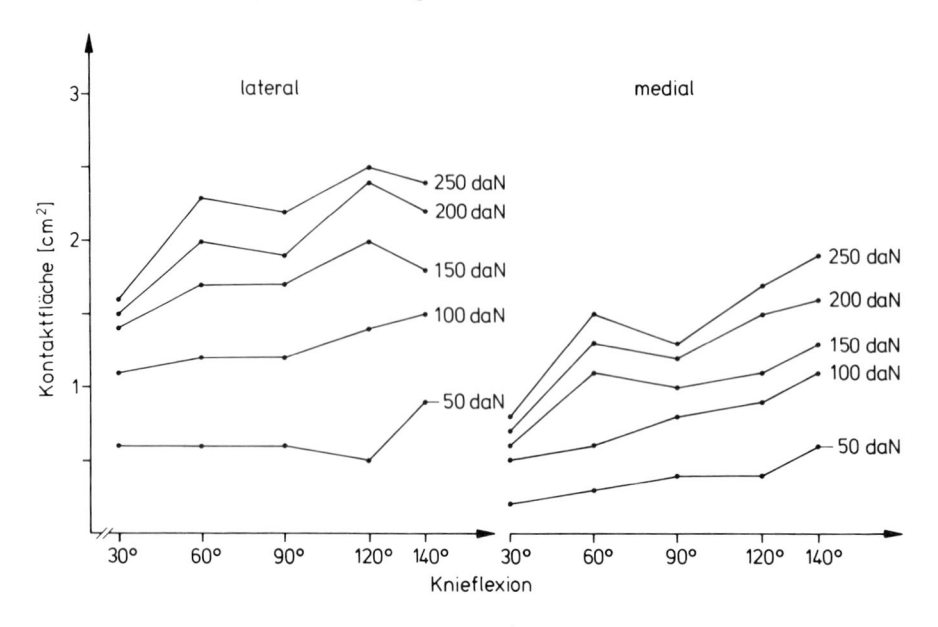

84   Druck- und Kontaktflächenmessungen mit der Druckmeßfolie

Abb. 46 Kontaktflächen der lateralen und medialen Facette als Funktion der Knieflexion. n = 10, SD der Mittelwerte lateral ± 0,2 bis ± 0,6 cm², medial ± 0,1 bis ± 0,4 cm²

Tabelle 15 Zuwachsraten von Kontaktfläche, Anpreßkraft und Druck in Funktion der Sehnenzuglast

Zuglast	Kontaktflächen cm²	Anpreßkraft daN	Druck daN/cm²
50–100	1,02 ± 0,26	27 ± 5	5,4 ± 0,5
100–150	0,72 ± 0,26	25 ± 5	4,4 ± 0,5
150–200	0,48 ± 0,18	27 ± 7	3,4 ± 0,5
200–250	0,38 ± 0,16	21 ± 8	2,7 ± 0,5

tienten lat./med. von 1,56. Mit zunehmender Beugung verschiebt sich der laterale Kontaktanteil von 69,7% auf 58%, vor allem durch mediale Kontaktgewinne bei 60° Flexion und nach Einbezug des Randsegments (Abb. 47). Dessen erst bei 120° einsetzender Kontakt steigt unter Abnahme des paramedianen Kontaktes steil an.

Der Flächennutzungsgrad (prozentuales Verhältnis zwischen Kontaktflächen und absoluten Knorpelflächen) ist nur bei 30° Flexion deutlich geringer als in den übrigen Beugestellungen (Tab. 16). Zwischen lateraler Facette und Paramediansegment besteht bis 120° kein Unterschied, ebenso bei 140° nicht zwischen medialer und lateraler Facette. Das Verhältnis der lateralen zur paramedianen Kontaktfläche entspricht demjenigen der Knorpelflächen. Entsprechend ist — über alle Winkel gemittelt — die Flächennutzung lateral und paramedian gleich (Abb. 48).

Im Mittel betragen die Kontaktflächen pro Winkelposition bei 50 daN Zuglast unter 10% und bei 250 daN um 30% der Knorpelflächen. Das Randsegment wird dagegen bei 140° Flexion wesentlich stärker, und zwar zwischen 26% und 64% genutzt. Bei einigen Kniegelenken hat es bei 250 daN zu über 80% Kontakt.

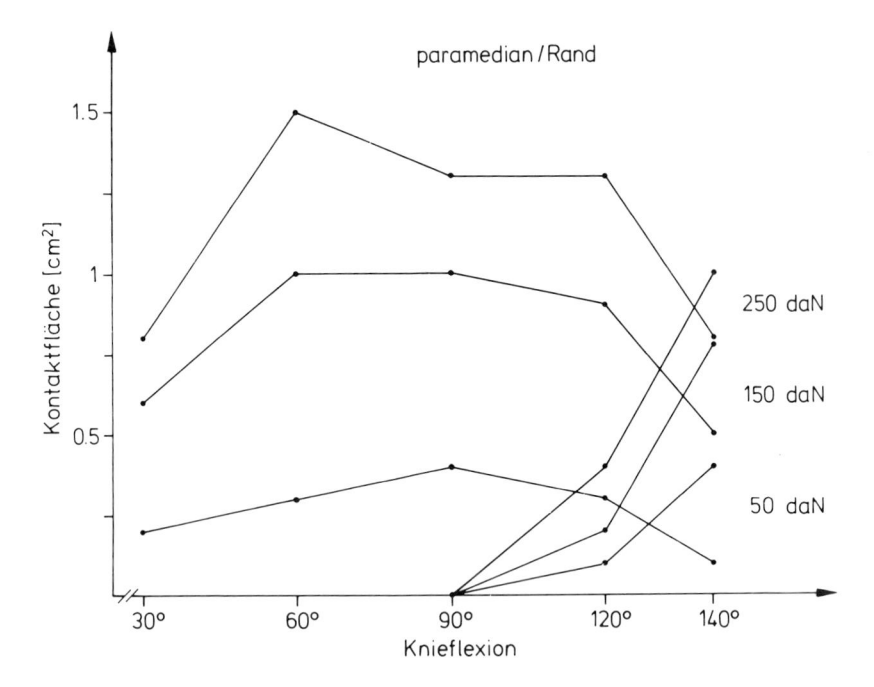

Druck- und Kontaktflächenmessungen mit der Druckmeßfolie 85

Abb. 47 Kontaktflächen des paramedianen (links) und des Randsegments (rechts) als Funktion der Knieflexion. n = 10, SD der Mittelwerte ± 0,2 bis ± 0,4 cm²

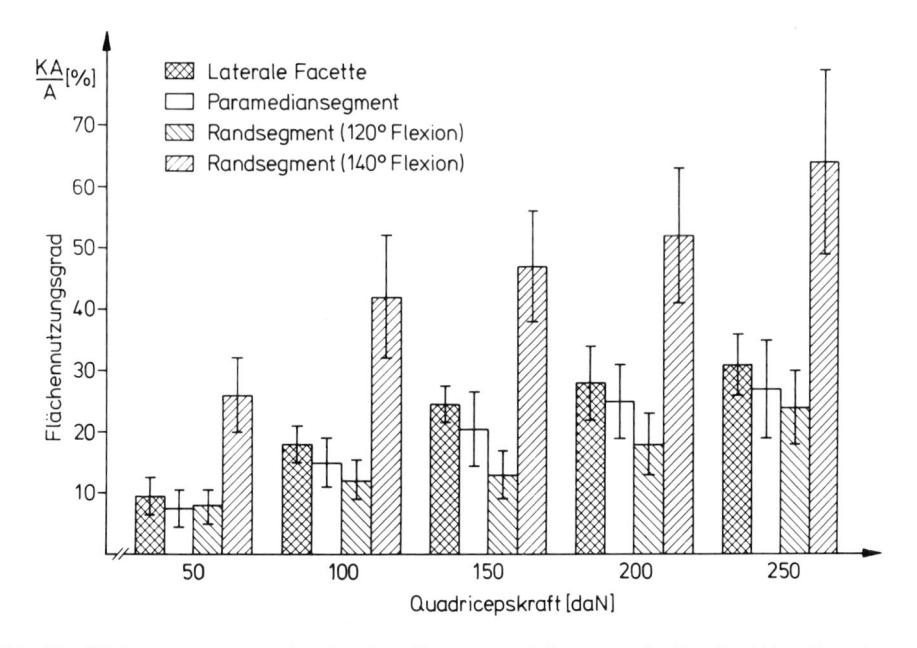

Abb. 48 Flächennutzungsgrad der einzelnen Facetten und Segmente der Patella. KA = Kontaktfläche, A = Knorpelfläche

Tabelle 16 Flächennutzungsgrad (Kontaktfläche/Knorpelfläche in %) in den einzelnen Kniebeugestellungen. Quadricepszuglast 250 daN

	Knieflexion				
	30°	60°	90°	120°	140°
Patella	18 ± 4	29 ± 6	28 ± 3	33 ± 5	34 ± 6
Laterale Facette	22 ± 6	31 ± 9	32 ± 4	36 ± 7	35 ± 6
Mediale Facette	13 ± 4	26 ± 4	24 ± 5	31 ± 7	33 ± 7
Paramediansegment	18 ± 6	35 ± 8	32 ± 6	33 ± 5	19 ± 10
Randsegment	±	±	±	24 ± 6	64 ± 15

Die Projektion der Kontaktflächen übereinander zeigt, daß mit Ausnahme der Streckfacette zwischen 30° und 140° Beugung nahezu sämtliche Knorpelareale für den Kontakt genutzt werden. Im Zentrum der Knorpelfläche besteht eine Zone, die in 3 Beugestellungen beansprucht wird. Diese ist lateral größer als medial und hat dort in einem kleinen Areal sogar in allen 5 Winkelpositionen Kontakt (s. Abb. 57b).

7.1.2 Anpreßkräfte

Mit Erhöhung der Sehnenzuglast steigen die Anpreßkräfte in jeder Winkelposition steil an (Abb. 49). Bei 50 daN werden zwischen 11 ± 2 und 24 ± 10 daN ermittelt, bei 250 daN zwischen 74 ± 17 und 139 ± 31 daN. Die Zunahme beträgt über alle Winkel das 7,6fache. Die Steigungsraten unterscheiden sich nicht (s. Tab. 15).

Die Anpreßkräfte sind gering abhängig vom Beugewinkel (Abb. 49). Korrelations- und Regressionskoeffizienten (s. Tab. 14) unterscheiden sich signifikant von 0. Die Steigungen sind aber wesentlich geringer als bei Zunahme der Zuglast. Die stärksten Anstiege bestehen zwischen 30° und 60° und in der Endphase der Beugung.

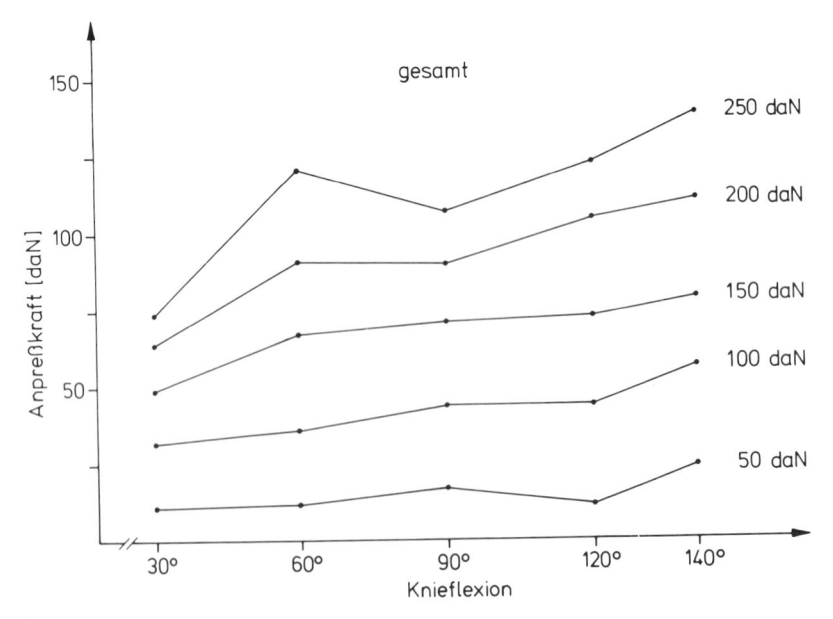

Abb. 49 Anpreßkraft der Patella als Funktion der Knieflexion bei Sehnenzuglasten von 50 bis 250 daN. n = 10, SD der Mittelwerte ± 2 bis + 32 daN

An lateraler und medialer Facette sind die Anpreßkräfte abhängig von der Sehnenzuglast (Abb. 50, s. Tab. 14), während bei Winkelveränderungen die Regressionsgeraden lateral nur bei 100 und 200 daN Zuglast und medial stets signifikant ansteigen (Abb. 50, s. Tab. 14). Die Anpreßkräfte sind lateral stets größer als medial (Abb. 50). Maximal werden lateral 81 ± 16 daN und medial 58 ± 19 daN erreicht. Der Quotient von 1,61 ± 0,2 entspricht demjenigen der Kontaktflächen. Paramedian nehmen die Anpreßkräfte bei starken Beugungen zugunsten des Randsegmentes ab (Abb. 51). Dieses wird bei 140° stärker belastet als das Paramediansegment.

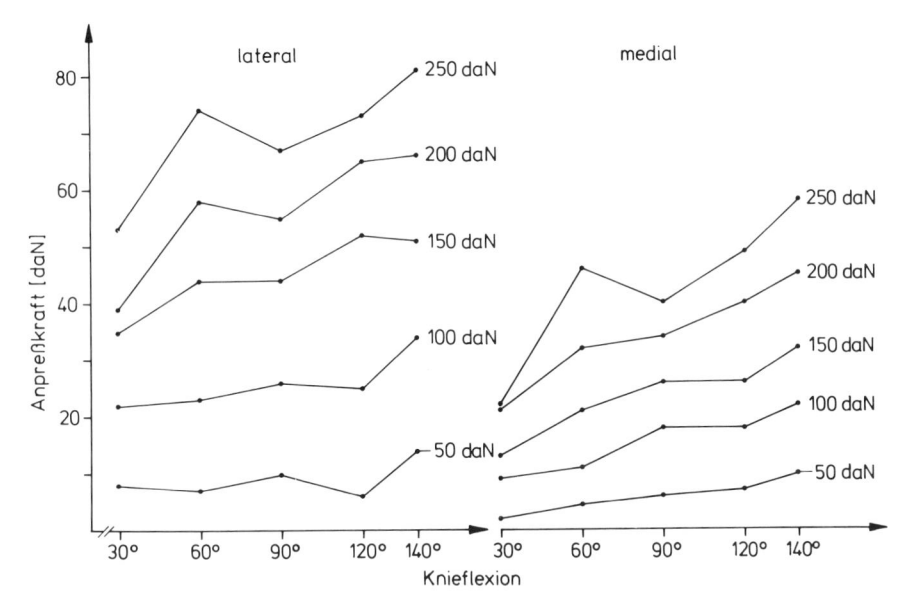

Abb. 50 Anpreßkraft der lateralen und medialen Facette als Funktion der Knieflexion. n = 10, SD der Mittelwerte lateral ± 2 bis ± 26 daN, medial ± 2 bis ± 19 daN

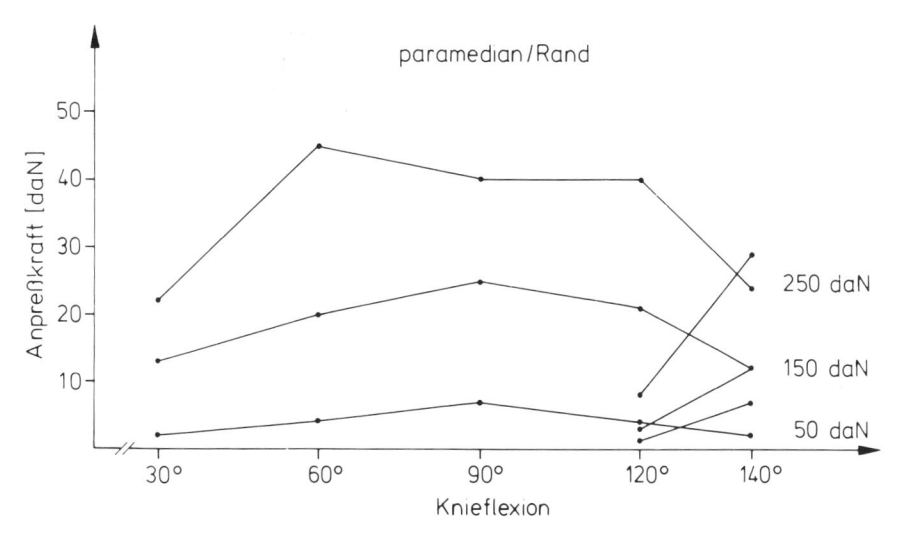

Abb. 51 Anpreßkraft am paramedianen (links) und am Randsegment (rechts) als Funktion der Knieflexion bei Sehnenzuglasten zwischen 50 und 250 daN. n = 10, SD der Mittelwerte ± 2 bis ± 14 daN

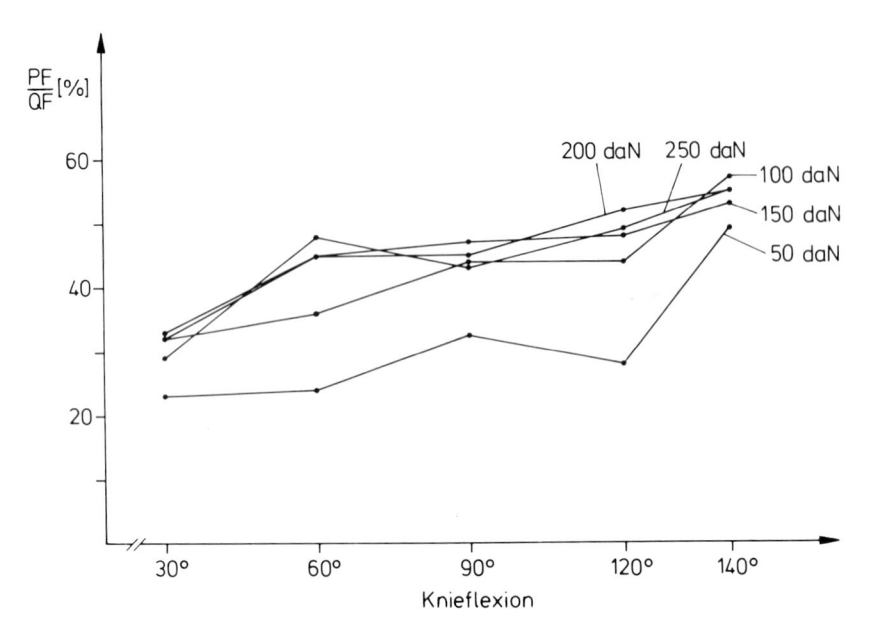

Abb. 52 Verhältnis von retropatellarer Anpreßkraft PF zur Sehnenzuglast QF in % als Funktion der Knieflexion bei Sehnenzuglasten von 50–250 daN. n = 10

Das Verhältnis der Anpreßkraft zur Sehnenzuglast nimmt mit zunehmender Beugung bei allen Zugkräften zu (Abb. 52). Die stärksten Anstiege bestehen zwischen 30° und 60° sowie 120° und 140° Flexion. Es ist unabhängig von der Zugkraft.

7.1.3 Mittlerer Druck und mittlerer Maximaldruck

Densitometrisch werden mit der M-Folie auf kleinen Flächen von 3,14 mm^2 in den Kontaktzentren zwar vereinzelt Druckspitzen bis 94 daN/cm^2 gemessen, im Integral der analogen Bildauswertung der L-Folie diese jedoch aufgrund der kleinen Fläche eliminiert. Bei Zuglasten von 250 daN übertreffen die densitometrisch ermittelten Drücke im Mittel die obere Meßbereichsgrenze der L-Folie (63 daN/cm^2) auf einer Fläche von 7 mm^2 mit 10 daN/cm^2. Der dadurch bedingte Fehler liegt unter 2% und wird vernachlässigt.

Der mittlere Druck ist bei allen Beugewinkeln abhängig von der Sehnenzuglast (Abb. 53 bis 55, s. Tab. 14). Die Steigungsraten sind in den einzelnen Winkelpositionen bei gleicher Zuglaständerung annähernd gleich (Abb. 53) und werden mit zunehmender Zuglast kleiner (s. Tab. 15).

Der mittlere Druck ist sowohl an der gesamten Patella als auch an lateraler und medialer Facette unabhängig vom Beugewinkel (Abb. 53 bis 55). Die Korrelations- und Regressionskoeffizienten unterscheiden sich nicht von 0 (s. Tab. 14). Werden bei 50 daN Zuglast Drücke zwischen 13 ± 1 und 15 ± 2 daN/cm^2 gemessen, so sind es bei 250 daN zwischen 28 ± 3 und 31 ± 5 daN/cm^2.

Der mittlere Druck ist lateral und medial gleich. Der Quotient zwischen lateralem und medialem Druck beträgt im Mittel aller Winkel und Zuglasten 1,05 ± 0,12. Die Regressionskoeffizienten sind nicht verschieden. Am Randsegment ist der mittlere Druck bei 120° kleiner als am Paramediansegment, steigt dann aber steil um das 2–3fache an (Abb. 56). Bei 150 daN wächst er z.B. von 6 ± 2 daN/cm^2 auf 19 ± 6 daN/cm^2. Seine Beanspruchung variiert und ist abhängig davon, ob das Paramediansegment noch Kontakt

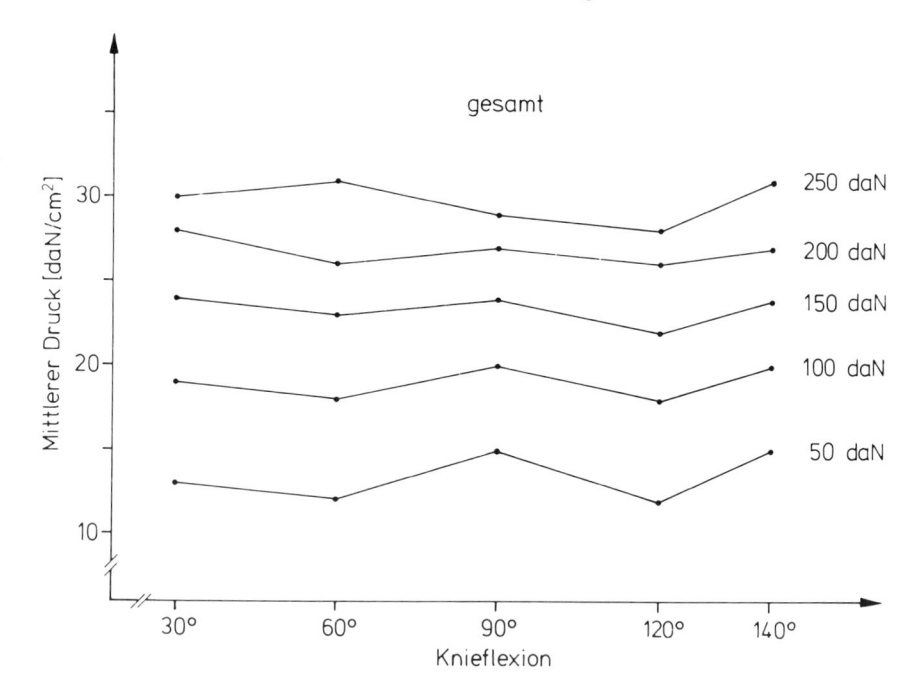

Abb. 53 Mittlerer Druck an der Patella als Funktion der Knieflexion bei Sehnenzuglasten von 50–250 daN. n = 10, SD der Mittelwerte ± 1 bis ± 6 daN/cm²

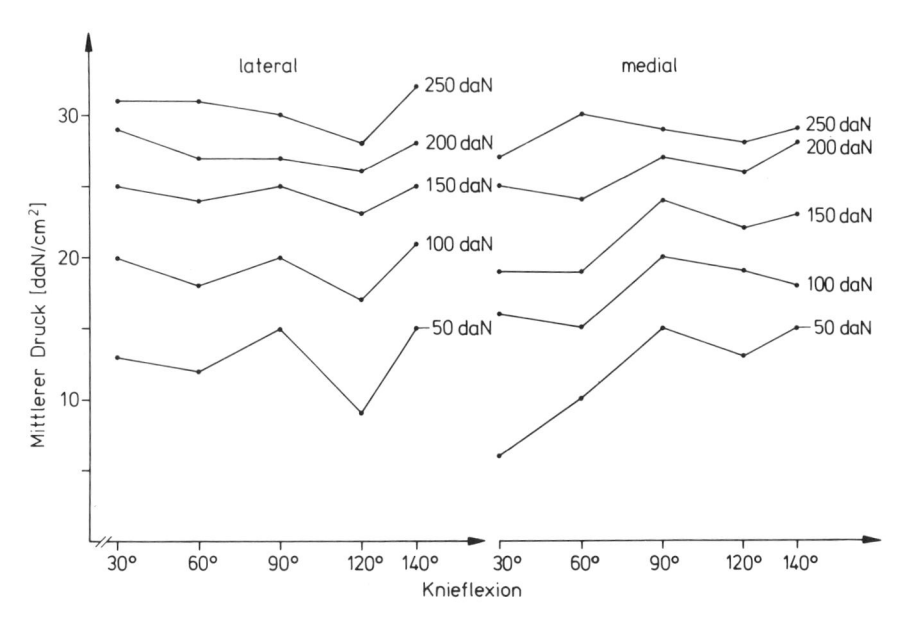

Abb. 54 Mittlerer Druck an lateraler und medialer Facette als Funktion der Knieflexion. n = 10, SD der Mittelwerte ± 1 bis ± 6 daN/cm²

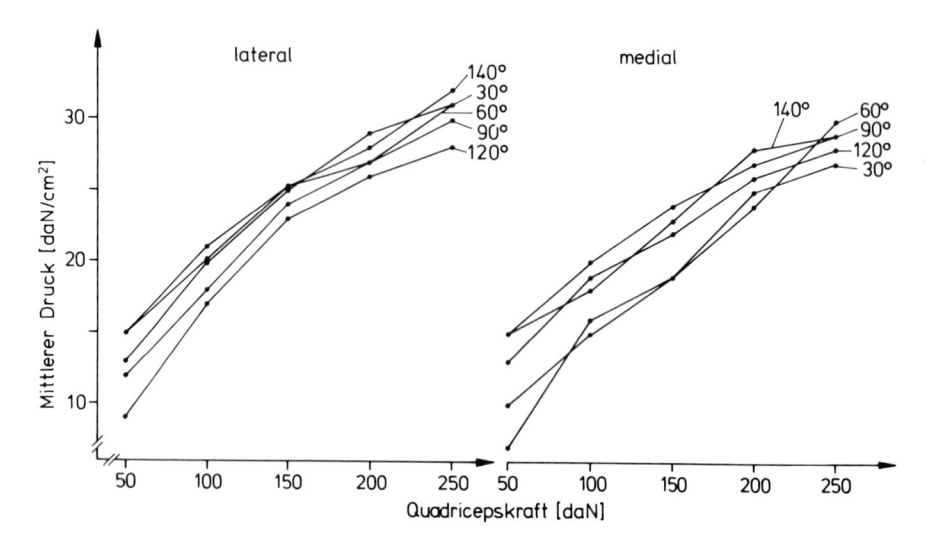

Abb. 55 Mittlerer Druck an lateraler und medialer Facette als Funktion der Sehnenzuglast. n = 10, SD der Mittelwerte s. Abb. 54

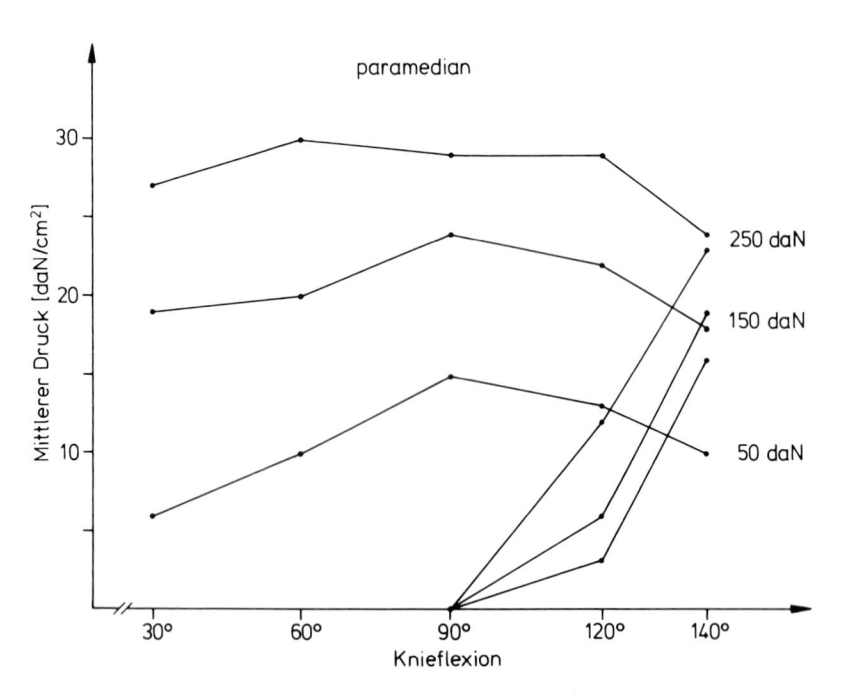

Abb. 56 Mittlerer Druck am paramedianen (links) und am Randsegment (rechts) als Funktion der Knieflexion. n = 10, SD der Mittelwerte ± 2 bis ± 9 daN

hat oder nicht. Mit Zuglastzunahme steigt sie aber in beiden Kontaktpositionen signifikant an.

Der mittlere Maximaldruck übertrifft den mittleren Druck bei geringen Zuglasten kaum, bei hohen Zuglasten um ca. 50%. Er ist abhängig von der Zuglast und unabhängig vom Beugewinkel sowie lateral und medial gleich (Tab. 17). Der mittlere Maximaldruck wird am häufigsten im oberen Segment der lateralen Facette als Zone der größten Beanspruchung gemessen (Abb. 57a). Diese ist teilweise mit der Zone des häufigsten Kontaktes identisch (Abb. 57b).

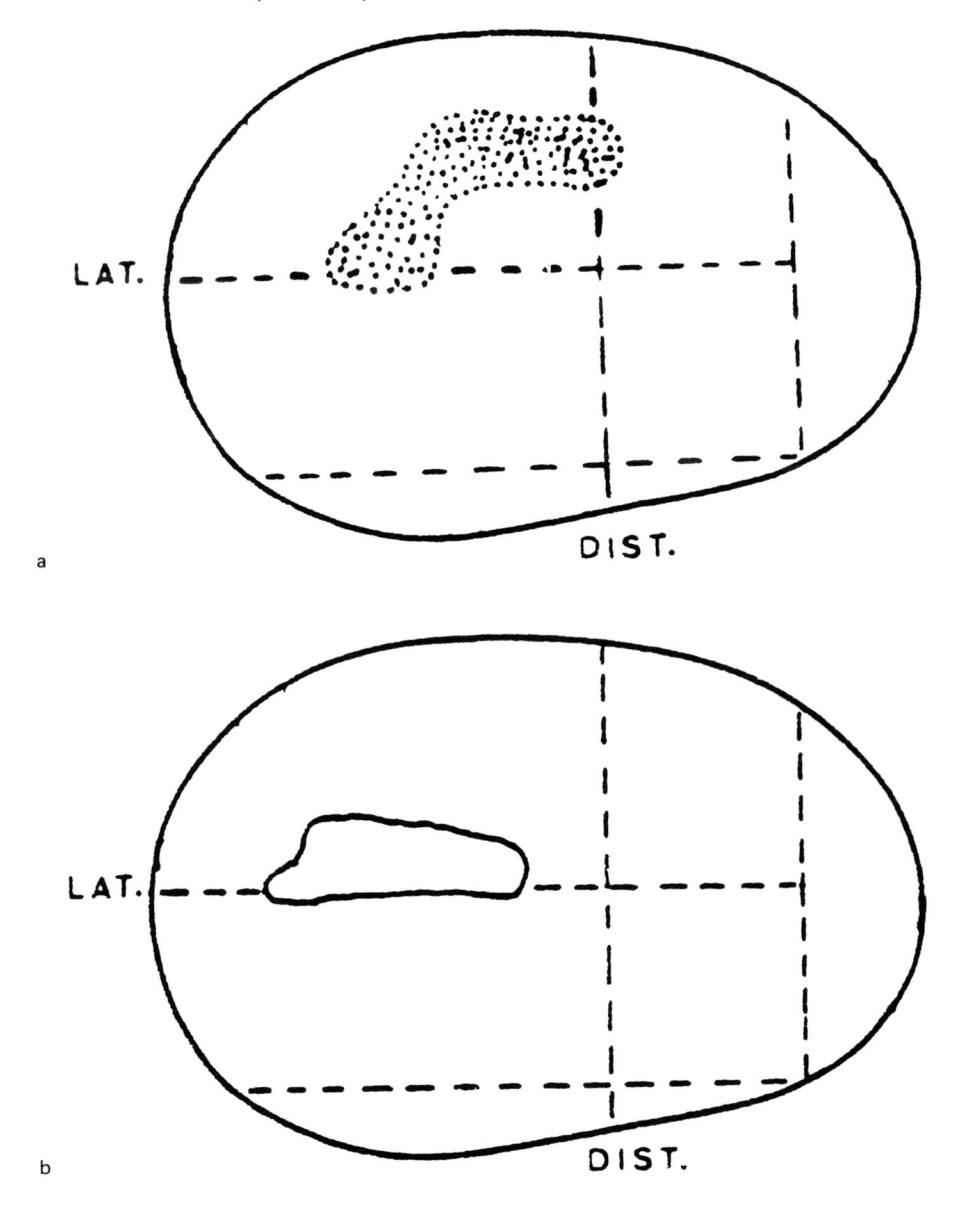

Abb. 57a und b a) häufigste Zone des mittleren Maximaldruckes bei Knieflexionen von $30°-140°$.
b) häufigste Kontaktzone bei Knieflexionen von $30°-140°$

Tabelle 17 Mittlerer Maximaldruck in daN/cm² an lateraler und medialer Facette

Sehnenzuglast	\	\	Knieflexion	\	\
	30°	60°	90°	120°	140°
lateral					
50 daN	13 ± 1	10 ± 4	15 ± 7	10 ± 5	16 ± 7
100 daN	23 ± 7	22 ± 10	27 ± 9	23 ± 6	28 ± 8
150 daN	32 ± 7	31 ± 10	35 ± 9	32 ± 8	34 ± 8
200 daN	38 ± 8	37 ± 12	39 ± 9	39 ± 10	40 ± 11
250 daN	43 ± 11	43 ± 13	45 ± 12	40 ± 9	46 ± 10
medial					
50 daN	11 ± 4	8 ± 5	13 ± 7	12 ± 6	15 ± 6
100 daN	16 ± 8	18 ± 9	25 ± 8	23 ± 6	25 ± 9
150 daN	23 ± 9	26 ± 9	31 ± 7	29 ± 8	32 ± 7
200 daN	33 ± 10	32 ± 8	36 ± 9	37 ± 9	39 ± 9
250 daN	31 ± 11	40 ± 12	40 ± 7	40 ± 7	43 ± 7

7.1.4 Patella bipartita

Gelenk Nr. 9 hat eine Patella bipartita mit seltenem medialen Fragment. Bis 120° Beugung gleichen seine Kontaktzonen denen anderer Gelenke (Abb. 58, S. 68). Bei 140° wird medial nur das kleine Fragment beansprucht (Abb. 58, S. 68). Erst bei hohen Zugkräften ab 200 daN haben auch periphere Teile des Randsegments bei deutlich geringerer Beanspruchung Kontakt. Die Quotienten zwischen lateraler und medialer Facette liegen mit 2,2 (Kontaktfläche) und 2,9 (Anpreßkraft) weit über dem Durchschnitt. Bei 3,1 cm² Kontaktfläche und 125,5 daN Anpreßkraft wird die laterale Facette mit 40,5 daN/cm² stark beansprucht. Medial gleicht der Druck mit 30,9 daN/cm² dem Mittelwert aller Gelenke.

7.2 Meßserie 25–100 daN Sehnenzuglast

Der Messung liegen VL-Folien zugrunde. Überdrückte Bezirke werden durch flächenentsprechende Messungen der L-Folie ergänzt. Zuglasterhöhung um je 25 daN bedingt größere Kontaktflächen und höhere Drücke (Abb. 59, S. 68). Diese liegen im Kontaktzentrum. Peripher werden die Druckgradienten zunehmend steiler. Beugewinkelzunahme bestätigt die früheren Messungen.

7.2.1 Kontaktflächen

Die Größen der Knorpelflächen betragen: Patella 13,2 ± 1,4 cm², laterale Facette 7,4 ± 1,1 cm² (= 56 ± 4%), mediale Facette 5,7 ± 0,5 cm² (= 44 ± 4%), Paramediansegment 4,1 ± 0,7 cm² (= 31 ± 3%), Randsegment 1,7 ± 0,3 cm² (= 13 ± 3%). Sie entsprechen damit denjenigen der übrigen Meßserien.

Die Kontaktflächen sind sowohl von der Sehnenzuglast als auch vom Kniebeugewinkel abhängig (Abb. 60 und Tab. 18). Die Steigungen sind jedoch bei Kraftzunahme steiler. Betragen die Kontaktflächen bei 25 daN Zuglast zwischen 0,82 ± 0,25 und 1,37 ± 0,23 cm², so sind es bei 100 daN 2,25 ± 0,4 bis 4,25 ± 0,49 cm², was einem 3,1fachen Gewinn entspricht, gegenüber einer nur 1,7fachen Zunahme mit der Beugung. Wiederum sind die Kontaktflächen bei 30° am kleinsten, bei 120° am größten und nehmen zwischen 30° und 60° am stärksten zu. Die Zuwachsraten betragen zwischen 25 und 50 daN Zuglast 1,25 ± 0,22 cm², zwischen 75 und 100 daN Zuglast 0,53 ± 0,21 cm².

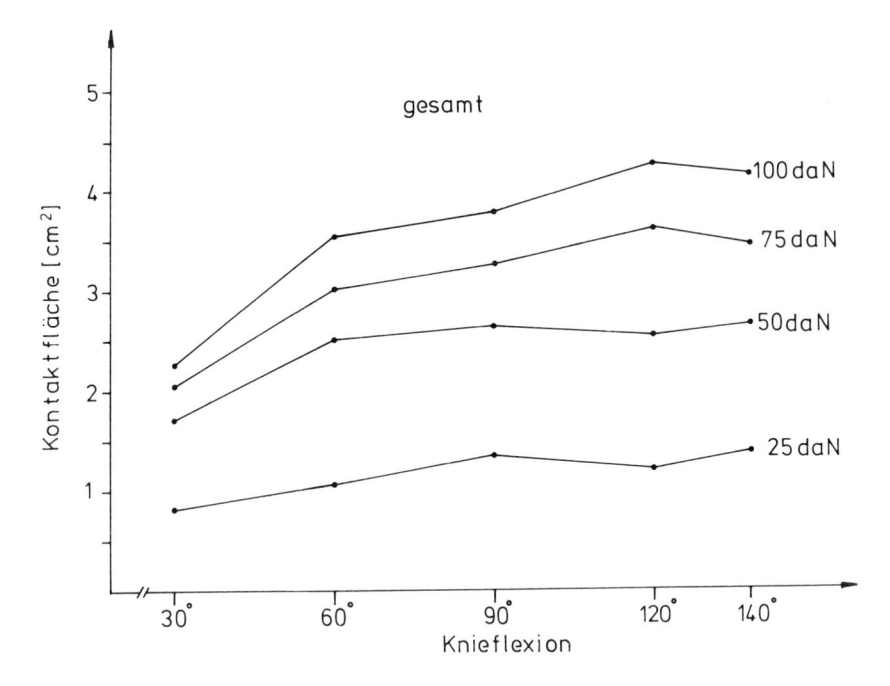

Abb. 60 Kontaktflächen der Patella als Funktion des Kniebeugewinkels bei Sehnenzuglasten von 25–100 daN. n = 6, SD der Mittelwerte ± 0,21 bis ± 0,69 cm²

Tabelle 18 Korrelationskoeffizienten bei zunehmender Sehnenzuglast (A; n = 24) und Knieflexion (B; n = 30)

	Kontaktfläche			Anpreßkraft			Druck		
	ges.	lat.	med.	ges.	lat.	med.	ges.	lat.	med.
A. Flexion									
30°	0,82	0,66	0,68	0,90	0,76	0,87	0,93	0,73	0,67
60°	0,89	0,84	0,85	0,96	0,91	0,94	0,89	0,87	0,86
90°	0,90	0,84	0,89	0,95	0,92	0,90	0,88	0,87	0,83
120°	0,92	0,92	0,84	0,96	0,95	0,91	0,91	0,88	0,86
140°	0,92	0,91	0,88	0,97	0,97	0,91	0,85	0,77	0,85
B. Sehnenzuglast									
25 daN	0,48	0,21	0,48	0,54	0,25	0,47	0,13	0,32	0,26
50 daN	0,58	0,20	0,71	0,64	0,19	0,70	0,17	0,30	0,30
75 daN	0,73	0,46	0,80	0,82	0,53	0,80	0,27	0,13	0,22
100 daN	0,75	0,57	0,78	0,80	0,63	0,69	0,35	0,16	0,29

Signifikanzschranke für 2 $\alpha \leq 0,05$ und n = 24 = 0,4044, für n = 30 = 0,3610.
Eingerahmte Werte = keine Signifikanz

Auch an lateraler und medialer Facette steigen die Kurven als Funktion von Zuglast und Beugewinkel mit Ausnahme der Winkelfunktion lateral bei kleinen Zuglasten stets an (Abb. 61, Tab. 18). Die Kontaktflächen sind lateral stets größer als medial. Das Verhältnis – über alle Winkel und Zuglasten gemittelt – ist mit 60,3 ± 6,5% zu 39,7 ± 6,5% sehr konstant (Quotient 1,52) und entspricht demjenigen der Meßserie 50–250 kp mit

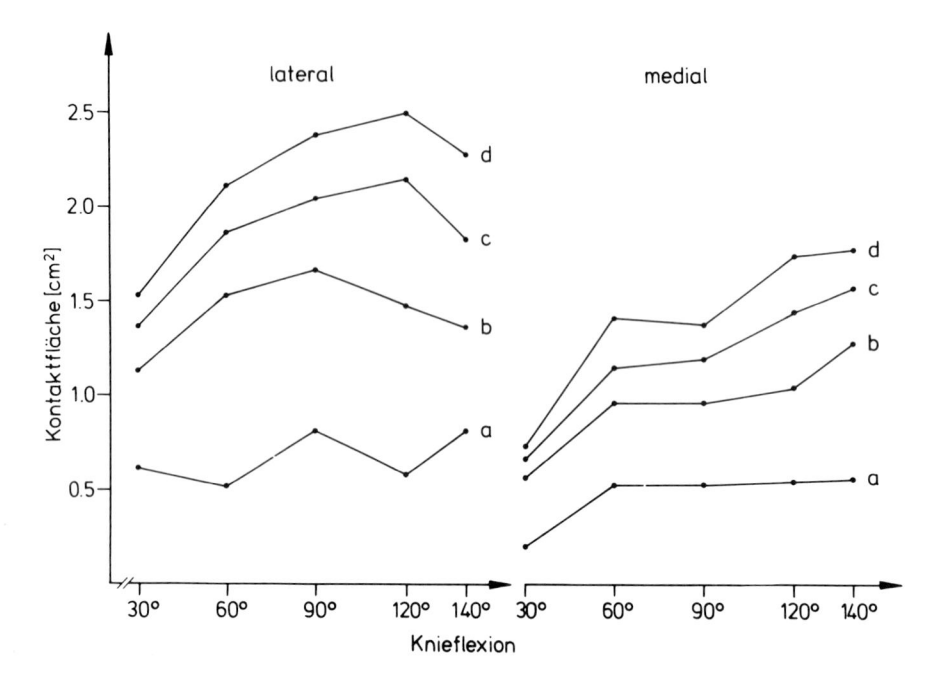

Abb. 61 Kontaktflächen der lateralen und medialen Facette als Funktion des Kniebeugewinkels. a = 25 daN, b = 50 daN, c = 75 daN, d = 100 daN Sehnenzuglast. n = 6, SD der Mittelwerte lateral ± 0,16 bis ± 0,44 cm², medial ± 0,08 bis ± 0,29 cm²

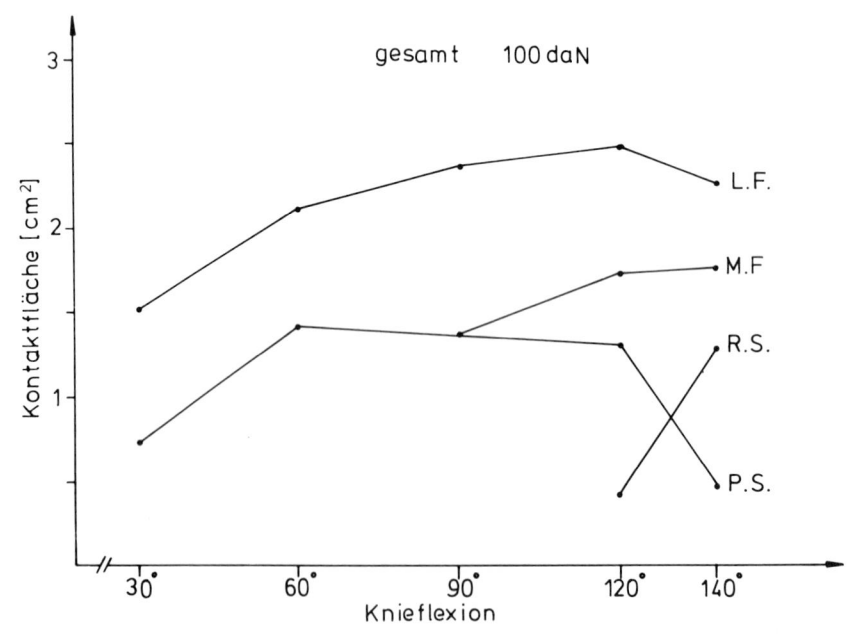

Abb. 62 Kontaktflächen von lateraler Facette (L.F.), medialer Facette (M.F.), Paramediansegment (P.S.) und Randsegment (R.S.) als Funktion des Kniebeugewinkels bei 100 daN Sehnenzuglast. n = 6, SD der Mittelwerte ± 0,08 bis ± 0,44 cm²

Tabelle 19 Prozentualer Anteil der Kontaktfläche des Randsegments am Kontakt der medialen Facette

Sehnenzuglast	Flexion	
	120°	140°
25 daN	9%	86%
50 daN	19%	84%
75 daN	24%	78%
100 daN	25%	73%

60,9:39,1%. Mit Einbezug des Randsegmentes vergrößert sich die mediale Kontaktfläche (Abb. 62). Ihr Anteil wächst auf 45% trotz Abnahme des paramedianen Kontaktes. Zwischen beiden Segmenten vollzieht sich zwischen 120° und 140° der Kontaktflächenwechsel. Mit Lasterhöhung werden aber bei 120° das Randsegment und bei 140° das Paramediansegment zunehmend in den Kontakt einbezogen (Tab. 19).

7.2.2 Anpreßkräfte

Die Anpreßkraft steigt mit der Zuglast steil, mit Winkelzunahme geringfügiger, in allen Gruppen aber signifikant an (Abb. 63, s. Tab. 18). Der stärkste Zuwachs besteht zwischen 30° und 60°. Danach ist er nur noch gering. Die höchsten Kräfte werden bei Zuglasten von 100 daN bei 120° mit 63,0 ± 8,4 daN und 140° mit 64,8 ± 8,7 daN gemessen. Bei 30° sind es nur 32,1 ± 6,2 daN.

Das Verhältnis der Anpreß- zur Sehnenzugkraft ist für jeden Beugewinkel konstant und nimmt mit der Beugung zu (Tab. 20).

Die Anpreßkraft ist an der lateralen Facette stets größer als medial, und zwar mit 59,9 ± 7,5% zu 40,1 ± 7,5% (Quotient = 1,49) um den gleichen Betrag wie die Kontaktflächen (Abb. 64). Mit zwei Ausnahmen lateral sind auch an den Facetten die Anpreßkräfte abhängig von Sehnenzuglast und Beugewinkel (s. Abb. 18). Das Verhältnis der Anpreßkraft zwischen Paramedian- und Randsegment verschiebt sich zwischen 120° und 140° in annähernd gleichem Maße wie dasjenige der Kontaktflächen (Tab. 21). Sobald die Zuglast erhöht wird, dehnen sich die Kontaktflächen jeweils über den medialen Knorpelfirst hinaus auf das jenseitige Segment aus, so daß dessen Belastung zunimmt.

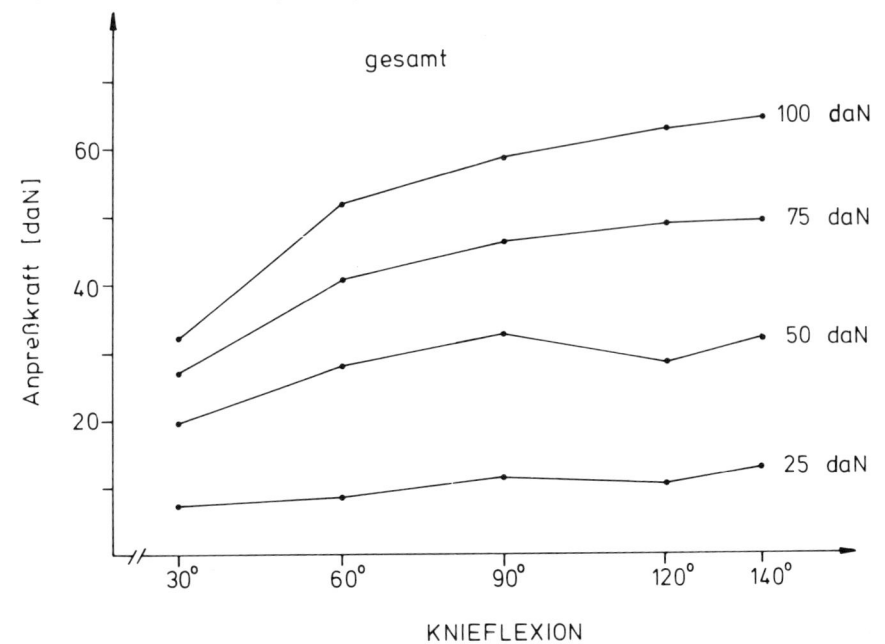

Abb. 63 Anpreßkraft der Patella als Funktion des Kniebeugewinkels bei Sehnenzuglasten von 25–100 daN. n = 6, SD der Mittelwerte ± 1,5 bis ± 8,7 daN

Tabelle 20 Anpreßkraft in Prozent der Sehnenzugkraft je Kniebeugestellung im Mittel aller Messungen

Flexion	R_P/F_Q %
30°	36 ± 5%
60°	54 ± 5%
90°	62 ± 7%
120°	62 ± 6%
140°	65 ± 6%

Abb. 21 Prozentualer Anteil der Anpreßkraft des Randsegmentes an derjenigen der gesamten medialen Facette

Sehnenzuglast	Flexion 120°	Flexion 140°
25 daN	10%	84%
50 daN	16%	86%
75 daN	21%	79%
100 daN	21%	73%

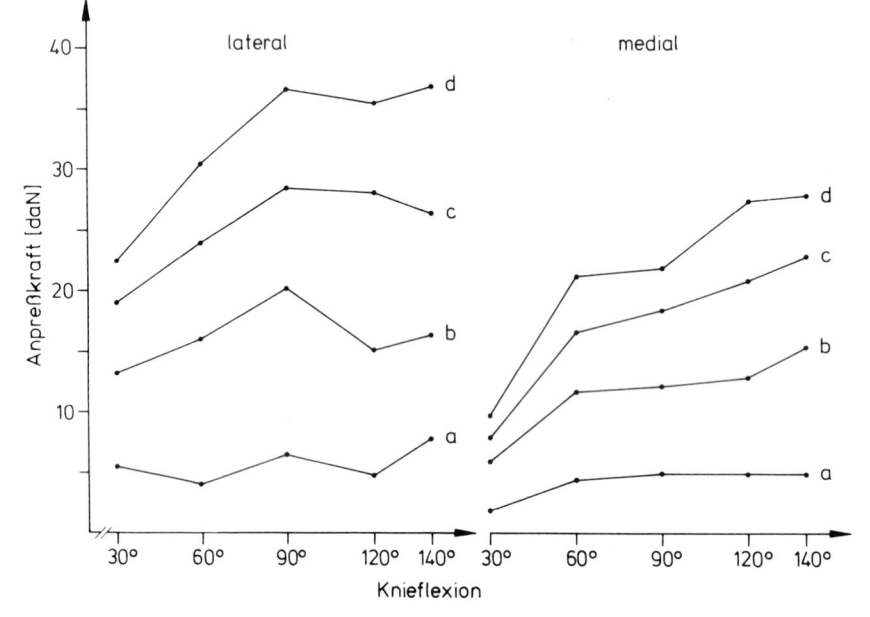

Abb. 64 Anpreßkräfte der lateralen und medialen Facette als Funktion des Kniebeugewinkels. a = 25 daN, b = 50 daN, c = 75 daN, d = 100 daN Sehnenzuglast. n = 6. SD der Mittelwerte lateral ± 1,1 bis ± 6,4 daN, medial ± 1,1 bis ± 4,4 daN

7.2.3 Mittlerer Druck

Der mittlere Druck ist abhängig von der Sehnenzuglast (Abb. 65). In den 120 Messungen steigt er ohne Ausnahme in jeder Beugestellung mit Erhöhung der Kraft an. Die Zuwachsraten werden mit steigender Zugkraft kleiner. Der mittlere Druck ist unabhängig vom Beugewinkel (s. Tab. 18). Die Regressionen unterscheiden sich nicht von 0. Bei 100 daN Zugkraft werden z.B. konstant zwischen 14,3 ± 1,0 daN/cm^2 und 15,7 ± 1,3 daN/cm^2 gemessen.

Der mittlere Druck ist an der lateralen und medialen Facette gleich (Abb. 66). Über alle Winkel und Zugkräfte gemittelt beträgt der Druckquotient lateral/medial 0,975 ± 0,2. Die Regressionskurven unterscheiden sich nicht (Abb. 67). Bei 100 daN werden z.B. lateral im Mittel 14,9 ± 1,7 daN/cm^2 und medial 15,0 ± 1,8 daN/cm^2 gemessen. Während das Randsegment bei 120° Flexion nur bis 8,5 ± 1,8 daN/cm^2 beansprucht wird, entspricht es bei 140° mit 15,6 ± 1,4 daN/cm^2 den übrigen Mittelwerten.

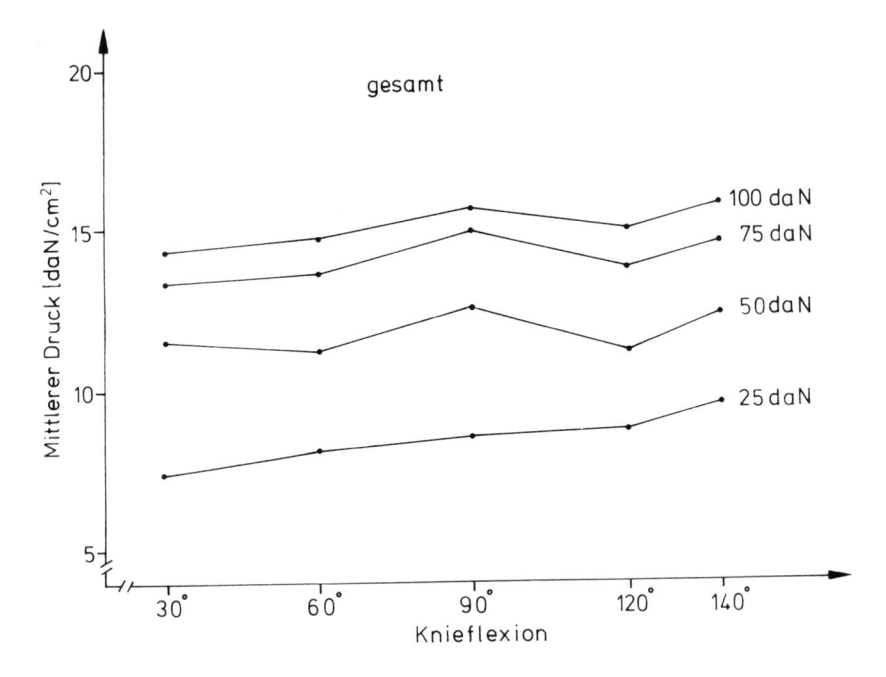

Abb. 65 Mittlerer Druck an der Patella als Funktion des Kniebeugewinkels bei Sehnenzuglasten von 25–100 daN. n = 6. SD der Mittelwerte ± 0,7 bis ± 1,77 daN/cm²

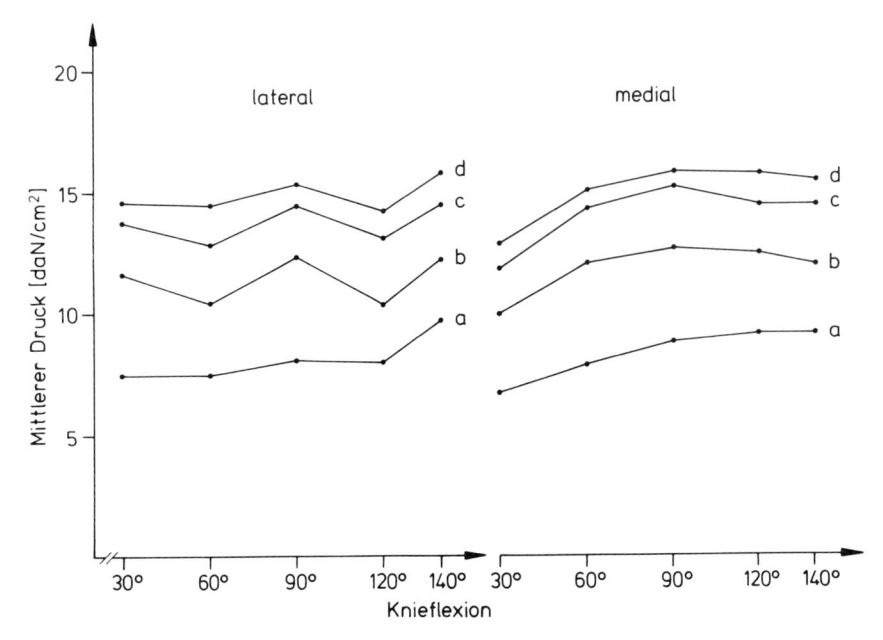

Abb. 66 Mittlerer Druck an der lateralen und medialen Facette als Funktion des Kniebeugewinkels. a = 25 daN, b = 50 daN, c = 75 daN, d = 100 daN Sehnenzuglast. n = 6. SD der Mittelwerte ± 0,7 bis ± 2,4 daN/cm²

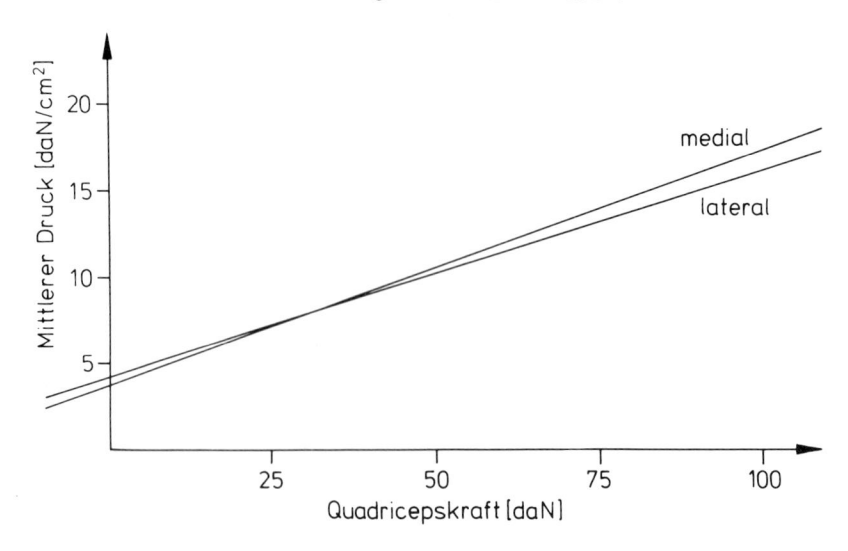

Abb. 67 Regressionskurven des mittleren Druckes an lateraler und medialer Facette als Funktion der Sehnenzuglast, gemittelt über alle Beugewinkel von 30° bis 140°. n = 120

7.2.4 Umwicklungseffekt

Stets liegt die Quadricepssehne erst bei 90° dem Gleitlager auf. Prüfungen an zehn Gelenken mit konstanter Sehnenzuglast von 100 daN ergeben, daß der Sehnen-Femurkontakt konstant bei 70° beginnt. Exakte ausmeßbare Messungen mißlangen durch Faltenwurf der Folien (Abb. 68, S. 68). Diese zeigt jedoch, daß bereits bei 90° Flexion und 100 daN Zuglast mindestens eine Kontaktfläche von 4,1 cm² erreicht wird, die größer als das Mittel des retropatellaren Kontaktes in dieser Beugestellung ist. Die Flächen niedrigen Druckes scheinen relativ groß zu sein, so daß der mittlere Druck vermutlich unter dem der Patella liegt. Soweit erkennbar, bestätigen dies auch die übrigen Abdrucke, während bei starker Beugung retrotendinal – bei größeren Kontaktflächen – Anpreßkräfte auftreten, die denen der Patella gleichen.

8 Diskussion

Mit der zweilagigen Druckmeßfolie steht erstmals ein Meßkörper zur Verfügung, mit dem exakte Pressungsverteilungen und lastabhängige Kontaktflächen ermittelt werden können. Die Signalverarbeitung im analogen elektronischen Äquidensitenbild mit zusätzlicher Flächendigitalisierung vereint größten Arbeitskomfort mit anschaulich-integraler Darstellung. Die Messungen sind beliebig reproduzierbar. Die elektronisch gesteuerten Meßbereichsgrenzen des Dichtespektrums erlauben via Druck-Dichte-Diagramm die Ermittlung der chondralen Beanspruchung. Es ist möglich, intraartikuläre Last-Flächen- und Last-Druck-Diagramme zu erstellen, wobei etwaige Tangentialkräfte in die Messung nicht eingehen.

Die femoro-patellaren Anpreßkräfte nehmen sowohl mit der Kniebeugung als auch mit ansteigender Quadricepszuglast stark zu. Prozentual zu dieser sind sie in jeder Beugestellung gleich, was theoretisch auch zu erwarten ist. Zwischen 30° und 60° steigen sie – der Cosinus-Differenz der Hälfte der eingeschlossenen Winkel zwischen den Kraftvektoren der Sehne in etwa entsprechend – deutlich an. Die mit weiterer Beugung beginnende und zunehmende Krafttransmission zwischen Quadricepssehne und distalem

Femurende bedingt retropatellar nur noch geringe Kraftanstiege. In der Endphase der Beugung nimmt die Belastung der Patella erneut zu. Möglicherweise bedingen die nun merkbare Drehung der Patellabasis nach dorsal (s. Abb. 32) und der geringe Krümmungsradius der distalen Bezirke der Trochlea, daß der von der Sehne im Kontaktbezirk eingeschlossene Winkel nicht mehr oder nur unwesentlich kleiner wird. Die beugeabhängige Kraftzunahme würde dann wieder den patellaren Knorpel vermehrt belasten.

Die gemessenen Anpreßkräfte sind kleiner als ihre vektorielle Berechnung in der Literatur (s. Kap. B.2). Sofern Meßfehler ausgeschlossen sind, könnten dafür u.a. die Vernachlässigung von Tangentialkräften, insbesondere der aus dem Q-Winkel resultierenden lateralisierenden Schubkraft, und des Umwicklungseffektes in den Berechnungen ursächlich verantwortlich sein. Bei 30° Flexion gleicht nämlich die Anpreßkraft mit 47% der Quadricepskraft in etwa dem rechnerisch ermittelten Anteil von 51,7%. Eigene mathematische Analysen, die den o.g. Widerspruch z.T. klären, folgen in Kap. H.

Mit der Belastung nehmen die Kontaktflächen zu, im Mittel bei Zuglasterhöhung zwischen 25 und 100 daN um das 3fache und zwischen 50 und 250 daN um das Doppelte. Dieser Kontaktgewinn wird durch die viskoelastische Kompression des Knorpels von Patella und Auflager ermöglicht, ist also indirekt Ausdruck einer Kraftabsorption und -speicherung. Die Kontaktflächen verhalten sich äquivalent zur Anpreßkraft mit der größten Zuwachsrate zwischen 30° und 60° Flexion und den absolut größten Flächen bei starken Beugungen. Bei hohen Lasten werden die Zuwachsraten jedoch kleiner, da der Kompressionswiderstand des Knorpels zunimmt. D.h. der Kontaktflächengewinn durch Kraftzuwachs ist endlich, theoretisch dort, wo der Knorpel auf sein inelastisches Festkörpervolumen zusammengepreßt wird. Möglicherweise liegt diese Grenze an der Patella nicht wesentlich über einer Anpreßkraft von 250 daN. Oberhalb dieser Grenze müßte die Knorpelspannung kraftlinear zunehmen und keine Stoßabsorption mehr stattfinden. Außerdem ist der Kontaktgewinn durch die räumlichen Grenzen der Knorpelflächen und durch ihre Krümmungsradien begrenzt. Sie bedingen, daß nicht jeder Fließvorgang im Knorpel zu Kontakt führt.

Innerhalb der Kontaktflächen werden die höchsten Drücke mit unregelmäßig geformten Isobaren in den Zentren beobachtet. Selten sind davon die Knorpelfirste betroffen. Mit Kraftzunahme dehnen sich die Beanspruchungsbezirke aus, so daß breite Druckplateaus mit scharfen Grenzen bestehen. Je höher der Druck wird, desto steiler werden an der Kontaktperipherie die Druckgradienten. Das heißt, die Tragflächen als Zonen mit definierter unterer Beanspruchungsgrenze nehmen stärker zu als die Kontaktflächen, so daß die Kraft optimal verteilt wird. Als Folge des Kontaktgewinnes ist der mittlere Druck an der Knorpeloberfläche niedriger, als es aus theoretischen Kraft- und experimentellen lastunabhängigen Kontaktflächenanalysen zu erwarten wäre. Selbst bei 250 daN Zuglast und Anpreßkräften bis 170 daN werden im Mittel nur bis 31 daN/cm^2 und maximal bis 36 daN/cm^2 gemessen. Der Kontaktgewinn bedeutet also Druckreduktion, mithin einen „Selbstschutz" des Knorpels vor Überlastungen. Entsprechend der Äquivalenz zwischen Kontaktflächen und Anpreßkräften bleibt der mittlere Druck auffallend konstant und ist unabhängig von der Kniebeugung. Diese gleichmäßige Beanspruchung der Knorpelareale erscheint sinnvoll. Bei einer sich nur keilförmig zwischen den Kondylen oder nur auf den Kondylenpolen abstützenden Patella, also einer hypothetischen Gelenkgeometrie, würden kleine Kontaktflächen ihre Beanspruchung erheblich erhöhen. Auch auf diesem Hintergrund erscheint die tatsächliche Patellaform in Einklang mit der *Pauwels*schen Theorie (1965) zwischen Form und Funktion zu stehen. Der mittlere Druck ist auch an den einzelnen Facetten gleich. Zwar sind die lateralen Anpreßkräfte wesentlich größer, doch entsprechend auch die Kontaktflächen. Davon macht auch das Randsegment in seiner Funktionsstellung von 140° keine Ausnahme. D.h. die mediale Facette wird ebenso beansprucht wie die laterale. Die Vorstellung *Ficat*s (1970) von medialer Hypo- und lateraler Hyperpression lehnen wir daher ab.

Auf den ersten Blick müßten die größeren lateralen Anpreßkräfte zu einem außenrotierenden Moment auf die Patella führen, das nur durch die entsprechend größere Gegenkraft des lateralen Kondylus kompensiert wird. Jedoch sind weder der genaue patellare Massenschwerpunkt, mithin sein Abstand von den Kraftwirkungslinien, noch die genauen Anstellwinkel der Auflagerkräfte zur Gesamtresultierenden bekannt, so daß laterales und mediales Moment nicht berechnet werden können.

Die lateralen Kontakt- und Auflagerkräfte sind im gleichen Maße größer als die medialen wie die absoluten Knorpelflächen. D.h. relativ zur gesamten zur Verfügung stehenden Knorpelmasse gleicht sich die Beanspruchung aus. Aus den konstanten Korrelationen kann allein aus der Größe der lateralen oder der medialen Knorpelfläche einer Patella auf die Kontakt-, Belastungs- und Beanspruchungsgröße geschlossen werden (Sequentialanalyse).

Beugeabhängig zeigen die Kontaktflächen die bereits bekannten Gesetzmäßigkeiten ihres Wechsels von der Apex zur Basis bis zur Rechtwinkelstellung, ihrer Ausdehnung nach peripher während des kondylären Kontaktes und medial vom Paramedian- auf das Randsegment bei starker Beugung als Anpassung an die Gelenksgeometrie. Bei hohen Lasten besteht in starker Beugung aber häufiger eine basisnahe Kontaktbrücke am Hauptfirst. D.h., daß die Patella das Gleitlager nicht vollständig verläßt.

In den einzelnen Beugestellungen werden jeweils nur kleine Areale der gesamten Knorpelfläche für den Kontakt genutzt, gesamthaft jedoch nahezu die gesamte Patella. Lediglich lateral bleibt ein kleiner Bezirk übrig, der in allen vermessenen Beugestellungen Kontakt hat. Hier werden auch am häufigsten die maximalen Drücke gemessen. Ob sich allein daraus Konsequenzen für die Beanspruchung des Knorpels ergeben, bleibt unklar. Es wäre zu prüfen, ob Knorpelarchitektur und -morphometrie in diesem Bezirk vom übrigen Knorpel verschieden sind. Gesamthaft bedeutet der ständige zeitabhängige Kontaktwechsel ebenso eine Reduktion der Beanspruchung wie der Kontaktgewinn und scheint neben den viskoelastischen Eigenschaften des Knorpels einen Überlastungsschutz und seinen für die Ernährungsfunktion wichtigen Walkeffekt zu garantieren.

Die Erkenntnis von der sinnvollen und einzig möglichen Form der Patella wird durch die Messungen an einer Patella bipartita mit kleinem medialen Fragment gestützt. Dieses befand sich medial eines normal ausgebildeten Randsegmentes und war mit makroskopisch unauffälligem hyalinen Knorpel überzogen. Es liegt in starker Beugung dem medialen Kondylenpol auf und verhindert ein Einsinken der Patella in die Fossa intercondylaris. Somit wird das Randsegment kaum belastet, während das kleine Fragment ebenso wie die laterale Facette stark beansprucht werden.

H. Mathematische Analyse der Gelenksbelastung

1 Kraftumlenkung und Gelenksresultierende

Nach *Maquet* (1977) ändert sich bei der Umlenkung der Quadricepskraft um das distale Femurende die Größe dieser Kraft, und zwar aufgrund der unterschiedlichen Distanzen von Quadriceps- und Patellarsehne zum momentanen Drehzentrum, um das sich die Patella bewegt (s. Kap. B.2.1 und Abb. 4). Diese Annahme gilt es zu prüfen.

Grundsätzlich ändert eine Kraft, die an einem Seil über eine Rolle umgelenkt wird, abzüglich des Reibungsverlustes ihren Betrag nicht.* Sie ist unabhängig von Rollenform und -radius sowie von ihrer Richtung. Der senkrechte Abstand der Kraft zum Drehzentrum der Rolle ist ohne Einfluß, da ihm keine Hebelfunktion zukommt. Dieses wäre erst der Fall, wenn das Seil fest mit der Rolle verbunden wäre und die Kraft die Rolle über einen Angriffspunkt bewegte. Nur im Falle einer Doppelrolle mit identischer Achse, aber unterschiedlichen Radien wären die je Rolle fest angreifenden entgegengesetzt gerichteten Kräfte entsprechend dem Verhältnis der Radien für die Gleichgewichtsbedingung verschieden.

Das Kettensystem Quadricepssehne – Patella – Patellarsehne befindet sich in Relativbewegung zum Femur. Die in dem System wirkenden Zugkräfte greifen nicht direkt am Femur an. Insofern kommt dem Femur auch keine Hebelfunktion zu. Die Distanz zum momentanen Drehzentrum, um das das System diese Relativbewegung ausübt, beeinflußt die Kraftgröße nicht. Die von *Maquet* angegebenen Distanzen q und s_2 (Abb. 4 und Gl. 2) sind insofern keine Hebelarme. Analogbeispiel:

Soll eine Masse mit einem Seil, das über das Dach eines Hauses gelegt wurde, auf bestimmter Höhe gehalten werden, so ist die aufzubringende Zugkraft am anderen Ende des Seiles unabhängig von der Form des Daches und gleich der Gewichtskraft dieser Masse. Demnach gilt am Femoropatellargelenk für jede Beugestellung stets

$$F_Q = F_S \qquad (49)$$

und

$$R_P = 2 \cdot F \cdot \cos \frac{a}{2} \qquad (50)$$

Gegenüber dem Seil-Rollen-Modell unterscheidet sich das Femoropatellargelenk aber durch den in den Kettenzug eingebundenen starren Körper Patella. Eine gleichmäßige polygonale Kraftumlenkung in der starren Patella kann nicht stattfinden. Es fragt sich daher, ob die Patella selbst eine Betragsänderung der an ihr angreifenden Sehnenzugkraft bewirken kann.

Die Kontaktflächenmessungen haben gezeigt, daß diese Flächen breit und in der Höhe sehr schmal sind, auch bei hohen Zugkräften. In Näherung kann das Auflager mithin punktförmig, auf den Durchstoßpunkt der Gelenksresultierenden konzentriert, verstanden werden. Da die Kontaktflächen mit der Beugung über die ganze Patella wandern und sich damit die Distanzen Apex – Durchstoßpunkt und Durchstoßpunkt – Basis ändern, kommt der Patella selbst Hebelfunktion zu. Ein Modell soll dies erläutern (Abb. 69). Ein Körper mit punktförmigem Auflager, an dessen Ende die Kräfte F_1 und F_2 mit den Winkeln a_1 und a_2 angreifen, befände sich im Gleichgewicht. Das Auflager läge nicht in einer Wirkungslinie unter dem Massenschwerpunkt des Körpers, sondern

---

* Die Reibung wollen wir im folgenden stets vernachlässigen.

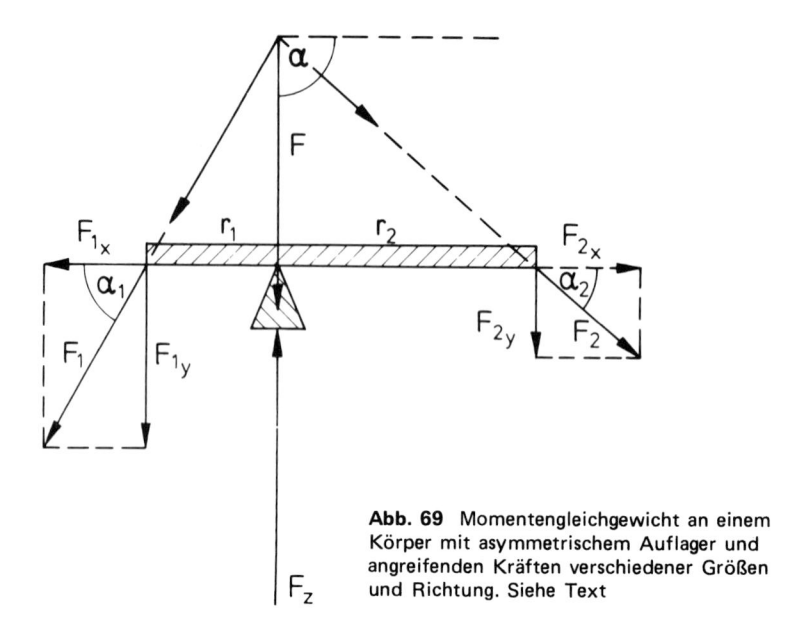

102 Mathematische Analysen der Gelenksbelastung

Abb. 69 Momentengleichgewicht an einem Körper mit asymmetrischem Auflager und angreifenden Kräften verschiedener Größen und Richtung. Siehe Text

nach links verschoben, so daß sich von den Kraftangriffspunkten zum Auflager die Distanzen resp. Hebelarme r_1 und r_2 ergeben. Dann gilt:

1. Die Summe der Drehmomente muß 0 sein.

$$M_1 = M_2 \; ; \; \vec{M_1} + \vec{M_2} = 0 \tag{51}$$

Die Momente errechnen sich nach

$$M_1 = F_1 \cdot r_1 \cdot \sin a_1 \tag{52}$$

$$M_2 = F_2 \cdot r_2 \cdot \sin a_2 \tag{53}$$

2. Die Summe der horizontalen Kräfte muß 0 sein.

$$F_{1_x} = F_{2_x} \; ; \; \vec{F}_{1_x} + \vec{F}_{2_x} = 0 \tag{54}$$

Sie errechnen sich nach

$$F_{1_x} = F_1 \cdot \cos a_1 \tag{55}$$

$$F_{2_x} = F_2 \cdot \cos a_2 \tag{56}$$

3. Die Summe der vertikalen Kräfte muß 0 sein.

$$F_{1_y} + F_{2_y} = F_z \; ; \; \vec{F}_{1_y} + \vec{F}_{2_y} + \vec{F}_z = 0 \tag{57}$$

Sie errechnen sich nach

$$F_{1_y} = F_1 \cdot \sin a_1 \tag{58}$$

$$F_{2_y} = F_2 \cdot \sin a_2 \tag{59}$$

Da die Resultierende F aus F_1 und F_2 gleich der Auflagerkraft sein und ihre Wirkungslinie senkrecht durch den Auflagerpunkt gehen muß, ergibt sich

$$\vec{F} + \vec{F}_z = 0 \tag{60}$$

$$F = F_z = F_{1y} + F_{2y} \tag{61}$$

Die Resultierende F errechnet sich aus ihren Komponenten F_x und F_y. Diese sind

$$F_x = F_{1x} + F_{2x} \tag{62}$$

$$F_y = F_{1y} + F_{2y} \tag{63}$$

Die Resultierende F ist

$$F = \sqrt{F_x^2 + F_y^2} \tag{64}$$

Da

$$F_x^2 = 0 \tag{65}$$

ist

$$F = F_y = F_{1y} + F_{2y} \tag{66}$$

Der Anstellwinkel a von F errechnet sich aus

$$\tan a = \frac{F_y}{F_x} \tag{67}$$

Da

$$F_x = 0 \tag{68}$$

ist

$$\tan a = \infty \tag{69}$$

und

$$a = 90° \tag{70}$$

Mithin setzt sich die Resultierende aus den Vertikalkomponenten der Zugkräfte zusammen und steht im Durchstoßpunkt senkrecht zum Auflager.

Welche Rolle spielen die Hebelarme r_1 und r_2? Es gilt

$$F_1 \cdot r_1 \cdot \sin a_1 = F_2 \cdot r_2 \cdot \sin a_2 \tag{71}$$

und mithin

$$\frac{F_1}{F_2} = \frac{r_2 \cdot \sin a_2}{r_1 \cdot \sin a_1} \tag{72}$$

und

$$F_1 = \frac{F_2 \cdot r_2 \cdot \sin a_2}{r_1 \cdot \sin a_1} \tag{73}$$

sowie

$$\frac{r_2}{r_1} = \frac{F_1 \cdot \sin a_1}{F_2 \cdot \sin a_2} \tag{74}$$

Aus Gl. (58), (59) und (74) ergibt sich, daß der Quotient der Hebelarme r_2/r_1 dem Verhältnis der y-Komponenten umgekehrt proportional ist.

Es ist ersichtlich, daß die Anstellwinkel und Hebelarme bei einer gegebenen Kraft F_1 nicht x-beliebig variiert werden können, wie sich aus Grenzbedingungen $F_1 = F_{1x}$ für $a_1 = 0°$ und $F_2 = F_{2y}$ für $a_2 = 90°$ unschwer entnehmen läßt. Für die Winkel, Hebelarme und Kräfte ergeben sich definierte Größen in ganz bestimmten Verhältnissen zueinander, damit Gleichgewicht herrschen kann.

Ein Rechenbeispiel mag dies erläutern:
Gegeben seien $F_1 = 100$ daN, $a_1 = 60°$ und $a_2 = 40°$.
Gefragt sind die Lage des Durchstoßpunkts, mithin die Hebelarmgrößen und die Größe der Kraft F_2.
Aus Gl. (55) folgt, daß $F_{1x} = 50$ daN groß ist, aus Gl. (54) und (56), daß $F_2 = 65,27$ daN groß sein muß.
Danach folgt aus Gl. (74), daß $r_2/r_1 = 2,064$ sein muß.
Wäre z.B. $r_2 = 2,6$ cm, so ist $r_1 = 1,26$ cm groß.
Nur dann wären $M_1 = M_2 = 109,08$ cm daN.
Es ergeben sich nach Gl. (58) $F_{1y} = 86,6$ daN, nach Gl. (59) $F_{2y} = 41,95$ daN und nach Gl. (61) $F_z = 128,55$ daN. Die Resultierende F ist nach Gl. (64) = 128,55 daN, ihr Anstellwinkel nach Gl. (67) = 90°. Mithin ist die Gleichgewichtsbedingung erfüllt.
Jede andere Größe von r_1/r_2, a_1 oder a_2 oder F_2 würde sie stören.

D.h. auf die Patella übertragen: Die Größen und Anstellwinkel der Sehnenzugkräfte, die Lage der Kontaktflächen und der Durchstoßpunkt der Gelenksresultierenden stehen in einem definierten sinnvollen Zusammenhang. Änderung einer dieser Größen muß auch die anderen Größen zwangsläufig ändern. Für eventuelle operative Maßnahmen ergeben sich daraus entscheidende Konsequenzen (s. Kap. K).

Korreliert diese vektorielle Analyse mit den Meßwerten? Die Lage des Durchstoßpunktes an der Patellaknorpelfläche kann zunächst durch die Äquidensitenbilder bestimmt werden. Die tatsächlichen Hebelarmlängen r_1 und r_2 werden aber durch die Länge der Apex patellae und den gegenüber der proximalen Knorpelgrenze geringfügig weiter distal liegenden Ansatz der Quadricepssehne an der Patellabasis beeinflußt. Ausmessungen an 20 Leichengelenken und den Faux-proxil-Aufnahmen (s. Abb. 24) ergaben, daß die Apex ca. 1/5 bis 1/10 und die Distanz an der Basis ca. 1/15 der Patellalänge betragen. Berücksichtigt man ferner, daß die konische Apex größtenteils von den inserierenden Patellarsehnenfasern umfaßt wird, die Hebelarmverlängerung mithin ca. 50% ihrer Länge beträgt, so ergeben sich aus den kombinierten Messungen z.B. durchschnittliche Quotienten für r_2/r_1 bei 30° Flexion von 1,9 und für r_1/r_2 bei 90° Flexion von 5,0. Bei 60° Flexion ist der Quotient ca. 1,0 groß.

Die Anstellwinkel a_1 (Winkel zwischen Patellalängsachse und Patellarsehne) und a_2 (Winkel zwischen Patellalängsachse und Quadricepssehne) wurden an 20 Leichengelenken im Stativ unter einer Quadricepszuglast von 100 daN und in den Faux-profil-Aufnahmen gemessen (s. auch Kap. H.2, S. 110 ff.). Dies erwies sich vor allem wegen der Schwierigkeit, die Lage der Patellalängsachse exakt zu bestimmen, als problematisch. In jedem Fall sind die Winkel aber spitz resp. die eingeschlossenen Komplementärwinkel stumpf, da die Patellalängsachse nur geringfügig von der Patellarsehnenachse abweicht und ab 70° Knieflexion die Quadricepssehne durch deren Umwicklung um das distale Femurende ebenfalls bereits stark auf die Patellalängsachse hin gerichtet ist. In keiner Beugestellung war a_1 größer als 30° und a_2 größer als 55°. Mit zunehmender Kniebeugung nahm a_1 ab und a_2 zu. Bei 30° Flexion wurden für a_1 zwischen 25° und 30° und für a_2 zwischen 10° und 15° gemessen. Die Summe betrug stets 40° (entsprechend dem Komplementärwinkel $a' = 140°$, s. Tab. 24). Bei 50° bis 60° Flexion bestand Symmetrie. Bei 90° Flexion wurden für a_1 zwischen 10° und 15° und für a_2 zwischen 45° und 50° gemessen. Die Summe betrug stets 60° (entsprechend dem Komplementärwinkel von 120°, s. Tab. 23).

Gegeben sei nun eine ca. 75 daN schwere Versuchsperson. Im Zweibeinstand wirkt pro Kniegelenk eine Körpergewichtskraft K von ca. 30 daN. Bei 30° Knieflexion ist deren Wirkungslinie ca. 10 cm vom momentanen Drehpunkt des Kniegelenkes entfernt (gemessen im Zweibeinstand an mehreren Versuchspersonen und auf zeichnerischer Grundlage der Evolute). Das Beugemoment beträgt mithin 300 cm daN. Da für die Distanz s der Patellarsehne vom Drehpunkt ca. 40 mm gemessen wurden, ergeben sich unter Berücksichtigung der o.g. Winkel für a_1 von 27,5° und a_2 von 12,5° bei 30° Knieflexion für

die Patellarsehnenkraft F_S (= F_1 im Modell) = 75,00 daN
die Quadricepssehnenkraft F_Q (= F_2) = 68,14 daN
die resultierende Anpreßkraft R_P (= F) = 49,38 daN
und den Quotienten r_2/r_1 = 2,35 .

Wir erinnern uns, daß für diesen Quotienten 1,9 gemessen wurde. Betrügen die Winkel a_1 = 25° und a_2 = 15°, so wäre er 1,74 groß.

Beugt die Versuchsperson im Kniegelenk 90°, so betragen die gemessenen Hebelarmlängen für die Körpergewichtskraft 15 cm und für die Patellarsehnenkraft 50 mm, das Drehmoment mithin 450 cm daN. Dann errechnen sich für die o.g. Winkel a_1 von 12,5° und a_2 von 47,5° für

die Patellarsehnenkraft F_S = 90,00 daN
die Quadricepssehnenkraft F_Q = 130,06 daN
die resultierende Anpreßkraft R_P = 115,37 daN
und den Quotienten r_1/r_2 = 4,9 .

Wir erinnern uns, daß dieser Quotient mit 5,0 gemessen wurde.

Um also einer Patellarsehnenkraft von 75 daN in einer Knieflexion von 30° das Gleichgewicht zu halten, muß der M. quadriceps mit 68 daN eine deutlich kleinere Kraft aufbringen, und zwar bedingt durch den kleinen Anstellwinkel und den großen intrapatellaren Hebelarm. Der Durchstoßpunkt der Gelenksresultierenden liegt in dieser Beugeposition weit distal.

Bei 90° Knieflexion steigt die Patellarsehnenkraft auf 90 daN. Die für das Gleichgewicht notwendige Quadricepszugkraft ist aber jetzt mit 130 daN deutlich größer, entsprechend dem größeren Anstellwinkel und dem kurzen Hebelarm. Der Durchstoßpunkt liegt jetzt weit proximal. Zwar könnte man darin eine unökonomische Arbeitsweise des M. quadriceps vermuten, doch gilt es zu bedenken, daß trotz der Ventralisierung des Körperschwerpunktes in starker Kniebeugung hohe Biegespannungen im Femur wirken. Eine Reduktion dieser Spannungen resp. eine gleichmäßigere Spannungsverteilung kann nur durch das Zuggurtungsprinzip des M. quadriceps erreicht werden (*Pauwels* 1950 und 1965). Da dieser relativ nahe der Femurachse liegt, mithin nur ein kleiner Hebelarm besteht, sind deshalb hohe Muskelkräfte notwendig. Trotz dieser hohen Quadricepskräfte bewirkt das Bauprinzip des Patellofemoralgelenkes, daß die Patellarsehnen und die Tuberositas tibiae geringer belastet resp. beansprucht werden, als es aus der Quadricepskraft allein zu vermuten ist. Andererseits kann bei einer durch das Beugemoment gegebenen Patellarsehnenkraft der Quadricepsmuskel trotzdem höhere Kräfte entfalten, um den Anforderungen der Zuggurtung gerecht zu werden.

Bei 30° Flexion sind die Biegespannungen im Femur relativ klein, so daß nun auch eine geringere Quadricepskraft notwendig ist, um diese zu kompensieren. Das Bauprinzip des Patellofemoralgelenkes bewirkt, daß in dieser für das Gehen so wichtigen Flexionsstellung trotzdem die für die Streckung notwendige Patellarsehnenkraft größer als die tatsächlich aufzuwendende Muskelkraft ist.

Zur Korrelation der gemessenen mit den errechneten Anpreßkräften siehe Kap. H.2.

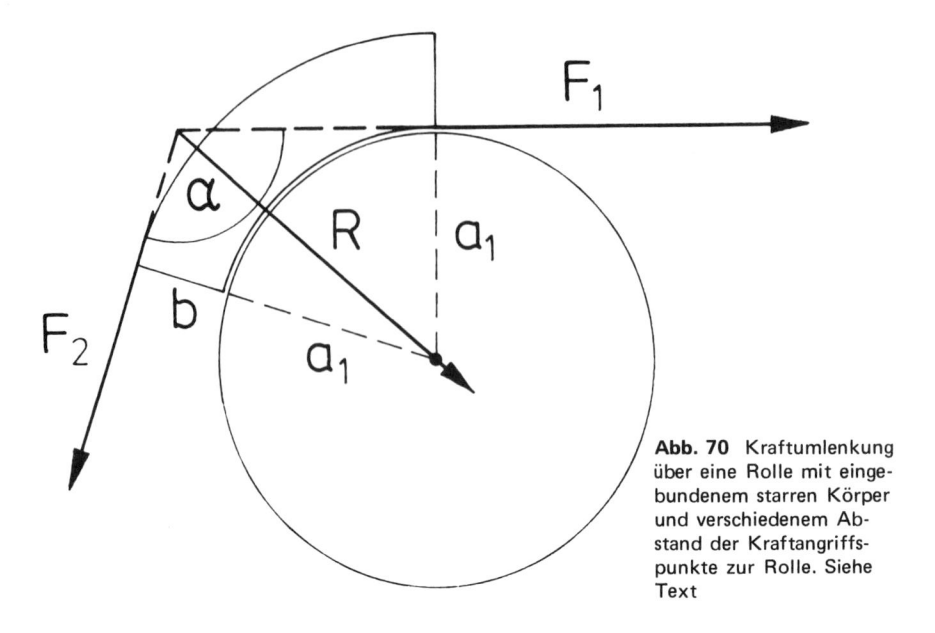

Mathematische Analysen der Gelenksbelastung

Abb. 70 Kraftumlenkung über eine Rolle mit eingebundenem starren Körper und verschiedenem Abstand der Kraftangriffspunkte zur Rolle. Siehe Text

Eine zweite Frage ist, ob die Höhe der Sehnenansätze an der Patella eine Rolle bei der Kraftübertragung spielt. Unseren Beobachtungen nach setzt die Quadricepssehne an der Patellabasis breiter an. Ihre Fasern befinden sich dem Gelenkspalt näher als diejenigen der Patellarsehne, die an der nach ventro-distal ausgezogenen Apex gebündelt inserieren.

Den biomechanischen Unterschied erläutert ein Modell (Abb. 70). Ein konvexer Körper lagert kongruent auf einer Rolle und überträgt die Kraft F_1 in Richtung der Kraft F_2. Der Angriffspunkt von F_1 ist rollennah, derjenige von F_2 rollenfern. Dann gilt (nur für den symmetrischen Fall eines gleichbleibenden Rollenradius)

$$F_1 \cdot a_1 = F_2 \cdot (a_1 + b) \tag{75}$$

$$F_1 = F_2 \cdot \left(1 + \frac{b}{a_1}\right) \tag{76}$$

$$R = \sqrt{F_1^2 + F_2^2 - 2 \cdot F_1 \cdot F_2 \cdot \cos \alpha} \tag{77}$$

und für a_1 (= Winkel zwischen F_1 und R)

$$\cos a_1 = \frac{R^2 + F_1^2 - F_2^2}{2 \cdot R \cdot F_1} \tag{78}$$

Beispiel: Gegeben seien a_1 = 5 cm, b = 2 cm, F_1 = 50 daN und α = 110°. Danach errechnen sich F_2 mit 35,7 daN, R mit 50,53 daN und a_1 mit 41,6°. Die Kraft F_2 ist also kleiner als F_1, die Resultierende nicht die Winkelhalbierende.

Auf die Patella übertragen heißt das: Durch den größeren Abstand der Patellarsehne vom Gelenkspalt ist im Gleichgewicht die Patellarsehnenkraft kleiner als die Quadricepssehnenkraft und die Gelenksresultierende folglich nicht die Winkelhalbierende.

2 Der Umwicklungseffekt

Durch den Kontakt zwischen Quadricepssehne und distalem Femurende wird die Anpreßkraft der Patella reduziert. Es interessiert die Größe dieser Entlastung. Zur Vereinfachung soll der intrapatellare Hebel vernachlässigt und das Femoropatellargelenk als einfache Umlenkrolle gedacht werden.

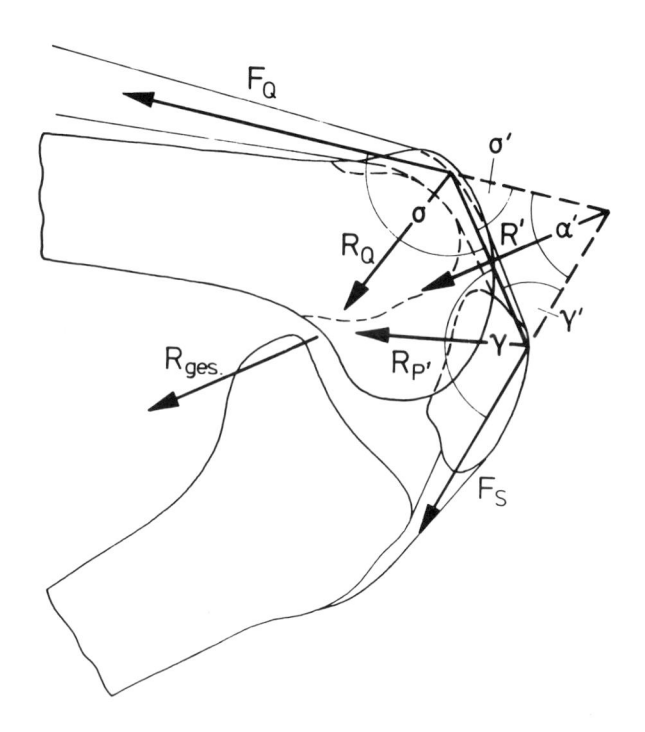

Abb. 71 Umlenkung der Quadricepszugkraft F_Q zur Patellarsehnenzuglast F_S während der Sehnenumwicklung. Siehe auch Abb. 8 und Text

Gegeben sei ein Rollenmodell (s. Abb. 8a), in dem die Kraft F_S wahlweise an 2 Rollen in den Winkeln γ und σ oder an einer Rolle um den Winkel a' zur Kraft F_Q umgelenkt wird. Die Richtungen der Kräfte F_S und F_Q seien stets gleich. Dieses System entspricht der Kraftumlenkung nach der Quadricepsumwicklung (Abb. 71). Der Winkel ρ wird durch die Senkrechten vom Drehpunkt der linken Rolle auf die Kraft F_S vor und nach ihrer Umlenkung um den Winkel γ gebildet. Es herrschen folgende Beziehungen:

$$F_S = F_Q \; ; \; F_S + F_Q = 2F \tag{79}$$

$$a' = \gamma + \sigma - 180 \tag{80}$$

$$\rho = 180 - \gamma \tag{81}$$

$$\rho = \gamma' \tag{82}$$

$$a' = \sigma - \rho \tag{83}$$

Entsprechendes gilt für die rechte Rolle. Es genügt für alle Kraftberechnungen, 2 Winkel, z.B. γ' und σ' und eine Kraft, z.B. F_Q, zu kennen. Die resultierenden Auflagerkräfte sind: An der linken Rolle $R_{P'}$, an der rechten R_Q und bei eingelenkiger Umlenkung R'. Diese errechnen sich nach

$$R_{P'} = 2 F \cdot \cos \frac{\gamma}{2} \tag{84}$$

oder

$$R_{P'} = 2 F \cdot \sin \frac{\rho}{2} = 2 F \cdot \sin \frac{\gamma'}{2} \tag{85}$$

und

$$R_Q = 2 F \cdot \cos \frac{\sigma}{2} \tag{86}$$

sowie

$$R' = 2 F \cdot \cos \frac{a'}{2} \tag{87}$$

Ist das System symmetrisch, so gilt

$$\gamma = \sigma = 90 + \frac{a'}{2} \tag{88}$$

Demnach ist

$$R_{P'} = R_Q = 2 F \cdot \cos \frac{90 + \frac{a'}{2}}{2} \tag{89}$$

Das Verhältnis der Resultierenden $R_{P'}$ zur Resultierenden R' errechnet sich aus

$$\frac{R_{P'}}{R'} = \frac{\cos\left(\frac{90 + \frac{a'}{2}}{2}\right)}{\cos \frac{a'}{2}} \tag{90}$$

oder

$$\frac{R_{P'}}{R'} = \frac{\sqrt{1 - \sin \frac{a'}{2}}}{\sqrt{2} \cdot \cos \frac{a'}{2}} \tag{91}$$

Daraus errechnet sich für einen Winkel $a' > 0°$ und $< 180°$ (nur in diesem Bereich ist das Rollensystem existent) ein Verhältnis von $R_{P'}/R'$ von 0,707 bis $\rightarrow$ 0,5 (s. Tab. 22). Demnach gilt stets

$$R' > R_{P'} \tag{92}$$

und

$$R_{P'} + R_Q > R' \tag{93}$$

Mathematische Analysen der Gelenksbelastung

Tabelle 22 Verhältnis der Anpreßkraft Rp' einer Rolle zur Gesamtanpreßkraft R' in einem symmetrischen 2-Rollensystem

a'	$\gamma = \sigma$	Rp'/R'
0°	90°	0,707
20°	100°	0,653
40°	110°	0,610
60°	120°	0,577
80°	130°	0,552
100°	140°	0,532
120°	150°	0,518
140°	160°	0,508
160°	170°	0,502
180°	180°	→ 0,5

a' = Gesamtwinkel zwischen den Zugkräften, γ und σ = Winkel zwischen den Zugkräften an den Rollen (s. Abb. 8 und 71)

Tabelle 23 Größe der von Quadriceps- und Patellarsehne eingeschlossenen Winkel a', γ und σ, der Faktoren der retropatellaren und retrotendinalen Anpreßkräfte Rp und Rq und der Gesamtanpreßkraft Rges. (Quadricepszugkraft x 2 x Faktor = Anpreßkraft) sowie das Verhältnis der Anpreßkräfte zueinander unter der vereinfachenden Annahme einer Kraftumlenkung entsprechend dem 2-Rollenmodell bei Kniebeugewinkeln von 60° bis 150°

1. Knieflexion	2. Kompl. α	3. a'	4. γ	5. σ	6. R' = Rges.	7. Rp'	8. Rq	9. Rp'/R'	10. Rq/Rp'	11. Rp'/Rq
60°	120°	115°	—	—	0,537	—	—	—	—	—
70°	110°	110°	115°	175°	0,574	0,537	0,044	0,936	0,077	12,2
80°	100°	100°	115°	165°	0,643	0,537	0,131	0,835	0,204	4,1
90°	90°	95°	120°	155°	0,676	0,5	0,216	0,740	0,320	2,3
100°	80°	90°	120°	150°	0,707	0,5	0,259	0,707	0,366	1,93
110°	70°	85°	120°	145°	0,737	0,5	0,301	0,678	0,407	1,67
120°	60°	75°	120°	135°	0,793	0,5	0,383	0,631	0,483	1,31
130°	50°	70°	125°	125°	0,819	0,462	0,462	0,564	0,564	1,0
140°	40°	65°	130°	115°	0,843	0,423	0,537	0,502	0,637	0,79
150°	30°	60°	130°	110°	0,866	0,423	0,574	0,488	0,663	0,74

110   Mathematische Analysen der Gelenksbelastung

Auf das patellofemorale Gelenk bezogen, heißt das unter zunächst modellhafter Vernachlässigung seiner Asymmetrie (s. unten): Die retropatellare Anpreßkraft, die bei geringen Beugegraden R' entspricht, wird durch die Quadricepsumschlingung geringer, und zwar gegenüber der in gleicher Beugestellung gedachten Kraftumlenkung ohne Umschlingung um einen Faktor zwischen 0,707 und 0,5 (entsprechend 30–50% Kraftreduktion). Da die Umwicklung zwischen Knieflexionen von 70°–150° stattfindet (entsprechend $a' = 110°$ bis 60°, s. Tab. 23), liegt der Faktor realistischer zwischen 0,524 und 0,577.

Zur Bestimmung der tatsächlichen Winkel wurden an 20 Kniegelenken aus dem Sektionsgut in einer mechanischen Belastungsapparatur (s. Kap. G.2) die Winkel a', γ und σ bei konstanter Quadricepszuglast von 100 daN und Knieflexionen von 60°–150° vermessen (Tab. 23). Die prozentuale Standardabweichung lag bei allen Winkeln unter 5%. Der Beginn der Quadricepsumwicklung konnte durch Kontaktabdrucke (s. Kap. G.7.2.4) und visuell mit großer Konstanz bei 70° Knieflexion bestimmt werden. Die Kraftumlenkung geschieht folglich bis 70° über ein ein- und ab 70° über ein zweigelenkiges Rollensystem. Dieses ist asymmetrisch. Nur für den speziellen Fall von 130° Knieflexion besteht Symmetrie, d.h. Winkel $\gamma = \sigma$ (Tab. 23, Spalten 4 und 5). Ferner ist ersichtlich: Der Winkel a' zwischen Quadriceps- und Patellarsehne vor den Kraftumlenkungen ist ab Rechtwinkelstellung in zunehmendem Maße größer als der von Unter- und Oberschenkel eingeschlossene Winkel (Tab. 23, Spalten 2 und 3). Der Winkel γ zwischen den an der Patella inserierenden Sehnen verändert sich durch die Quadricepsumschlingung kaum (Spalte 4). Er bleibt stets ein stumpfer Winkel, über weite Beugebereiche mit 120° konstant und wird in der Endphase der Beugung als Ergebnis von Quadricepsumschlingung und funktioneller Höhenminderung sogar noch etwas größer. Entscheidend ist, daß die zunehmende Kniebeugung ihn nicht verkleinert. Der erwartungsgemäß zunächst sehr große Winkel σ (Spalte 5), den die Quadricepssehne einschließt, nimmt nur langsam ab, bei 80° Beugeumfang um insgesamt 65°. Auch er bleibt stets ein stumpfer Winkel.

Die Verhältnisse der Auflagerkräfte ab 70° Kniebeugung errechnen sich nunmehr nach

$$\frac{R_{P'}}{R'} = \frac{\cos\frac{\gamma}{2}}{\cos\frac{a'}{2}} \tag{94}$$

$$\frac{R_Q}{R'} = \frac{\cos\frac{\sigma}{2}}{\cos\frac{a'}{2}} \tag{95}$$

$$\frac{R_{P'}}{R_Q} = \frac{\cos\frac{\gamma}{2}}{\cos\frac{\sigma}{2}} \tag{96}$$

Da sich das asymmetrische vom symmetrischen System durch den Winkel ω (Abb. 72) unterscheidet, die eingeschlossenen Winkel an den Rollen also links $\gamma + \omega$ und rechts $\sigma - \omega$ sind, kann nach Gl. (88) und (96) auch gerechnet werden mit

$$\frac{R_{P'}}{R_Q} = \frac{\cos(90 + \frac{a'}{2} + \omega)}{\cos(90 + \frac{a'}{2} - \omega)} \tag{97}$$

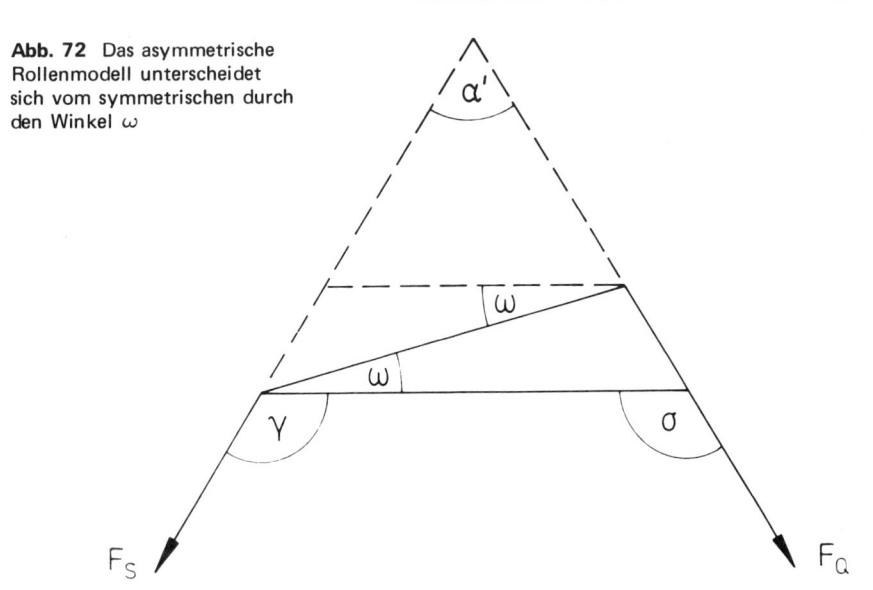

Abb. 72 Das asymmetrische Rollenmodell unterscheidet sich vom symmetrischen durch den Winkel ω

Die Tab. 23, Spalten 6–8, gibt die Multiplikatoren von R', $R_{P'}$ und R_Q mit 2 F für die ausgemessenen Winkel a', γ und σ wieder. Demnach nimmt die retropatellare Anpreßkraft zwischen 70° und 150° Kniebeugung von 2 F x 0,537 auf 2 F x 0,423 ab, die retrotendinale von 2 F x 0,044 auf 2 F x 0,574 zu. Daraus errechnet sich ein Verhältnis der retropatellaren zur retrotendinalen Anpreßkraft (Spalte 11) bei 70° Beugung von 12,2, das bis 150° Beugung kontinuierlich auf 0,74 abnimmt. Ab 130° Beugung wird die Sehne mehr belastet als die Patella. Deren Belastung nimmt – gegenüber einem ohne Umwicklungseffekt gedachten System – zwischen 70° und 150° Kniebeugung kontinuierlich um Faktor 0,936 bis 0,488 ab (Spalte 9), während die Quadricepssehne zwischen Faktor 0,077 und 0,663 der gesamten Anpreßkraft aufnimmt (Spalte 10).

Die Anpreßkräfte können nicht einfach algebraisch summiert werden. Vielmehr bilden $R_{P'}$ und R_Q wieder eine Resultierende $R_{ges.}$, die sich wie folgt errechnet:

Beide Kräfte bilden den Winkel Φ (s. Abb. 8a). Dieser ergibt sich aus

$$\Phi = 180 - \frac{\gamma + \sigma}{2} \tag{98}$$

und nach Gl. (80) mit

$$\Phi = 90 - \frac{a'}{2} \tag{99}$$

Die Resultierende $R_{ges.}$ ist

$$R_{ges.} = \sqrt{R_{P'}^2 + R_Q^2 + 2\, R_{P'} \cdot R_Q \cdot \cos \Phi} \tag{100}$$

oder

$$R_{ges.} = \sqrt{R_{P'}^2 + R_Q^2 + 2\, R_{P'} \cdot R_Q \cdot \sin \frac{a'}{2}} \tag{101}$$

Der Winkel, den $R_{ges.}$ mit $R_{P'}$ bildet, errechnet sich aus

112 Mathematische Analysen der Gelenksbelastung

$$\cos \Phi_1 = \frac{R_{P'}^2 + R_{ges.}^2 - R_Q^2}{2 \cdot R_{P'} \cdot R_{ges.}} \tag{102}$$

Die Gesamtresultierende ist in Betrag und Richtung gleich der Resultierenden R' im eingelenkigen System (*Hehne* 1981c). Beide y-Komponenten von $R_{P'}$ und R_Q in dieser Richtung müssen demnach ergeben

$$R_{P'_y} + R_{Q_y} = R_{ges.} = R' \tag{103}$$

Mathematischer Beweis siehe *Hehne* (1981c). Außerdem müssen

$$\frac{\gamma}{2} + \gamma' + \frac{a'}{2} + \Phi_1 = 180° \tag{104}$$

sein, was sich rechnerisch aus Beispielen ergibt.

Es kann zusammengefaßt werden: Durch die Sehnenumwicklung wird die Patella entlastet. Die Anpreßkraft reduziert sich z.B. für eine Sehnenzuglast von 60 daN zwischen 70° und 150° Beugung von 64,4 auf 50,8 daN (Tab. 24, Spalte 3). Durch die Umwicklung bleibt der an der Patella von den Sehnen eingeschlossene Winkel stets groß. Die Sehne überträgt in zunehmendem Maße eine Kraft, die für das Beispiel von 60 daN Sehnenzuglast von 5,3 daN bis 68,9 daN ansteigt (Tab. 24, Spalte 4), mithin am Ende der Beugung größer als die retropatellare Belastung ist. Obwohl beide Anpreßkräfte algebraisch summiert größer sind als die ohne Krafttransmission durch die Sehne errechnete Auflagerkraft (Tab. 24, Spalten 5 und 6), ändert die Sehnenumwicklung weder die Größe noch die Richtung der Belastung des distalen Femurendes. Es ist aber zu vermuten, daß die Spannungsverteilung im distalen Femurende durch die Sehnenumwicklung geändert wird.

Diese Berechnungen stimmen mit den experimentellen Ergebnissen nicht voll überein. Die gemessenen Anpreßkräfte sind kleiner als die errechneten. Während aber in den Messungen nur die „wahren" Anpreßkräfte als Normalkräfte erfaßt werden, wurde bisher vektoranalytisch nicht zwischen Normal- und Tangentialkräften unterschieden. Auch wurde die Größe der lateralisierenden Kraft vernachlässigt. Die errechnete „retropatellare Anpreßkraft" faßt alle Kräfte summarisch zusammen. Ferner ist es für die Berechnungen

Tabelle 24 Größe der retropatellaren und retrotendinalen Anpreßkräfte $R_{P'}$ und R_Q sowie der Gesamtanpreßkraft $R_{ges.}$ in daN bei einer Quadricepszugkraft von 60 daN unter der vereinfachenden Annahme einer Kraftumlenkung entsprechend dem 2-Rollenmodell. Im Vergleich algebraische Summe der Anpreßkräfte

1. Knieflexion	2. a'	3. $R_{P'}$	4. R_Q	5. $R' = R_{ges.}$	6. $R_{P'} + R_Q$
30°	140°	—	—	41,0	—
60°	115°	—	—	64,4	—
70°	110°	64,4	5,3	68,9	69,7
80°	100°	64,4	15,7	77,2	75,7
90°	95°	60,0	25,9	81,1	85,9
100°	90°	60,0	31,1	84,8	91,1
110°	85°	60,0	36,0	88,4	96,0
120°	75°	60,0	46,0	95,2	106,0
130°	70°	55,4	55,4	98,3	110,8
140°	65°	50,8	64,4	101,2	115,2
150°	60°	50,8	68,9	103,9	119,7

schwierig, die Winkel am Leichenknie exakt zu bestimmen. Immerhin nimmt auch experimentell die Größe der retropatellaren Anpreßkraft mit Beginn der Sehnenumwicklung nur noch geringfügig zu.

Die Verhältnisse werden mit der Sehnenumwicklung unter Berücksichtigung des intrapatellaren Hebels noch komplizierter. Die Kraftwirkungslinien ändern jetzt in der Reihenfolge Tibiaachse – Patellarsehne – Patella – distale Quadricepssehne – proximale Quadricepssehne – Femurachse ständig ihre Richtung. Obschon Tibia und Femur einen spitzen Winkel zueinander bilden und damit sowohl hohe Biegemomente als auch eine betragsmäßig große Resultante auftreten, geschieht die Kraftumlenkung partiell in mehreren, stets stumpfen Winkeln. Dadurch werden sowohl die Beanspruchungen von Tuberositas, Patella, Femurkondylen und Gleitlager als auch die Biegespannungen innerhalb der Patella reduziert.

Von Interesse ist die Lage der Resultierenden R' (vor der Umwicklung) und $R_{ges.}$ (nach der Umwicklung). Wie Zeichnungen ergeben, verläuft sie über weite Beugegrade nach dorsal und leicht nach distal, im spitzen Winkel zur Achse des hinteren Kreuzbandes und im entsprechend großen Neigungswinkel zum vorderen Kreuzband. D.h. die Zugbeanspruchung des hinteren Kreuzbandes wird durch die Anpreßkräfte erheblich vermindert, während diejenigen des vorderen Kreuzbandes entsprechend dem Kosinus des Neigungswinkels nicht in gleichem Maße ansteigt. Bei starker Beugung nähert sich die Resultierende der Richtung der Femurschaftachse, stellt also eine relativ günstige Beanspruchung des Femur dar. Das vordere Kreuzband wird nun stärker belastet, da der Neigungswinkel zwischen der Resultierenden und der Bandachse kleiner wird. Mit zunehmender Knieflexion ändert das Kreuzband allerdings auch seine Richtung gleichläufig, so daß die Winkelabnahme relativ klein bleibt, mithin das Kreuzband nur unwesentlich mehr belastet werden muß.

I. Die ossäre Materialverteilung der Patella im Äquidensitenbild

1971 stellte *Konermann* die ossäre Materialverarbeitung am coxalen Femurende nach Röntgenbildern in Äquidensiten dar. Die Methode basiert auf fotografischen Summationsbildern. Sie ist der elektronischen Bildverarbeitung durch größeren Aufwand und geringeres Auflösevermögen unterlegen. Röntgendünnschnitte der Patella wurden von uns daher elektronisch ausgewertet.

1 Material und Methode

14 Kniescheiben aus visuell intakten Gelenken (Alter unter 40 Jahre) werden in Blöcke aus kalthärtendem Araldit (Fa. Geigy, Wehr) eingegossen. Die Blöcke werden mit einer niedertourigen, gekühlten Säge (Blattbreite 1 mm) in 3 mm dünne Scheiben geschnitten, je 7 horizontal und sagittal. Pro Block entstehen 10 bis 12 Scheiben. Von diesen werden Röntgenaufnahmen auf Mammografiefilm Cronex 75 M, Fa. Dupont, mit 30 kV und 40 mAs erstellt. Die Röntgenbilder werden direkt von der Kamera des elektronischen Bildverarbeitungssystems (s. Kap. G.4) erfaßt und auf dem Monitor in Äquidensiten farbig analog dargestellt. Zur optimalen Beurteilung erwiesen sich 6 gleichmäßige Dichtestufen in der Farbfolge orange – gelb – grün – violett – cyan – blau mit zunehmender Dichte resp. Helligkeit im Röntgenbild für am besten geeignet. Auf die absolute numerische Wiedergabe der optischen Dichten wird bewußt verzichtet, da kein Bezugssystem gewählt wurde.

2 Resultate

Sagittalschnitte (Abb. 73, S. 69): Die Bilder zeigen konstante Muster. Über die ganze Breite und Länge der Patella sind dorsal und subchondral zwei mächtige Zonen gleichmäßig hoher Dichte zu erkennen, die an der Basis – im breiten Insertionsfeld der Quadricepssehne – konfluieren und laterozentral sowie – selten – am Hauptfirst ihre größte Höhe erreichen. Sie bestehen aus Compacta und kräftigen, eng aneinanderliegenden Spongiosabälkchen. Die dorsale ist geringfügig konvex und längsgerichtet, die subchondrale – besonders medial – meist gerade und nur selten in Längsrichtung geordnet. Dazwischen finden sich senkrechte Spongiosabündel mit nach distal und medial abnehmender Dichte. Die Höhe der dichten subchondralen Zone variiert in der Patellabreite. Lateroperipher (a) ist sie zwischen Basis und Apex gleichmäßig, in der Mitte gelegentlich etwas größer. Laterozentral ist sie proximal und inmitten stark und verjüngt sich zur Apex. Am First (b) nimmt sie gegenüber lateral öfters ab, ist meist gleichmäßig verteilt, gelegentlich proximal und zentral etwas stärker. Am Paramediansegment (c) verjüngt sie sich nach proximal und distal. Am medialen First ist sie gleichmäßig mit gelegentlich leichter distaler Abnahme, am Randsegment stets gleichmäßig verteilt. Die nicht überknorpelte Apex ist im Gegensatz zur dorsalen Zone stets ausgespart (b, c).

Horizontalschnitte (Abb. 74, S. 70): Das mächtige dorsale Feld hoher Dichte zieht über die ganze Länge und Breite der Patella. Medial ist es geringfügig schmaler, über dem Randsegment manchmal ausgespart. Es ist meist homogen. Teilweise ist eine quere

Ausrichtung zu erkennen, besonders am spongiosaseitigen Rand. Am distalen Ende der Apex ist es gebündelt, oval geformt und leicht in das Bildzentrum verschoben. An der Apex (c) fehlen das dichte subchondrale Feld und die klare senkrechte Ordnung der Spongiosa. Im distalen Patelladrittel ist dieses Feld zu einem schmalen, medial besonders dünnem und am Randsegment manchmal fehlenden Band geordnet. Nach proximal (b, a) wird es allseits mächtiger. Es ist teils gleichmäßig über die Flächensegmente verteilt, teils lateral stärker. Am lateralen Rand konfluiert es mit dem dorsalen Feld (a). Über den Firsten wird es — inkonstant — schmäler. Ist medial kein ossärer First vorhanden, so verläuft es gleichförmig über die mediale Facette. An der Basis bildet es nur einen schmalen Saum. Die Spongiosa ist allgemein distal weniger dicht und eng als proximal, aber bereits klar senkrecht zu den dorsalen und subchondralen Feldern gerichtet. Davon ausgenommen ist der Bereich über Randsegment und medialem First (b). An der meist engstehenden, dichteren und dickeren Spongiosa ist nur mühsam eine senkrechte Ordnung zu erkennen. Teils wird diese ganz zugunsten einer mehr carré-förmigen Struktur vermißt.

3 Diskussion

Die *Pauwels*sche Theorie der morphologischen Gestaltung des Knochens durch funktionelle Anpassung (*Pauwels* 1948 ff., 1965) wurde durch spannungsoptische Analysen, qualitative und quantitative Dichtebestimmungen im Röntgenbild und fotografische Äquidensitometrie bestätigt (*Pauwels* 1948 ff., *Kummer* 1956, 1959, 1962, 1966, 1978a und b, *Knief* 1967a und b, *Konermann* 1971). Die Studien erfolgten zumeist am coxalen Femurende. Nach *Pauwels* und *Kummer* sind Materialmenge und -verteilung der Beanspruchung proportional.

Die vorliegenden Befunde bestätigen dieses auch für die Patella. Die entsprechend den Anstellwinkeln erfolgende Zugkrafteinleitung an den Sehneninsertionen führt zu großen ventralseitigen Zugspannungen und bedingt eine hohe Materialdichte am Patelladorsum. Diese ist zwischen den Kraftansatzpunkten gerichtet. Gemäß der breiteren und dem Gelenkspalt näheren Insertion der Quadricepssehne ist dieses Dichtefeld über die ganze Basis verteilt und verjüngt sich nach dorsal, um in der Apex gebündelt zu sein. Die leicht quere Anordnung spricht nicht dagegen. Vielmehr scheinen die Zugbündel im Horizontalschnitt orthograd getroffen zu sein. Subchondral führen die schmalen, meist in die Breite gerichteten Auflager zu senkrechten, die Sehnenzugkräfte zu sagittalen Druckspannungen. Durch Sehnenzug und die in Näherung punktförmigen Auflager entstehen in der gesamten Patella Biegespannungen, die wiederum die dorsalen Zugbündel beanspruchen. Möglicherweise resultiert daraus ihre leichte sagittale Konvexität.

Entsprechend den höheren Auflagerkräften in Kniebeugung ist die subchondrale Compacta proximal kräftiger. Die Materialdichte ist lateral größer als medial. Dorsolateral bedingen die aus dem Q-Winkel resultierenden Kraftrichtungen zusätzliche Druckspannungen. Das dorsale Dichtefeld konfluiert daher mit dem subchondralen, das durch die schmalen subchondralen Auflager im kondylären Kontaktbereich in Beugung vermehrt senkrecht zum Auflager auf Druck und gemäß dem kleinen kondylären Krümmungsradius auf Biegung beansprucht wird. Biegung soll nicht als eine dritte Beanspruchungsgröße mißverstanden werden, sondern drückt die Summation aus definierten Zug- und Druckspannungen aus. Zur Senkrechten über dem First hin überwiegen zunehmend die reinen Zugkräfte, weshalb die Zugbündel hier absolut am stärksten ausgebildet sind.

Die geringere subchondrale Materialmenge an der medialen Facette spricht gegen eine ausgeglichene Druckverteilung im Gelenkspalt, doch sind die Auflagerkräfte lateral wesentlich größer. Zudem bedingt die größere mediale Knorpeldicke eine höhere chondrale

Absorption und Speicherung sowie eine entsprechend geringere Transmission der Kraft auf den Knochen. In der Regel sind die Auflagerkräfte im Firstbereich geringer. Daraus resultieren kleinere ossäre Materialdichten.

In starker Beugung sind die Kontaktflächen meist zweigeteilt. In der Horizontalebene müssen daraus quergerichtete Biegebeanspruchungen mit dorsalseitigen Druck- und subchondralen Zugspannungen resultieren, die sich den o.g. Spannungsrichtungen überlagern. Ihr Größenzuwachs scheint bei hoher Krafteinleitung durch die firstwärts zunehmenden Auflager kleiner zu werden. Da von dem Kontaktverlust besonders der firstnahe Teil der lateralen Facette betroffen ist und dieser der Mitte zwischen den Kontaktflächen entspricht, könnte auch das die lateral größere subchondrale Materialdichte beeinflussen.

Die Spongiosa ist im wesentlichen senkrecht zu den Auflagern gerichtet, mithin parallel zur Gelenksresultierenden. Deren Krafteinleitungspunkt liegt im dichten dorsalen Materialfeld. Die Auflagerkräfte am Randsegment stehen steil zu denjenigen der übrigen Flächensegmente. Aus paramedianem und randseitigem Auflager resultieren sich überschneidende Kraftrichtungen, die die carré-förmige mediale Spongiosa gestalten. Schließlich fehlt an der Apex ein Auflager und somit auch die klare Spongiosagestaltung und gelenkspaltnahe Materialdichte.

Die Befunde stimmen im wesentlichen mit den spannungsoptischen Analysen von *Tillmann* und *Brade* (1980) sowie mit unseren Druck- und Kontaktmessungen (siehe Kap. E) überein. Sie bestätigen die bekannten Tatsachen der Unfallmechanismen bei Patellafrakturen und ihrer Versorgung durch dorsale Zuggurtungsosteosynthesen (*Hachez-Leblanc* 1958, *Huggler* 1964, *Weber* 1964, *Müller* et al. 1969).

J. Prüfung der Patellaosteotomie nach Morscher

Nach *Morscher* (1978) ist die sagittale Patellaosteotomie in der Lage, bei dysplastischen Patellae die mediale Kontaktfläche zu vergrößern und damit den patello-femoralen Druck herabzusetzen. Diese These soll durch Kontaktflächenmessungen mit der Touchiermethode (*Riede* et al. 1971, *Hehne* et al. 1981a) vor und nach experimentellen Osteotomien überprüft werden.

1 Material und Methodik

11 der 24 in Kap. F genannten Gelenke hatten radiographisch einen ossären Hauptfirstwinkel unter $130°$ mit scheinbarer medialer Inkongruenz. Sie erfüllten damit die für die Osteotomie gewählten Bedingungen. 7 Patellae gehören dem Typ III und je 2 den Typen II und II/III nach *Wiberg/Baumgartl* an. Sie werden vom Patelladorsum her nach einer Inzision der Sehne in Längsrichtung auf Höhe des Hauptfirstes und unter sorgsamer Schonung des Knorpels sagittal osteotomiert. Zwischen die Fragmente werden präparierte corticospongiöse Tibia- oder Patellaspäne gekeilt (Abb. 75). Zur Osteotomie dienen oszillierende Säge und Klingenmeißel, zur Osteosynthese das Kleinfragmenten-Instrumentarium der AO. Da eine Abhängigkeit des Kontaktwechsels von der Größe der Osteotomie erwartet wurde, erfolgt diese in verschiedenen Winkeln zwischen $5°$ und $45°$, im Mittel um $23° \pm 11°$ (nach Versuchsende röntgenologisch bestimmt). Wegen der dadurch bedingten kleinen Grundgesamtheiten unterbleiben Signifikanzanalysen. Vor und nach Osteotomie erfolgen Kontaktflächenmessungen mit Touchierpaste gemäß Kap. F. An allen Gelenken wird in kontinuierlicher Beugung von $0°-90°$, bei 5 in 6 Einzelpositionen von $0°-140°$ gemessen.

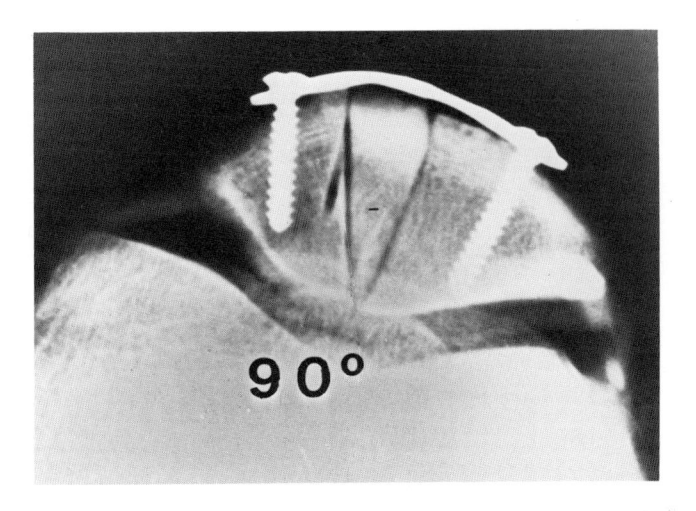

Abb. 75 Patella vom ossären Typ III in $90°$ Flexion nach aufklappender Osteotomie von $23°$

2 Resultate

Alle Patellae haben einen medialen Knorpelfirst. Die Größen der retropatellaren Knorpelflächen und ihrer Kontaktbezirke bei kontinuierlicher Beugung bis 90° zeigt Tab. 25. Präoperativ haben 57% der Patella Kontakt, wovon 64% auf die laterale Facette und 36% auf das Paramediansegment entfallen, während das Randsegment stets ausgespart ist. Die Flächennutzung ist lateral und paramedian annähernd gleich.

Tabelle 25 Größe der Knorpelflächen der Patella, ihrer Facetten und Segmente sowie der Kontaktflächen bei 0°–90° Flexion vor und nach sagittaler Patellaosteotomie. n = 11

	Knorpelfläche in cm²	Kontaktfläche in cm² vor Osteotomie	nach Osteotomie
Gesamte Patella	12,6 ± 2,3	7,2 ± 2,1	6,2 ± 1,7 (−14%)
Laterale Facette	7,2 ± 1,3 (57%)	4,6 ± 1,4	3,6 ± 0,9 (−22%)
Mediale Facette	5,4 ± 1,3	2,6 ± 1,0	2,6 ± 1,0 (± 0%)
Paramediansegment	3,7 ± 0,9 (29%)	2,6 ± 1,0	2,2 ± 0,8 (−15%)
Randsegment	1,7 ± 0,4 (14%)	0	0,4 ± 0,4

Durch die Osteotomie werden regelmäßig vorher unbelastete Knorpelbezirke in den Kontaktbereich einbezogen und andere entlastet (Abb. 76 und 77). Den meist kleinen peripheren Gewinnen stehen größere zentrale Verluste gegenüber. Die Gewinne erstrecken sich vor allem auf das Gebiet des medialen Firstes, während Hauptfirst und das angrenzende Areal der lateralen Facette ihren Kontakt zum Gleitlager verlieren. Bestand in diesen Gebieten bereits vor der Osteotomie wenig Kontakt (Abb. 77, Osteotomien mit 23° und 25°), so sind auch die Verluste gering. Nur in solchen Fällen – insgesamt 3 – nehmen die Kontaktflächen zu, und zwar um 23% und 30% (ossärer Typ III) sowie 3% (ossärer Typ II). Diese Patellae sind jeweils um ca. 25° aufgeklappt, während sowohl bei größeren als auch bei kleineren Winkeln – mit einer Ausnahme gleichbleibenden Kontaktes – stets die Verluste überwiegen (Abb. 78a). Bei diesen 7 Kniescheiben – davon 5 des Typs III – sind die Verluste so stark, daß insgesamt eine Abnahme der Kontaktfläche um 1 cm² oder 14% resultiert (s. Tab. 25).

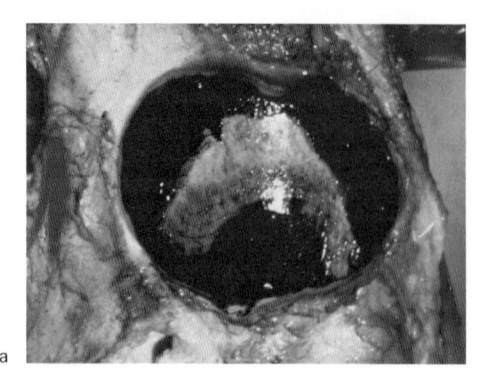

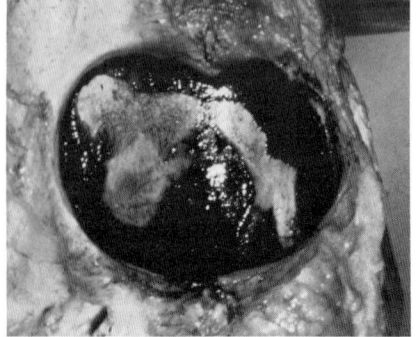

Abb. 76a und b Kontaktflächen (helle Zonen) bei 60° Flexion vor (a) und nach (b) aufklappender Patellaosteotomie von 20°

GEWINN ▨ + VERLUST ▨ AUFKLAPPOSTEOTOMIEN

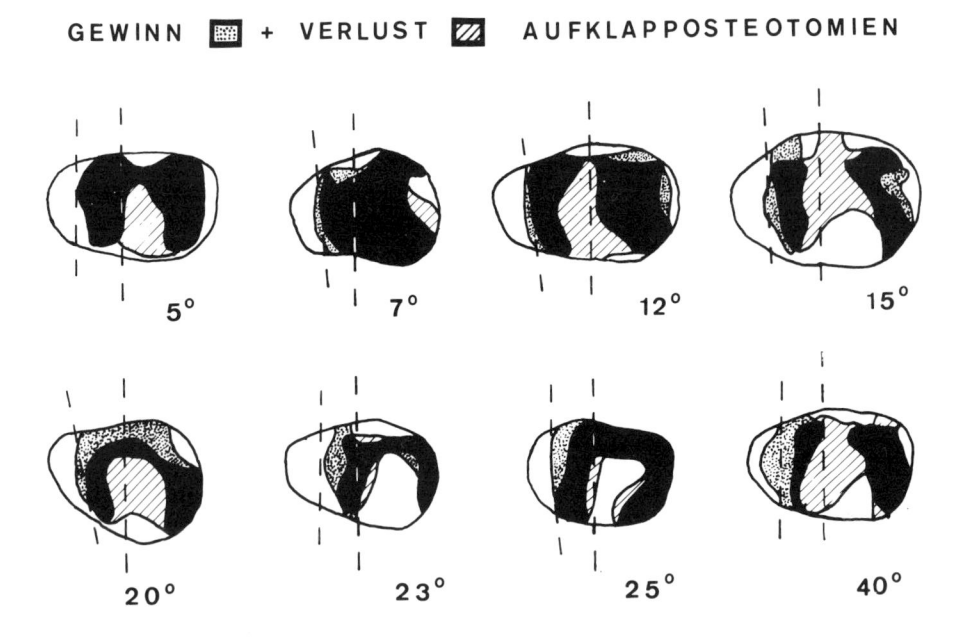

5°   7°   12°   15°

20°   23°   25°   40°

Abb. 77 Übereinander projizierte Kontaktflächen von 8 Patellae bei kontinuierlicher Flexion von 0°–90° mit Gewinn- und Verlustrealen vor und nach Osteotmien von 5°–40°. Schwarz = Areale, die vor und nach Osteotomie Kontakt hatten. Gestrichelte Linien = medialer First (links) und Hauptfirst (rechts)

Der Verlust geht summarisch ausschließlich auf das Konto der lateralen Facette, die 22% ihres Kontaktes verliert (Tab. 25). Nur einmal wird ein kleiner Gewinn erzielt, während medial bei summarisch gleicher Flächengröße immerhin 6mal die Kontaktfläche zunimmt (Abb. 78b und c). Es ist jedoch ein trügerischer Erfolg, denn das normalerweise im Beugebereich bis 90° medial ausschließlich mit dem Gleitlager kontaktierende Paramediansegment zeigt 7mal Verluste, summarisch von 15% (Tab. 25). Diese werden nur deshalb ausgeglichen, weil das normalerweise bis 90° Flexion kontaktlose Randsegment durch die Osteotomie in 8 Fällen in den Kontakt einbezogen wird. Er beträgt 24% der Segmentgröße. Die medialen Gewinne sind bei Osteotomien um 25° am deutlichsten, während sich ansonsten keine Korrelation zum Osteotomiewinkel zeigt (Abb. 78c). Die Kontaktflächen der gesamten Patella nehmen bei ossären Firstwinkeln unter 120°, diejenigen der medialen Facette bei Winkeln unter 123° zu (Abb. 79). Größere Winkel sind immer mit Flächenverlusten verbunden.

Die Messungen in den 6 Einzelpositionen erfolgen bei 3 Kniescheiben des Typs III und je einer der Typen II und II/III. Die präoperativen Kontaktflächen entsprechen in etwa den in Kap. F angegebenen. Bei einer Beugebewegung bis 140° haben 93% der gesamten Knorpelfläche Kontakt. Bis 90° kontaktiert medial fast nur das paramediane, bei 140° nur das Randsegment.

Nach der Osteotomie nimmt die Kontaktfläche an allen Gelenken in sämtlichen Positionen ab, am stärksten bei 90° Flexion mit 38% und in Streckstellung mit 29% (Tab. 26). Dabei verliert besonders die laterale Facette bis zur Hälfte ihrer Kontaktfläche. Medial zeigen sich Verluste bis 31%, und zwar ausschließlich zu Lasten des Paramediansegmentes. Das Randsegment ist stets schon bei 90° Flexion in den Kontakt einbezogen (Abb. 80). Es gewinnt bei sehr kleinen Ausgangswerten bei 90° und 120° prozentual erheblich, verliert aber in extremer Beugung – dort, wo seine eigentliche Aufgabe liegt – bereits wieder an Kontaktfläche (Tab. 26).

120   Prüfung der Patellaosteotomie nach Morscher

+40 %KF   Aufklappende Osteotomie   n=11

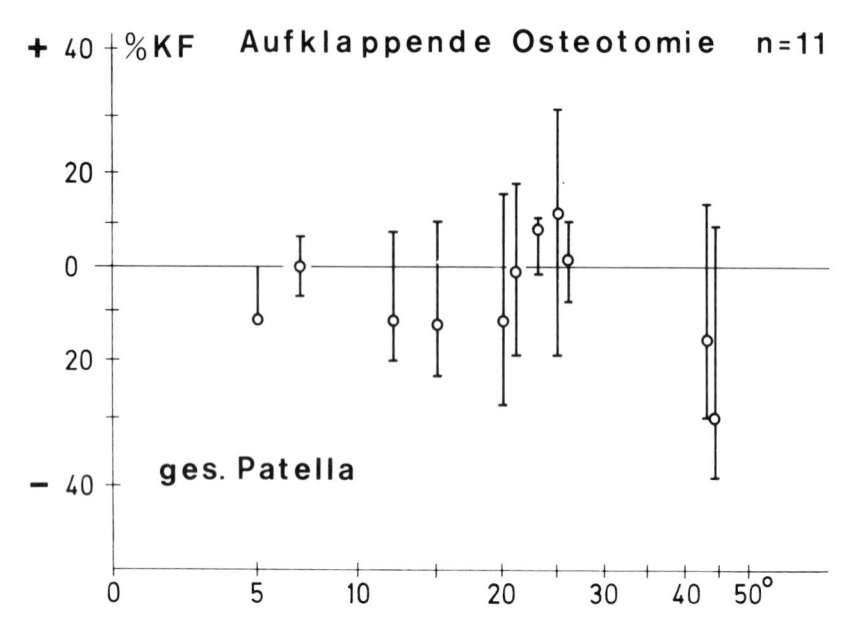

ges. Patella

Abb. 78a

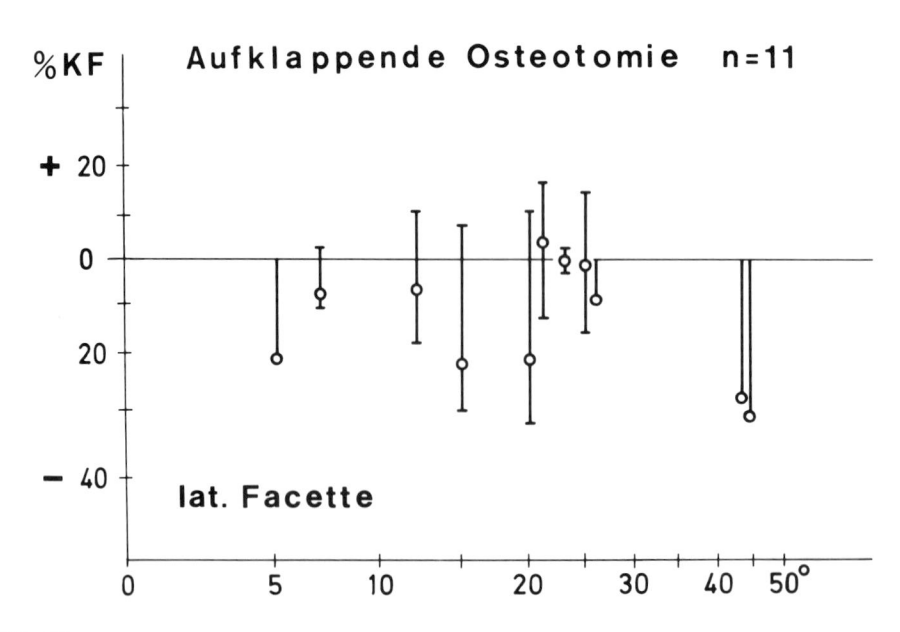

%KF   Aufklappende Osteotomie   n=11

lat. Facette

Abb. 78b

Aufklappende Osteotomie   n=11

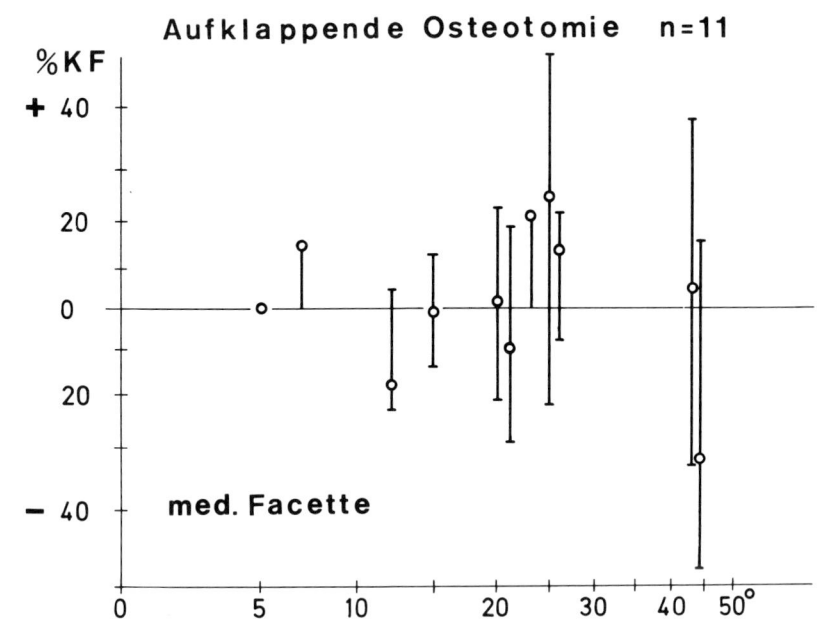

%KF
+40
20
0
20
−40   med. Facette

0   5   10   20   30   40   50°

Abb. 78c

Abb. 78a–c Kontaktflächengewinn (+) und -verlust (−) in % der Knorpelfläche und in Funktion des Osteotomiewinkels. Kreise = Summe von Gewinn und Verlust

Tabelle 26 Durch die Osteotomie erzielter Kontaktflächengewinn oder -verlust in % der ursprünglichen Kontaktflächen bei Knieflexionen von 0° bis 140°. Gesamt = gesamte Patella, lat. = laterale Facette, med. = mediale Facette, P.S. = Paramediansegment, R.S. = Randsegment

Flexion	gesamt	lat.	med.	P.S.	R.S.
0°	− 29	− 33	kein Kontakt		
30°	− 18	− 21	− 11	− 22	*
60°	− 21	− 24	− 15	− 15	*
90°	− 38	− 47	− 23	− 33	+ 50
120°	− 23	− 15	− 31	− 67	+ 64
140°	− 17	− 17	− 17	± 0	− 17
Gesamt	− 24	− 26	− 16	− 23	+ 16

* Vor Osteotomie kein Kontakt, so daß keine prozentuale Berechnung erfolgen kann. Der tatsächliche Gesamtgewinn ist deshalb in Wirklichkeit höher.

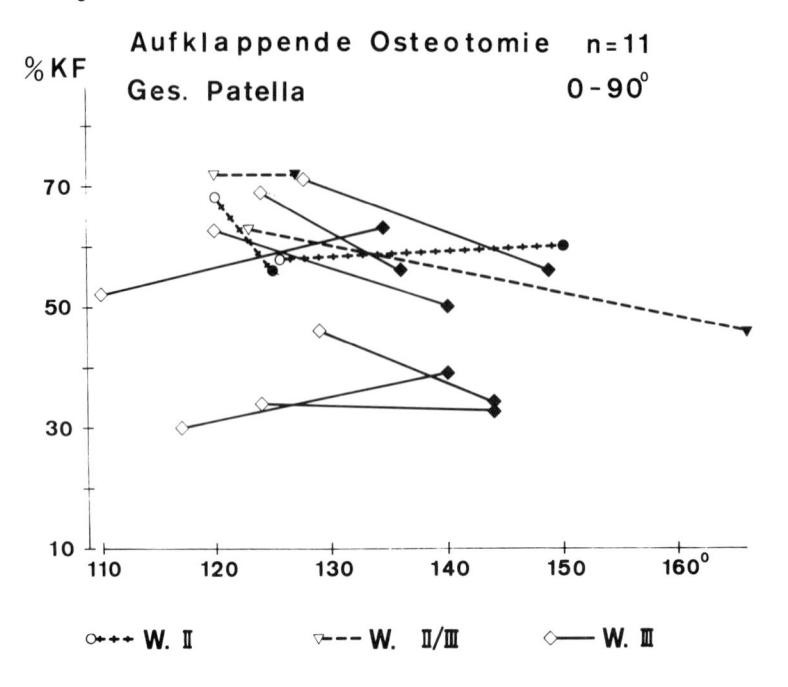

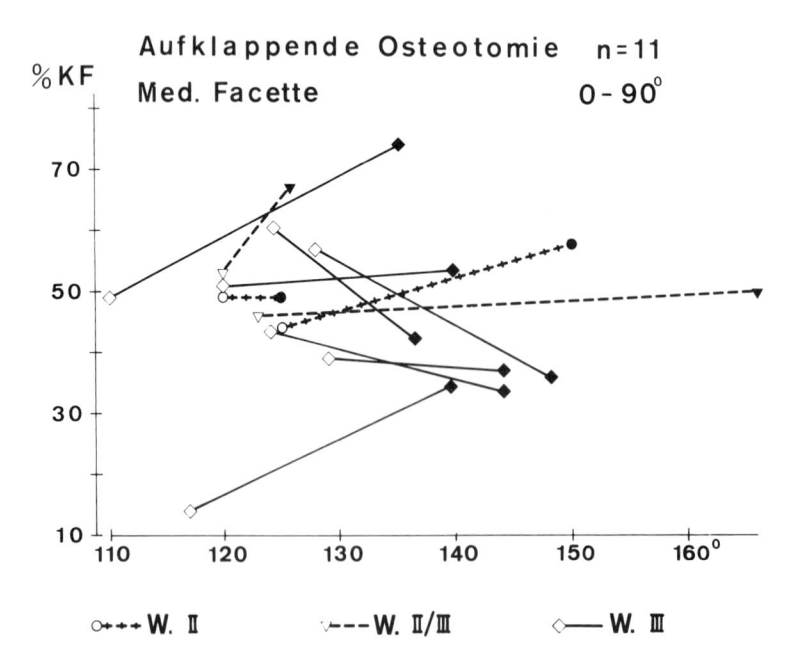

Abb. 79a und b Größe der Kontaktflächen in % der retropatellaren Knorpelflächen in Funktion von ossären Facettenwinkeln und Patellatypen bei kontinuierlicher Flexion von 0° bis 90°.
Weiße Symbole = Kontaktfläche und Winkel vor Osteotomie
Schwarze Symbole = nach Osteotomie.
W. = Patellatypen nach *Wiberg/Baumgartl*

%KF **Aufklappende Osteotomie** n = 5

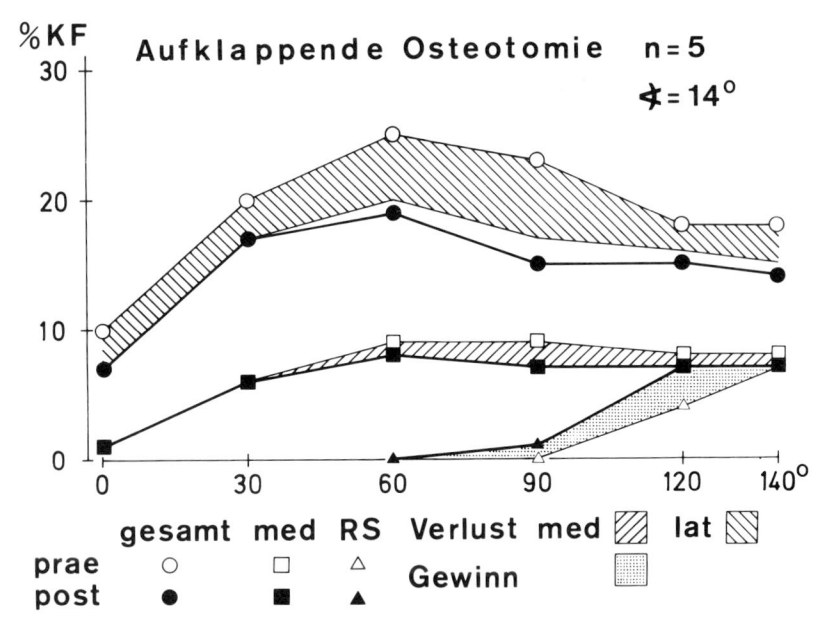

⋇ = 14°

	gesamt	med RS	Verlust med ▨	lat ▨
prae	○	□	△	
post	●	■	▲	Gewinn ▦

Abb. 80 Kontaktflächen in % der gesamten Knorpelfläche in Knieflexionen von 0° bis 140° vor (weiße Symbole) und nach Osteotomie (schwarze Symbole). Gewinn wird nur im Randsegment (RS) erzielt, das nach Osteotomie bereits ab 60° Flexion Kontakt hat. med. = mediale, lat. = laterale Facette

Prozentual zur gesamten Kontaktfläche der Patella bestehen die stärksten Verluste in mittleren Beugestellungen, vor allem lateralseits, während sie medial mit zunehmender Beugung durch frühen Einbezug des Randsegmentes wieder etwas gemildert werden (Abb. 80). In keiner Beugestellung haben aber postoperativ mehr als 20% der Patella Kontakt. Die gewonnenen bzw. verlorenen Flächen sind immer in unmittelbarer Nähe zueinander, d.h. es werden keine neuen, topographisch von den alten Kontaktflächen relativ entfernte Flächen erschlossen (s. Abb. 76). Wiederum überwiegen die zentralen Verluste die peripheren Gewinne, so daß sich die Kontaktflächen teilweise bereits ab 30° Flexion teilen.

Vergleicht man einzelne Kontaktflächenbilder miteinander, so fällt auf, daß in der Regel durch die Osteotomie ein Muster erzielt wird, wie es vorher bei 30° stärkeren Beugungen bestand (Abb. 81). Das heißt, um die physiologischerweise in bestimmten Beugestellungen gesetzmäßig kontaktierenden Bezirke zu belasten, bedarf es nach der Osteotomie geringeren Beugungen.

3 Diskussion

Die regelmäßigen Kontaktflächenveränderungen nach experimentellen sagittalen Patellaosteotomien ergeben eine das Gesamtbild dominierende Abnahme des Kontaktes an der lateralen und eine Verlagerung an der medialen Facette. Dieses und die Tatsache, daß gerade bei Patellae mit kleinen Facettenwinkeln Kontaktgewinne erzielt werden, könnte *Morscher*s These unterstützen. Jedoch kommt es fast ausnahmslos zu Kontaktverlusten im zentralen Hauptfirstbereich. Selbst wenn angenommen werden kann, daß diese Verluste bei höherer Krafteinleitung geringer sind, resultiert daraus keine Druckentlastung.

AUFKLAPPENDE OSTEOTOMIE

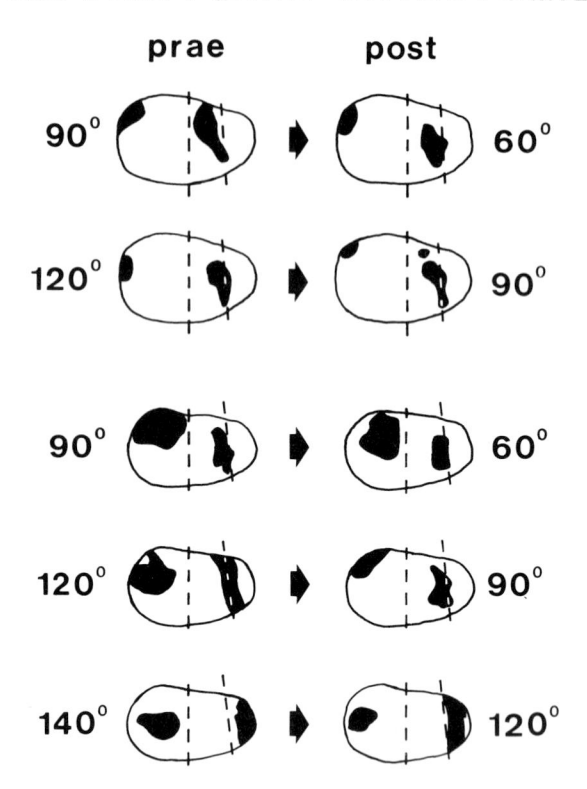

Abb. 81 Kontaktflächen in verschiedenen Beugepositionen vor und nach Osteotomie. Durch die Osteotomie wird ein Kontaktbild gewonnen, wie es vorher bei jeweils 30° stärkerer Beugung bestand

Das heißt, die verbliebenen und neu gewonnenen Kontaktflächen werden stets vermehrt beansprucht, zumal die Gesamtkontaktfläche abnimmt. Diese wandert durch die aufklappende Osteotomie nach peripher. Zwar ist das auch physiologischerweise beim Kontaktwechsel auf die Femurkondylen, also bei 120° Beugung, der Fall, doch werden durch die Osteotomie die peripheren Facettenknorpel bereits bei 30° bis 60° erfaßt. Entsprechend kommt es frühzeitiger zu einer Zweiteilung der Kontaktflächen mit dadurch veränderten Druck- und Biegebeanspruchungen der Patella. Da allen Kontaktarealen in der Bewegungsmechanik gesetzmäßig bei definierten Beugestellungen eine bestimmte Funktion zukommt, wird diese Funktion durch die Osteotomie gestört. Neben der Verkleinerung der Kontaktfläche auf der lateralen Facette wird dieses besonders für die mediale Facette deutlich. Das Paramediansegment, Auflager bis zur Flexion von 90°, verliert bereits ab 30° deutlich an Kontakt, wird also im restlichen Bereich vermutlich vermehrt beansprucht. Die mediale Kontaktfläche verkleinert sich nur deshalb weniger, weil die paramedian verlorene Fläche durch frühen Einbezug des Randsegments wieder ausgeglichen wird. Dieses ausschließlich dem kondylären Kontakt dienende Segment wird bereits ab 60° bis 90° beansprucht und verliert in seinem Funktionsbereich bei 140° bereits wieder an Kontakt, woraus ebenfalls auf eine erhöhte Beanspruchung geschlossen werden kann. Das gleiche gilt folglich auch für den medialen Knorpelfirst.

Nur an 3 Gelenken vergrößern sich die Kontaktflächen bei Flexionen bis 90°. Ihr zentraler und zentrolateraler Kontakt war jedoch bereits vorher klein, so daß auch die

Verluste gering bleiben. Die peripheren medialen Gewinne wirken sich also voll aus. Da diese bei Osteotomiewinkeln um 25° und bei Hauptfirstwinkeln unter 123° erzielt werden, könnte man hoffen, hierin Parameter für eine erfolgreiche Operation gefunden zu haben. Jedoch werden auch hier der mediale Knorpelfirst bereits bei geringen Beugungen beansprucht und der zentrale Kontakt nicht verbessert.

Morscher entwickelte seine Methode aufgrund der ossären Inkongruenz zwischen Patella und Femur. Da aber durch die Formgestaltung des patellaren Knorpels diese Inkongruenz viel kleiner ist und in der gesamten Beugebewegung nahezu alle Knorpelzonen Kontakt haben, können folglich kaum stärkere Kongruenzen und ein Kontaktflächengewinn erzielt werden. Die ausgeglichene Druckverteilung (s. Kap. G) spricht außerdem gegen eine Reduktion der Beanspruchung. Ob mit den Kontaktflächenverschiebungen einzelne chondromalazische Herde kontaktfrei werden können, muß — mit Ausnahme einer Lokalisation im Patellazentrum — als zufällig angesehen werden. Die Methode der sagittalen Patellaosteotomie kann aufgrund der vorliegenden Ergebnisse für die untersuchten Patellatypen nur bedingt empfohlen werden. Da Patellae vom Typ IV und der Jägerhutform im Sektionsgut eine Rarität sind, konnten diese nicht untersucht werden. Möglicherweise sind allein diese Formen für eine Osteotomie geeignet, doch müßte im Einzelfall arthrographisch, arthroskopisch oder intraoperativ die chondrale Form der medialen Facette genau geprüft werden. Die Erfolge *Morscher*s könnten sowohl durch die flankierenden, operativen (Retinaculumspaltung, Pridie-Bohrung) und konservativen Maßnahmen als auch durch eine Abnahme des intramedullären Blutdruckkes bedingt sein. Letzteres nahm *Morscher* selbst als zusätzlichen Faktor an, doch würde dann möglicherweise auch eine Osteotomie ohne Keilentnahme (*Deliss* 1977) genügen.

K. Prüfung der Tuberositasventralisation nach Maquet-Bandi

Zweifel an den rechnerisch ermittelten Größen der Kraftreduktion und klinische Erfahrung veranlaßten uns, diese Operation experimentell zu prüfen.

1 Material und Methodik

Die Operation wird mit Hilfe der Druckmeßfolie geprüft. Arbeitsweise der Folie, Meßapparatur und -vorgang, Signalverarbeitung und -auswertung sind in Kap. G dargestellt. Verwendet werden die 10 Kniegelenke, an denen Sehnenzugkräfte von 50 bis 250 daN erfolgen. Die in Kap. G.7 mitgeteilten Ergebnisse dienen als präoperative Referenzwerte. Im Anschluß an diese Messungen erfolgt die Simulation der Operation. Zur Ventralisation der Tuberositas tibiae wird diese einschließlich einer gestielten Corticalislamelle der Tibiavorderkante mittels oszillierender Säge in der Frontalebene osteotomiert. In den Spalt wird ein aufgebohrter Aluminiumkeil von 40 mm Länge und proximaler Basishöhe von 10 mm getrieben, mithin eine Ventralisation von 10 mm erreicht. Die Osteosynthese erfolgt mit einer vorgebogenen 4-Loch-Platte sowie mit Spongiosa- und Corticalisschrauben (Fa. Synthes, Schweiz). Sie ermöglicht Zugbelastungen der Quadricepssehne bis 250 daN.

Nach der Operation werden die Messungen in 5 Winkelpositionen von 30° bis 140° mit 5 Zugkräften von 50 bis 250 daN gemäß der präoperativen Procedur wiederholt. Pro Gelenk ergeben sich somit 25 und insgesamt 250 Differenzpaare. Die Signifikanzanalyse erfolgt mit dem Wilcoxon-Test für Paardifferenzen, isoliert für die Mittelwerte je Winkel und Zugkraft, so daß der Umfang je Meßreihe n = 10 beträgt. Geprüft werden Kontaktflächen, Anpreßkräfte, mittlere Drücke und mittlere Maximaldrücke an der gesamten Patella, den Facetten und Segmenten für ein Signifikanzniveau von $2\alpha \leq 0{,}05$.

2 Resultate

Abb. 82 (S. 71) zeigt ein prä- und postoperatives Meßbeispiel bei 200 daN Sehnenzuglast und 140° Knieflexion. Die Bilder sind nahezu deckungsgleich. Die Anpreßkräfte nehmen geringfügig um 5% zu und die Kontaktflächen leicht ab, so daß der mittlere Druck von 27,5 auf 31,1 daN/cm^2 ansteigt. Das Beispiel entspricht den Ausmessungen der anderen Gelenke. Neben leichten Verlusten von Kontaktflächen und Anpreßkräften waren auch leichte Gewinne, häufig aber konstante Werte zu beobachten. Besonders konstant blieben die mittleren Drücke. Sehr häufig verschoben sich die Kontaktflächen bis zur Rechtwinkelposition um wenige Millimeter nach proximal.

2.1 Kontaktflächen

Die Kontaktflächen verändern sich als Abhängige von Sehnenzuglast und Kniebeugewinkel im gleichen Sinne wie vor der Operation (Abb. 83 bis 85). Signifikante Veränderungen bestehen nur bei 30° Flexion bei Zuglasten ab 150 daN (Abb. 83). Sie werden kleiner, z.B. bei 250 daN von $2{,}4 \pm 0{,}6$ cm^2 auf $1{,}9 \pm 0{,}4$ cm^2. Über alle Zuglasten gemittelt werden bei 30° $82{,}4 \pm 7\%$ der präoperativen Größen erreicht, im Mittel

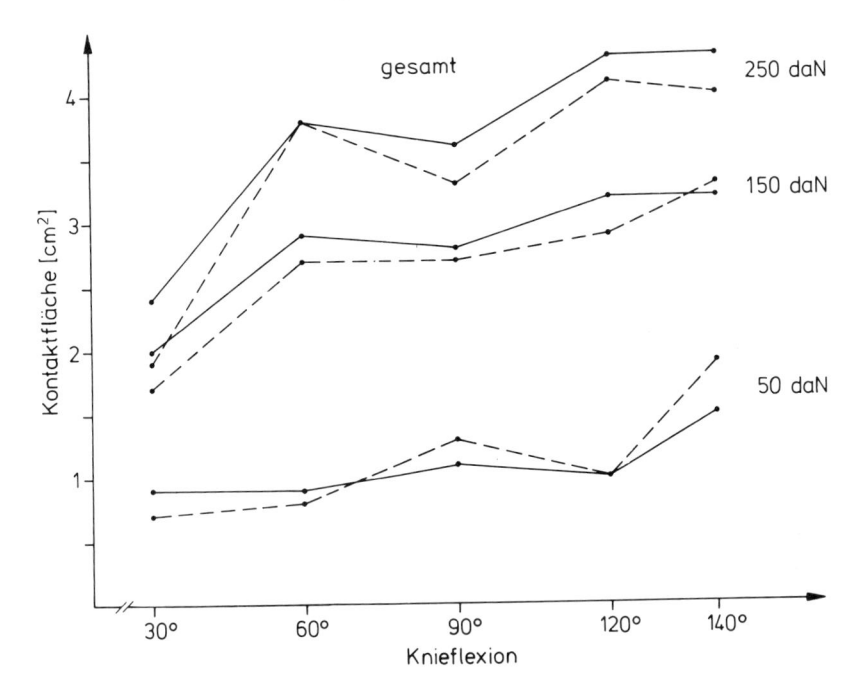

Prüfung der Tuberositasventralisation nach Maquet-Bandi 127

Abb. 83 Kontaktflächen der Patella vor (durchgezogene Linie) und nach (unterbrochene Linie) der Operation nach *Maquet-Bandi* in Funktion des Kniebeugewinkels. Sehnenzuglast 50 bis 250 daN. n = 10. SD der Mittelwerte ± 0,2 bis ± 1,2 cm²

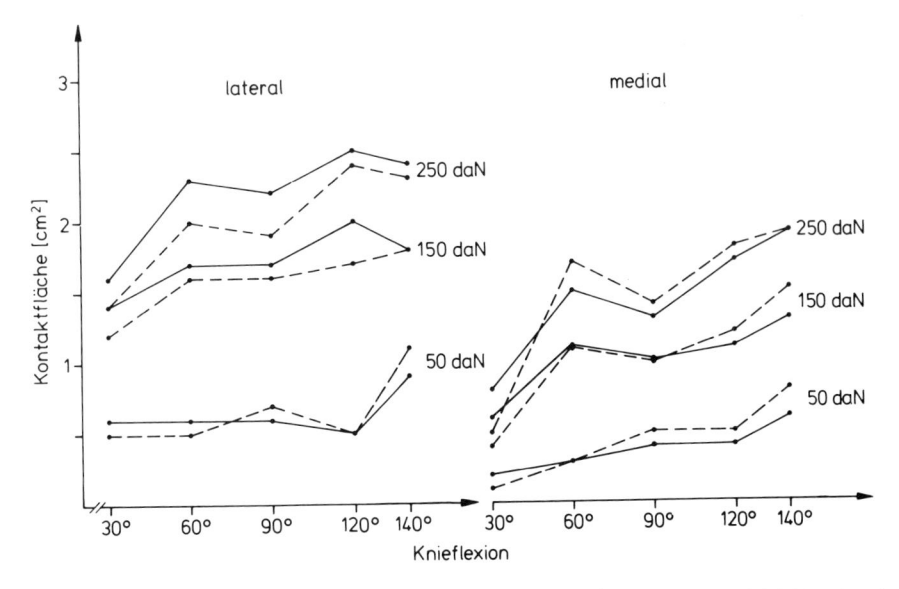

Abb. 84 Kontaktflächen der lateralen und medialen Facette vor (durchgezogene Linie) und nach (unterbrochene Linie) der Operation nach *Maquet-Bandi* in Funktion des Kniebeugewinkels. Sehnenzuglast 50 bis 250 daN. n = 10. SD der Mittelwerte lateral ± 0,1 bis ± 0,9 cm², medial ± 0,1 bis ± 0,7 cm²

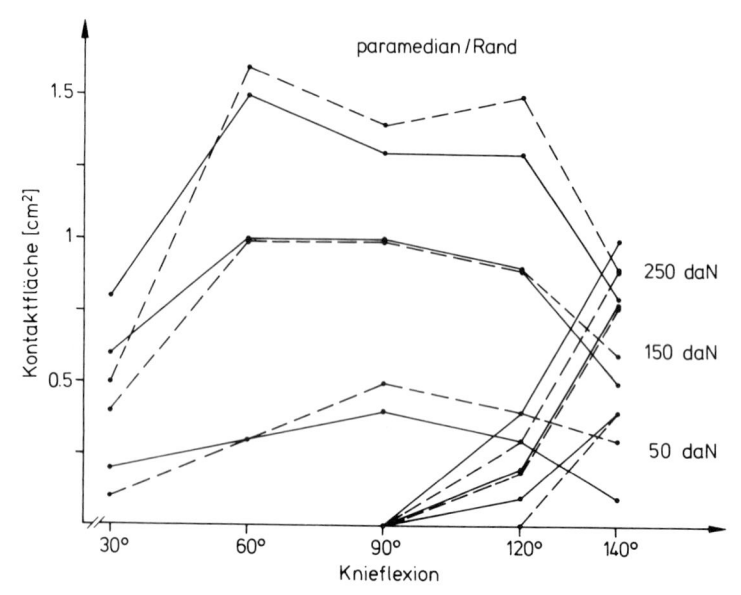

Abb. 85 Kontaktflächen des paramedianen (links) und des Randsegments (rechts) vor und nach der Operation nach *Maquet-Bandi* in Funktion des Kniebeugewinkels. Durchgezogene Linie = präop., unterbrochene Linie = postop. — Sehnenzuglast 50 bis 250 daN. n = 10. SD der Mittelwerte ± 0,1 bis ± 0,4 cm^2

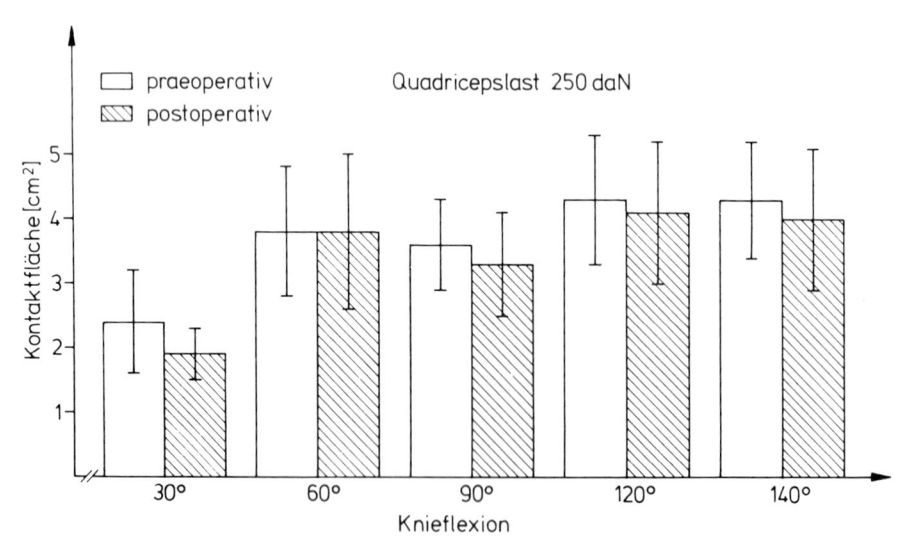

Abb. 86 Kontaktflächen der Patella vor und nach der Operation nach *Maquet-Bandi* bei 250 daN Sehnenzuglast. n = 10

sämtlicher Winkel jedoch 96,6 ± 11,3%, was absolut −0,05 cm^2 entspricht. Der Kontaktverlust bei 30° Flexion betrifft in signifikantem Maße nur die mediale Facette, die — im Mittel aller Zuglasten — 33,9 ± 11% ihres Kontaktes verliert, z.B. bei 250 daN von 0,7 ± 0,3 cm^2 auf 0,4 ± 0,2 cm^2 (Abb. 84). Auch am Randsegment sind die Veränderungen nicht signifikant (Abb. 85). Abb. 86 zeigt das Gleichmaß prä- und postoperativer Werte bei 250 daN Sehnenzuglast.

2.2 Anpreßkräfte

Die Anpreßkraft nimmt in keiner Beugestellung signifikant ab (Abb. 87). Auch die Differenzen bei 30° Flexion von −6 ± 3 daN (200 und 250 daN Zuglast) und −9 ± 3 daN (150 daN Zuglast) sind nicht signifikant. Über alle Winkel und Zugkräfte gemittelt beträgt die Differenz lediglich −8,2 ± 5,6% (= 3,2 daN). Ebenso unterscheiden sich die Auflagerkräfte an der lateralen und medialen Facette (Abb. 88) sowie am Paramedian- und Randsegment (Abb. 89) nicht von den präoperativen Werten.

2.3 Mittlerer Druck und mittlerer Maximaldruck

Der mittlere Druck ändert sich nach der Operation nicht (Abb. 90). Bei keiner Zuglast und Winkelstellung bestehen signifikante Unterschiede. Über alle Werte gemittelt werden postoperativ lediglich 0,2 daN/cm^2 (unter 1%) weniger gemessen als präoperativ. Selbst bei 30° Flexion beträgt die Differenz nur 3,2%. Auch an lateraler und medialer Facette (Abb. 91) und am Randsegment (Abb. 92) bestehen keine Unterschiede. Abb. 93 zeigt, wie der mittlere Druck − über alle Winkel gemittelt − bei jeder Zuglast konstant bleibt.

Der mittlere Maximaldruck (s. S. 80/81) bleibt nach der Operation konstant (Abb. 94). Auch an lateraler und medialer Facette gleichen die Kurven den präoperativen Verläufen (Abb. 95).

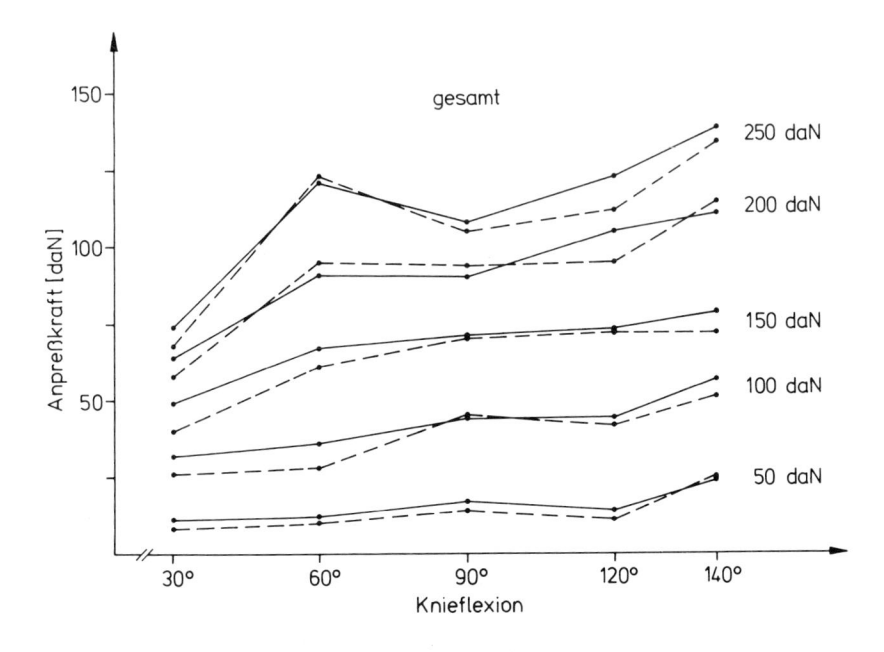

Abb. 87 Anpreßkraft der Patella vor (durchgezogene Linie) und nach (unterbrochene Linie) der Operation nach *Maquet-Bandi* als Funktion des Kniebeugewinkels. Sehnenzuglast 50 bis 250 daN. n = 10. SD der Mittelwerte ± 1 daN bis ± 33 daN

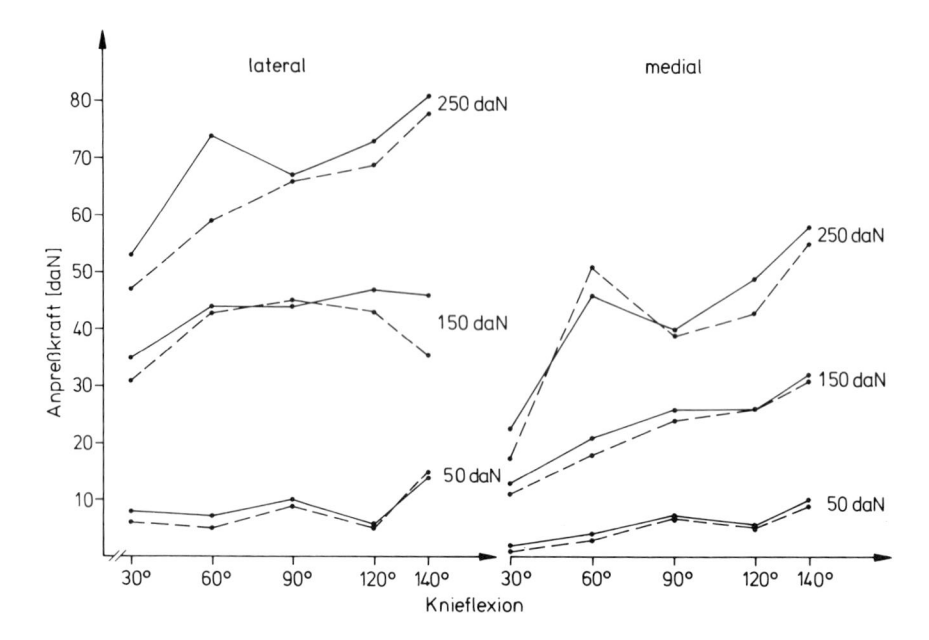

Abb. 88 Anpreßkraft der lateralen und medialen Facette vor (durchgezogene Linie) und nach (unterbrochene Linie) der Operation nach *Maquet-Bandi* als Funktion des Kniebeugewinkels. Sehnenzuglast 50 bis 250 daN. n = 10. SD der Mittelwerte lateral ± 1 bis ± 27 daN, medial ± 1 bis ± 17 daN

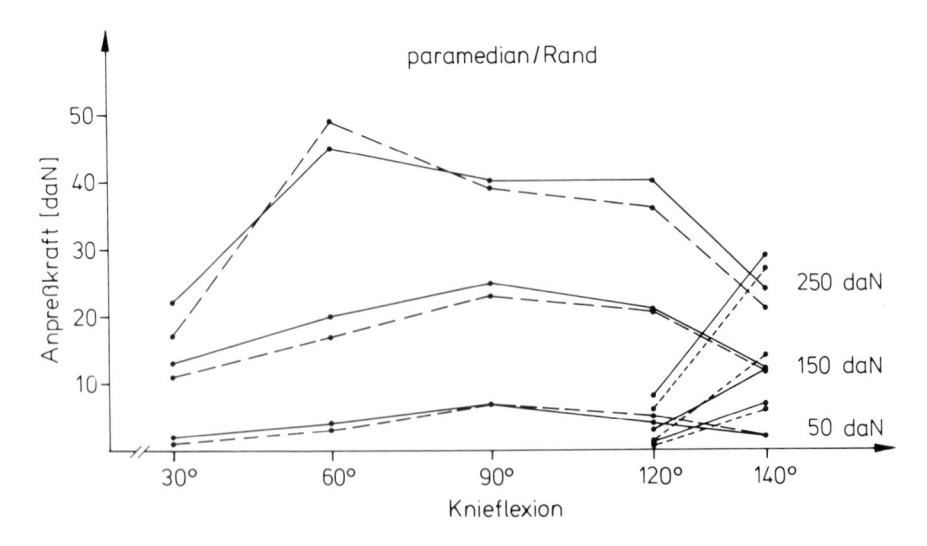

Abb. 89 Anpreßkraft am paramedianen (links) und am Randsegment (rechts) vor und nach der Operation nach *Maquet-Bandi* als Funktion des Kniebeugewinkels. Durchgezogene Linie = präoperativ, unterbrochene Linie = postoperativ. Sehnenzuglast 50 bis 250 daN. n = 10. SD der Mittelwerte ± 1 bis ± 16 daN

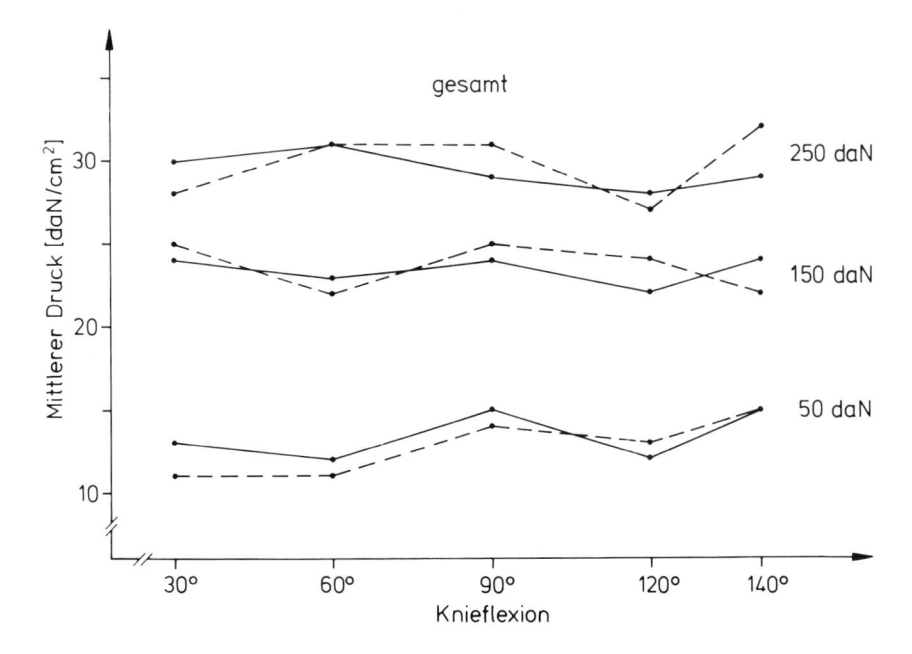

Prüfung der Tuberositasventralisation nach Maquet-Bandi 131

Abb. 90 Mittlerer Druck an der Patella vor (durchgezogene Linie) und nach (unterbrochene Linie) der Operation nach *Maquet-Bandi* als Funktion des Kniebeugewinkels. Sehnenzuglast 50 bis 250 daN. n = 10. SD der Mittelwerte ± 1 bis ± 7 daN/cm²

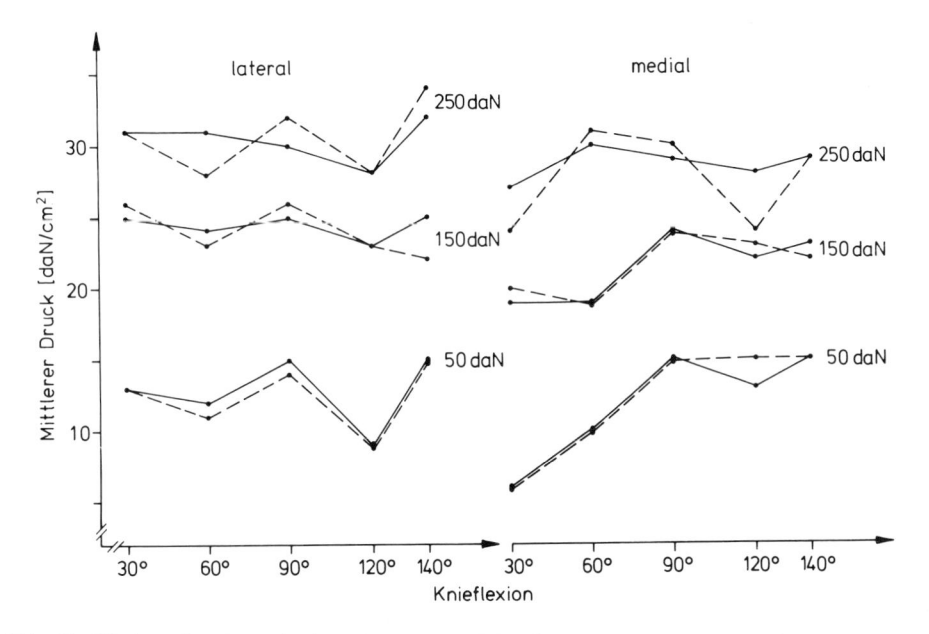

Abb. 91 Mittlerer Druck an der lateralen und medialen Facette vor und nach der Operation nach *Maquet-Bandi* als Funktion des Kniebeugewinkels. Durchgezogene Linie = präoperativ, unterbrochene Linie = postoperativ. n = 10. SD der Mittelwerte ± 1 bis ± 7 daN/cm²

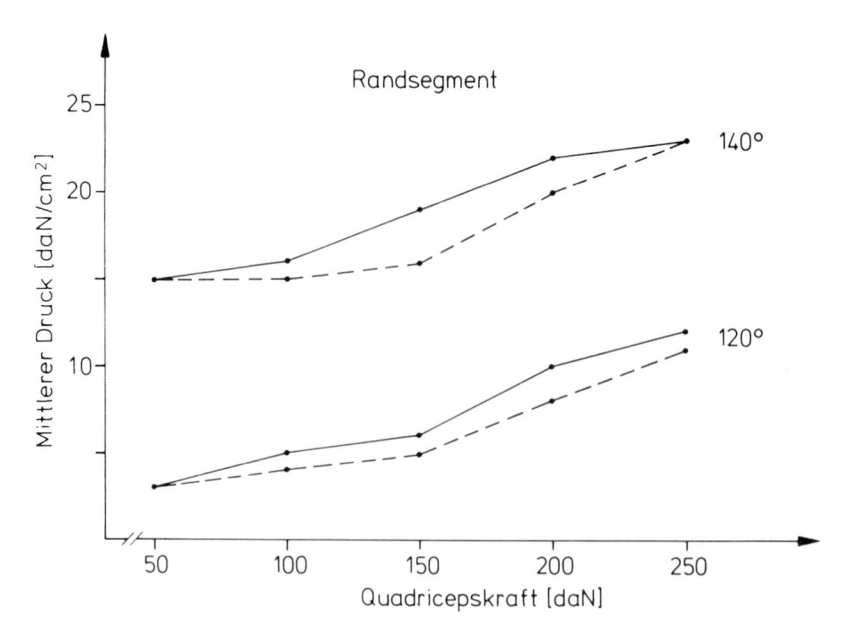

Abb. 92 Mittlerer Druck am Randsegment vor und nach der Operation nach *Maquet-Bandi* als Funktion der Sehnenzuglast. Durchgezogene Linie = präoperativ, unterbrochene Linie = postoperativ. n = 10. SD der Mittelwerte ± 2 bis ± 10 daN/cm²

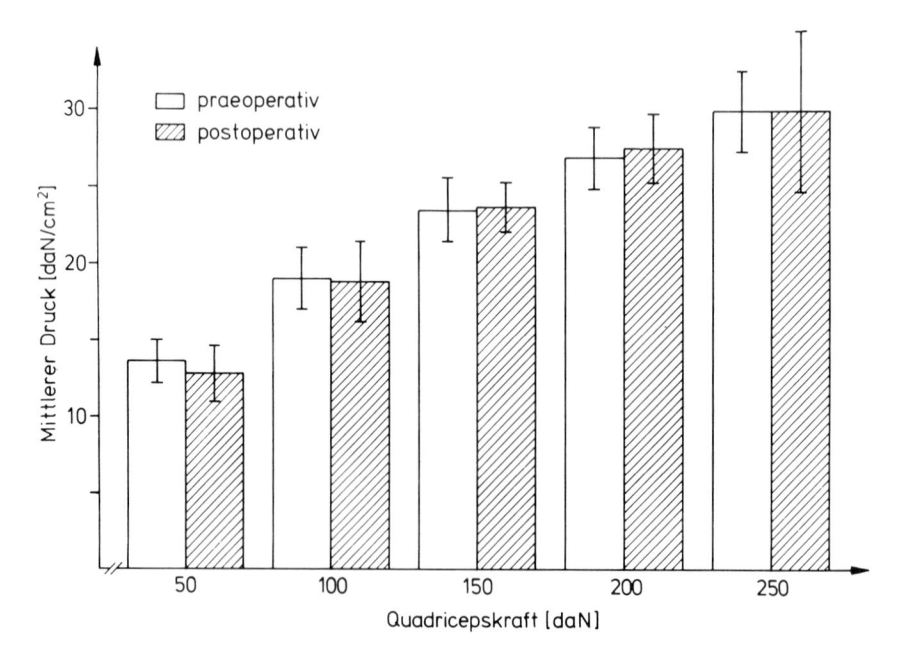

Abb. 93 Mittlerer Druck an der Patella vor und nach der Operation nach *Maquet-Bandi* als Funktion der Sehnenzuglast. Mittelwerte aller Winkelpositionen von 30° bis 140°. n = 10

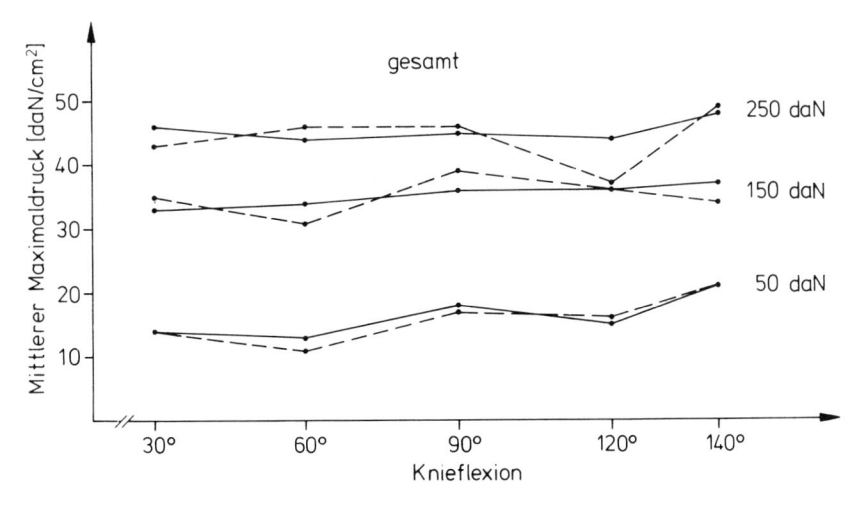

Abb. 94 Mittlerer Maximaldruck an der Patella vor (durchgezogene Linie) und nach (unterbrochene Linie) der Operation nach *Maquet-Bandi* als Funktion des Kniebeugewinkels. Sehnenzuglast 50 bis 250 daN. n = 10. SD der Mittelwerte ± 1 bis ± 13 daN/cm²

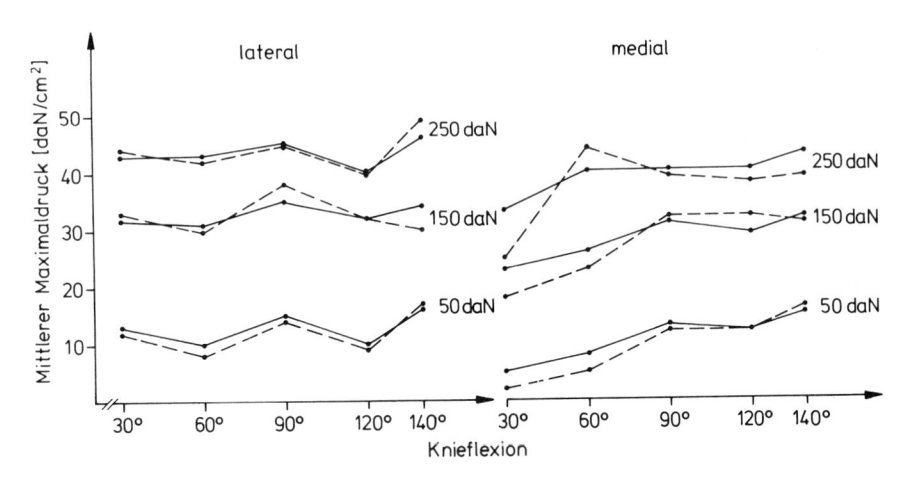

Abb. 95 Mittlerer Maximaldruck an lateraler und medialer Facette vor (durchgezogene Linie) und nach (unterbrochene Linie) der Operation nach *Maquet-Bandi* als Funktion des Kniebeugewinkels. Sehnenzuglast 50 bis 250 daN. n = 10. SD der Mittelwerte ± 1 bis ± 13 daN/cm²

3 Diskussion

Die Operation nach *Maquet-Bandi* (*Maquet* 1963, *Bandi* 1972) wurde aufgrund arithmetischer Berechnungen geschaffen, um den retropatellaren Knorpel zu entlasten (s. Kap. B.2 und D.1). Diese Annahme kann experimentell nicht bestätigt werden. Weder die Anpreßkraft noch der mittlere Druck und der mittlere Maximaldruck werden durch die Operation verändert. Selbst wenn man annähme, die Veränderungen der Anpreßkraft bei 30° Flexion könnten in einer noch größeren Meßserie signifikant sein, so ist dieses für die übrigen Winkelstellungen angesichts der Konformität der prä- und postoperativen Kurvenverläufe kaum vorstellbar. Aber auch die gering verminderten Anpreßkräfte haben auf die Knorpelbeanspruchung keinen Einfluß, da durch die gleichzeitige Abnahme der

Kontaktflächen — die einzig signifikante Differenz — der mittlere Druck konstant bleibt. Hierin scheint vom mechanischen Prinzip her ein entscheidender Unterschied zu den beanspruchungsreduzierenden Osteotomien am Hüft- und Tibiofemoralgelenk zu liegen. Bei diesen wird die Beanspruchung durch eine Vergrößerung der Tragflächen beeinflußt (*Pauwels* 1965, *Maquet* 1977), so daß trotz gleicher Auflagerkraft der Druck abnehmen muß. Die Operation nach *Maquet-Bandi* beeinflußt die Kontaktflächen nicht oder — bei 30° Flexion — nur in einem so geringen Maße, daß daraus keine Druckreduktion resultiert. Möglicherweise folgt einer geringen Abnahme der Anpreßkraft zunächst vorwiegend eine viskoelastische Entspannung an der Peripherie der Kontaktflächen, so daß dadurch der mittlere Druck nicht gemindert wird.

Die Kontaktflächen verschieben sich bei geringen Beugungen topographisch durch die Operation äußerst geringfügig nach proximal. Es ist dadurch weder anzunehmen, daß neue, noch intakte Knorpelflächen erschlossen werden (zumal diese bereits bei wenigen Graden stärkerer Beugung kontaktieren), noch daß das Gleichgewicht zwischen den Hebelarmlängen innerhalb der Patella, den Zugkräften und ihren Anstellwinkeln gestört wird. Die Proximalverlagerung der Gelenksresultierenden korreliert mit den vektoriellen Rechenanalysen gemäß Kap. H.1, wie wir im folgenden Absatz sehen werden.

Der Abnahme des distalen Anstellwinkels ist ein zusätzlicher operativer Effekt zugeschrieben worden, weil damit der von den Sehnenkräften eingeschlossene Winkel vergrößert wird (*Maquet* 1963 und 1977, *Bandi* 1977). Angenommen, es würde tatsächlich gleichzeitig die Patellarsehnenzugkraft etwas verkleinert werden, so müßte durch die Richtungsänderung der Kraft deren x-Komponente (Abb. 96) bis zu einer definierten Kraftgröße zunehmen (unter gleichzeitiger Abnahme der y-Komponente). Die x-Komponente müßte mit der x-Komponente der Quadricepszugkraft im Gleichgewicht stehen, d.h. ihre Summe muß 0 und folglich die x-Komponente der Quadricepskraft um den

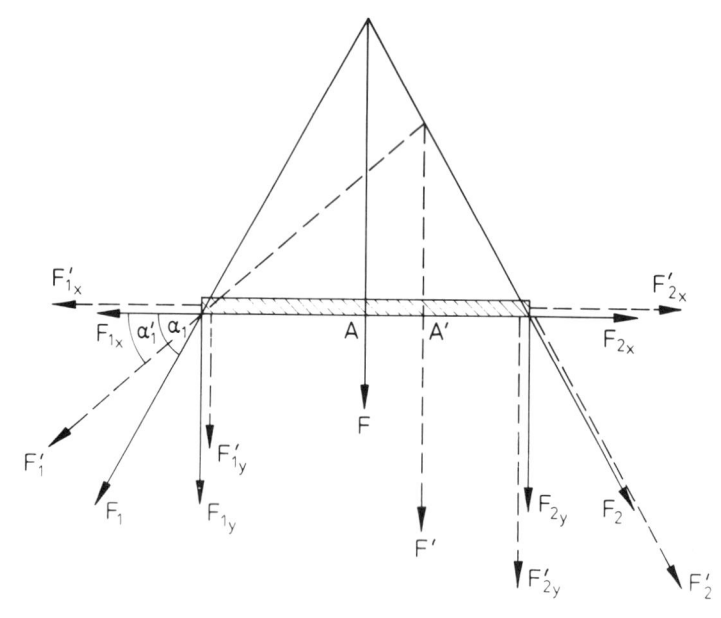

Abb. 96 Veränderungen der Größe der Kraftkomponenten, der Zugkräfte und der Auflagerkraft sowie der Lage des Auflagers am Modell bei Abnahme des Anstellwinkels a_1 der Kraft F_1 nach a'_1. Trotz Verkleinerung des Winkels von 60° auf 40° und der Kraft F'_1 von 65 auf 60 daN vergrößert sich die Kraft F_2 auf 91,9 daN und die Auflagerkraft von 112,6 auf 118,2 daN unter Verschiebung des Durchstoßpunktes von A nach A'

gleichen Betrag größer sein. Das ist aber bei nicht beeinflußtem Anstellwinkel der Quadricepskraft nur möglich, wenn diese Kraft selbst vergrößert wird, was wiederum auch eine Vergrößerung ihrer y-Komponente und damit deren Anteil an der Auflagerkraft zur Folge hat (s. Abb. 96). Zusätzlich muß — um wieder ein Momentengleichgewicht herzustellen — die Gelenksresultierende nach proximal verschoben werden, da bei Abnahme des Winkels a_1 der Schnittpunkt der Zugkräfte weiter proximal liegt (in der Abb. 96 nach rechts).

Zwischen den in der Literatur (s. Kap. D.1) mitgeteilten rechnerischen und den durch uns experimentell ermittelten Größen der Anpreßkräfte bestehen Differenzen, die wir nicht absolut schlüssig zu klären vermögen. Jedoch gilt es zu bedenken, daß die Operation eine Distanzänderung der Patellarsehne an deren distalem Ansatz bewirkt. Da sich der Angriffspunkt an der Patella nicht ändert, hier mithin der Drehpunkt der Verschiebestrecke besteht, bestreicht die Sehne in der Sagittalebene mit ihrer Verlagerung gewissermaßen ein gleichschenkliges Dreieck. Die Senkrechte auf der Sehnenachse durch den Drehpunkt des Tibiofemoralgelenkes befindet sich nach eigenen Ausmessungen an Röntgenbildern und Sektionsgelenken, denen die Lage der Evolute nach *Fick* (1910) und *Menschik* (1975) zugrundeliegen, in 30° präoperativ zu 3/5 und postoperativ zu 9/10 der Gesamtlänge der Patellarsehne von deren Ansatz entfernt, also im Gegensatz zu *Bandi* (1972) nahe dem Drehpunkt in der Spitze des Dreiecks (Abb. 97). Angesichts dieser fernen Lage der Senkrechten von der Verschiebestrecke beträgt damit ihre Größenzunahme nur 4—6%. Ihr reduzierender Effekt auf die Auflagerkraft hat dann lediglich diese Größenordnung.

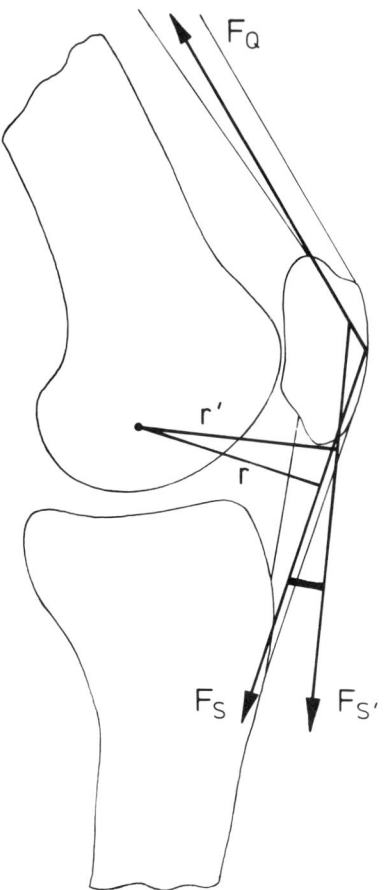

Abb. 97 Lage der Senkrechten r auf die Patellarsehne zum Drehpunkt des Tibiofemoralgelenkes und ihre Veränderung nach r' durch Ventralisation der Tuberositas tibiae

Wir können nun für eine 70 daN schwere Versuchsperson beispielhaft rechnen: Sie befinde sich in 60° Knieflexion im Gleichgewicht. Das Beugemoment sei 390 cm daN groß, entsprechend K = 30 daN und k = 13 cm (s. Abb. 4). Die Winkel a_1 und a_2 betragen je 32,5° (s. Kap. H.2) und die Distanz s_1 zwischen Patellarsehne und Drehpunkt 4,8 cm. Dann errechnen sich gemäß Kap. H.1 für

die Patellarsehnenkraft F_S (= F_1 im Modell)	81,25 daN
die Quadricepssehnenkraft F_Q (= F_2)	81,25 daN
die resultierende Anpreßkraft R_P (= F)	87,30 daN
und den Quotienten r_1/r_2	1,0

Wird nun die Tuberositas tibiae um 10 mm ventralisiert, so nehmen — wie Zeichnungen ergeben — a_1 um 8° ab und die Distanz s_1 um 2 mm zu. Vermutlich stellt sich aber auch die Patellalängsachse auf die neue Zugrichtung ein, jedoch durch den Gegenzug der Quadricepssehne nur teilweise. Schätzen wir die Abnahme von a_1 mit 6° ein, so müßte a_2 um 2° abnehmen. Die Winkel betrügen nunmehr 26,5° (a_1) und 30,2° (a_2). Dann errechnen sich gemäß Kap. H.1 und Abb. 96 für

die Patellarsehnenkraft F_S (= F_1' im Modell)	78,00 daN
die Quadricepssehnenkraft F_Q (= F_2')	81,00 daN
die resultierende Anpreßkraft R_P (= F)	75,90 daN
und den Quotienten r_1/r_2	1,18

Die Gelenksresultierende einer 4 cm langen Patella würde durch die Operation also um 1,7 mm nach proximal wandern und die Anpreßkraft um 13% vermindert werden. Auch diese Kraftreduktion weicht noch von den Messungen ab, doch gilt es auch hier zu bedenken, daß vektoranalytisch weder die Lateralkomponente noch die Zerlegung der Anpreßkraft in die Normal- und Tangentialkomponenten berücksichtigt worden sind (s. auch Kap. B.2.1 und H).

Bei starken Beugungen wird die Patella mit der dorsalen Gleitbewegung des Femurs auf der Tibia ebenfalls nach dorsal verlagert (s. Abb. 32b). Experimentell beobachteten wir, daß sich bereits ab 120° Flexion die Patellarsehne dem Tibiakopf ventral anschmiegt, ein Effekt, der durch die Operation nicht oder nur geringfügig beeinflußt werden kann und jedwede hypothetische Kraftänderung an der Patellarsehne zunichte macht.

Die Auflagerkraft muß eine gleich große Gegenkraft haben. Diese Gleichgewichtsbedingung wurde in allen Vektoranalysen vernachlässigt. Wäre sie nicht vorhanden, so würde die Patella das Femur nach dorsal verschieben. Diese Gegenkraft des Femurs, durch die das vordere Kreuzband und die Kniegelenkskapsel beansprucht werden und die vermutlich eine wesentliche Komponente in Richtung Femurachse selbst hat, kann nicht ohne weiteres einfach als eine veränderliche Variable der retropatellaren Anpreßkraft aufgefaßt werden, wie man sich z.B. durch Beschleunigungen beim Gehen oder Stoppen vorstellen kann. Sofern sie aber nicht nur eine reaktive Kraft auf die durch die Patella wirkende Kraft darstellt, wird sie durch die Operation nach *Maquet-Bandi* nicht beeinflußt.

Insgesamt kann aufgrund der vorliegenden Ergebnisse die Operation nach *Maquet-Bandi* nicht mehr empfohlen werden.

L. Die Prüfung des Patellarsehnentransfers nach Roux-Hauser

Die Diskrepanz zwischen den Früh- und Spätergebnissen klinischer Studien (s. Kap. D.2) veranlaßte uns, diese Operationsmethode experimentell zu prüfen.

1 Material und Methodik

Die Messungen erfolgen mittels Druckmeßfolie gemäß Kap. G.1–6. Verwendet werden die darin angegebenen 6 Kniegelenke mit Sehnenzugbelastungen von 25 bis 100 daN. Die in Kap. G.7 mitgeteilten Ergebnisse dienen als präoperative Referenzwerte.

Die Operation wird wie folgt simuliert: Spalten des lateralen Retinaculums. Die Tuberositas tibiae wird unter Schonung der Patellarsehne als rechteckiger Block mittels oszillierender Säge und Klingenmeißel mobilisiert und 15 mm medial sowie 10 mm distal wieder fixiert. Nach *Mann* und *Blauth* (1980) wird kein neues Spanbett geschaffen, sondern die Corticalis an der proximalen Grenze der neuen Position nur eingekeilt, um die Tuberositas gegen Sehnenzugkräfte zu verankern. Damit ist es möglich, ihre Dorsalisierung zu verhindern. In 2 Fällen erfolgt aus gleichen Gründen eine Unterfütterung mit einem zusätzlichen Corticalisspan. Die Achse der Tuberositas wird auf die Patellamitte ausgerichtet, um eine Torsion der Patellarsehne zu verhindern. Die Osteosynthese erfolgt mit einer vorgebogenen 4-Loch-Platte sowie Spongiosa- und Corticalisschrauben (Fa. Synthes, Schweiz). Die Tuberositas wird vor ihrer Entnahme durchbohrt und während der Osteosynthese temporär mit Kirschner-Drähten fixiert. Sehnenzugkräfte bis 100 daN sind damit stets möglich. Entsprechend dem präoperativen Procedere wird postoperativ mit Zuglasten von 25 bis 100 daN in Beugepositionen von 30° bis 140° gemessen.

Verwendet wird die VL-Folie. Überdrückte Flächen werden durch entsprechende Messungen mit der L-Folie ergänzt (s. Kap. G). Die Berechnungen erfolgen gemäß Kap. G.6. Die prä- und postoperativen Werte werden verglichen. Somit ergeben sich pro Gelenk 20, und insgesamt 120 Differenzpaare. Zur Signifikanzanalyse dient der Wilcoxon-Paardifferenztest. Das Signifikanzniveau wird auf $2\alpha \leq 0{,}05$ gewählt.

2 Resultate

Die Kontaktflächen verschieben sich postoperativ bis zur Rechtwinkelstellung deutlich nach proximal (Abb. 98a, S. 71). Bei 90° Flexion wird nur ein äußerst schmaler Saum an der Basis belastet. Oft hat das Randsegment bereits jetzt Kontakt. Bei 120° und 140° Flexion divergieren die Kontaktflächen zur lateralen und medialen Peripherie (Abb. 98b, S. 71). Mit Ausnahme von 30° Flexion werden sie stets erheblich kleiner, besonders lateral. Die mittleren Drücke nehmen dadurch sowohl medial als auch lateral stark zu.

2.1 Kontaktflächen

Gesamthaft bleiben die Kontaktflächen postoperativ bei 30° Flexion bis 75 daN Zuglast gleich und nehmen bei 100 daN zu, in allen anderen Beugestellungen jedoch ab (Abb. 99). Bei kleinen Zuglasten sind die Differenzen nur in 50%, ab 75 daN stets signi-

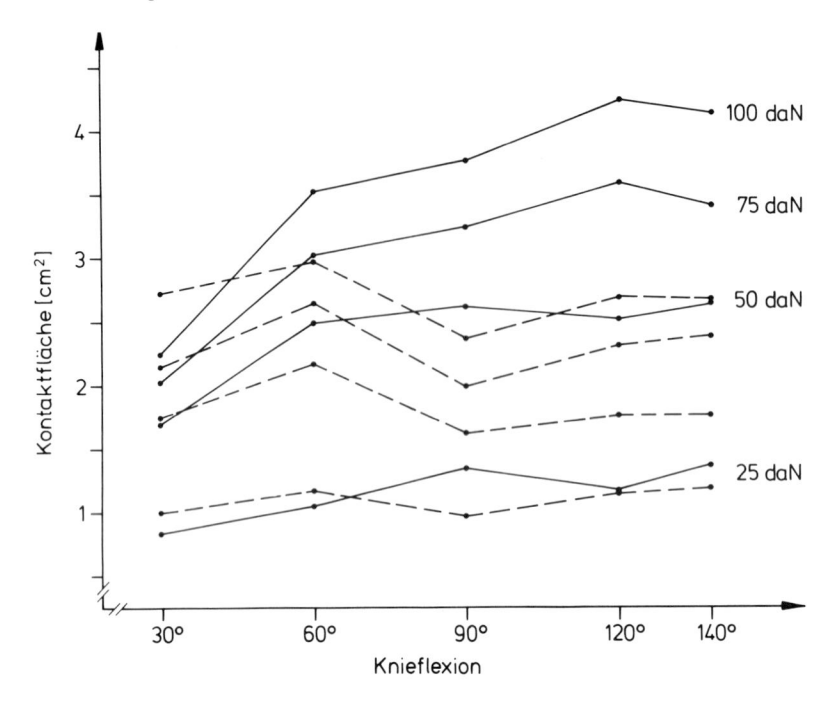

Abb. 99 Kontaktflächen der Patella vor (durchgezogene Linie) und nach (unterbrochene Linie) der Operation nach *Roux-Hauser* in Funktion des Kniebeugewinkels. Sehnenzuglast 25 bis 100 daN. n = 6. SD der Mittelwerte präoperativ ± 0,21 bis ± 0,69 cm², postoperativ ± 0,2 bis ± 0,57 cm²

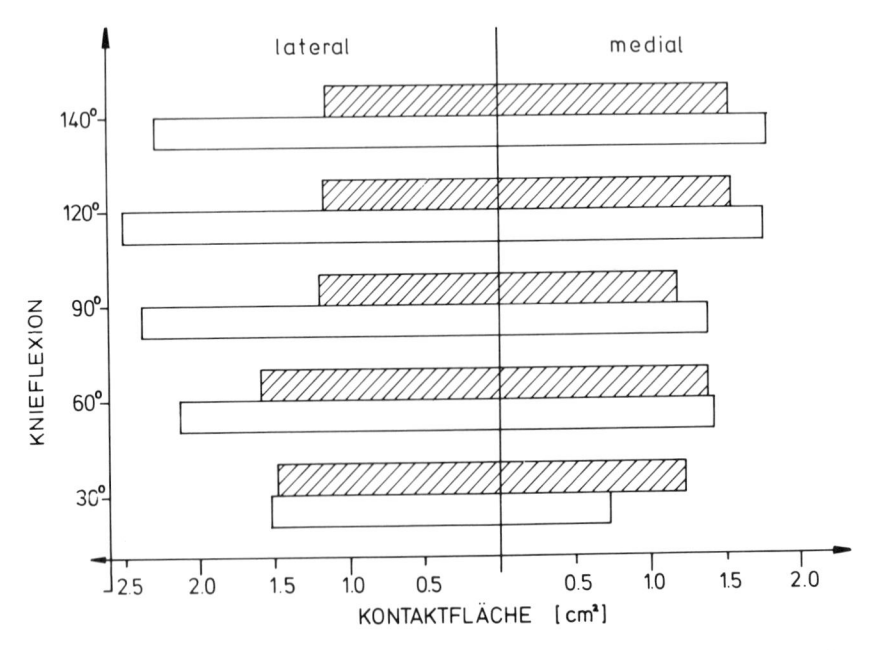

Abb. 100 Kontaktflächen der lateralen und medialen Facette vor (weiße Felder) und nach (schraffierte Felder) der Operation nach *Roux-Hauser* in Funktion des Kniebeugewinkels bei 100 daN Sehnenzuglast. n = 6. SD der Mittelwerte ± 0,08 bis ± 0,44 cm²

fikant. Bei 120° Flexion und 75 daN Zuglast werden z.B. präoperativ 3,6 ± 0,38 cm² und postoperativ 2,32 ± 0,5 cm² gemessen. Der Gewinn — über alle Zuglasten gemittelt — beträgt bei 30° +10%, der Verlust bei 60° −14% und ab 90° sehr konstant −35%.

Die stärksten Veränderungen liegen lateral (Abb. 100). Während bei 30° keine signifikanten Unterschiede bestehen, sind die Verluste ab 60° in der Regel signifikant, und zwar mit −26% bei 60° und −53% ab 90° Flexion. Die stärksten Abnahmen bestehen bei 100 daN Zuglast und 90° Flexion von 2,38 ± 0,39 cm² auf 1,1 ± 0,18 cm² und bei 120° Flexion von 2,5 ± 0,4 cm² auf 1,17 ± 0,39 cm².

Medial nehmen die Kontaktflächen bei 30° Flexion stets signifikant zu, z.B. bei 100 daN Zuglast von 0,73 ± 0,24 cm² auf 1,23 ± 0,14 cm² (Abb. 100 und 101). Gesamthaft — über alle Zuglasten gemittelt — sind es 68%. In den übrigen Beugestellungen bestehen medial keine signifikanten Unterschiede. Jedoch wird das Randsegment bereits ab 90° in den Kontakt einbezogen, folglich auch der mediale Knorpelfirst früh belastet (Abb. 101). Bei 120° Flexion und 100 daN Zuglast nimmt die Kontaktfläche am Randsegment stets zu, im Mittel von 0,43 ± 0,3 cm² auf 1,03 ± 0,4 cm². Gesamthaft — über alle Kräfte gemittelt — wächst der Kontakt am Randsegment sogar um 210%. Entsprechend nimmt er am Paramediansegment ab, z.B. von 1,32 ± 0,15 cm² auf 0,5 ± 0,3 cm² bei 100 daN Zuglast. Bei 140° bestehen keine Unterschiede, doch wird das Randsegment hier präoperativ bereits stark genutzt.

Insgesamt ergibt sich für alle Beugestellungen und Zuglasten eine signifikante Verschiebung der Kontaktflächen von lateral nach medial. Beträgt der laterale Anteil an der gesamten Kontaktfläche präoperativ 60,3 ± 6,5%, so nimmt er postoperativ auf 45,4 ± 6,5% ab. Die kleiner werdenden und sich nach proximal verschiebenden Kontaktflächen bedingen, daß für die gesamte Beugestellung von 30° bis 140° nur die obere Hälfte der Patellarückfläche mit starken Überlagerungen ihrer Kontaktflächen genutzt wird.

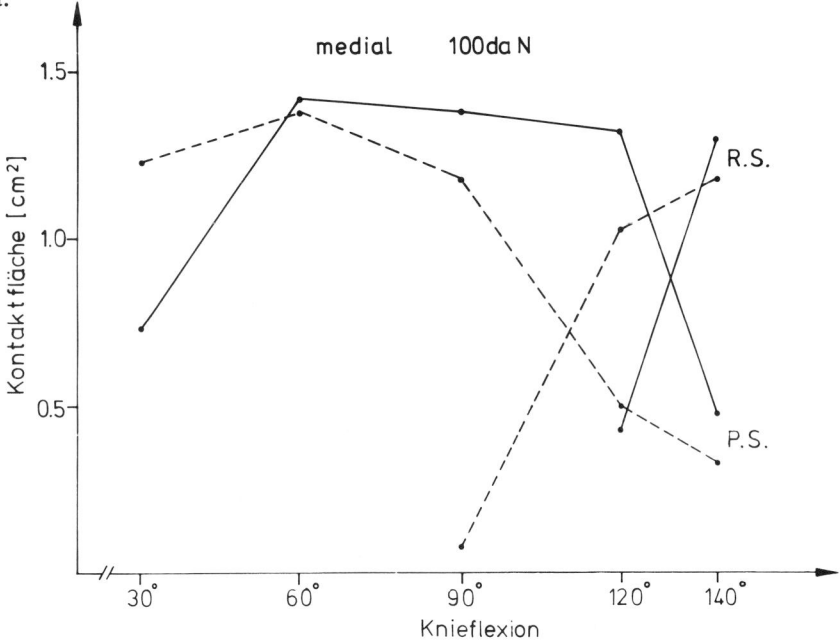

Abb. 101 Kontaktflächen des paramedianen (links) und des Randsegmentes (rechts) vor und nach der Operation nach *Roux-Hauser* in Funktion des Kniebeugewinkels. Durchgezogene Linie = präoperativ, unterbrochene Linie = postoperativ. Sehnenzuglast 100 daN. n = 6. SD der Mittelwerte ± 0,08 bis ± 0,46 cm²

2.2 Anpreßkräfte

Die Größe der Anpreßkraft verändert sich in Beugestellungen bis 60° Flexion nicht (Abb. 102). Der Quotient der prä- und postoperativen Werte beträgt für alle Lasten 0,99 ± 0,15. Ab 90° und 50 daN Zuglast nimmt die Anpreßkraft regelmäßig signifikant ab, und zwar gesamthaft um 22%. Diese Verluste werden mit zunehmender Flexion geringer. Bei 140° und 100 daN Zuglast sind es z.B. präoperativ 64,8 ± 8,7 daN und postoperativ 52,8 ± 5,3 daN (= −18,5%).

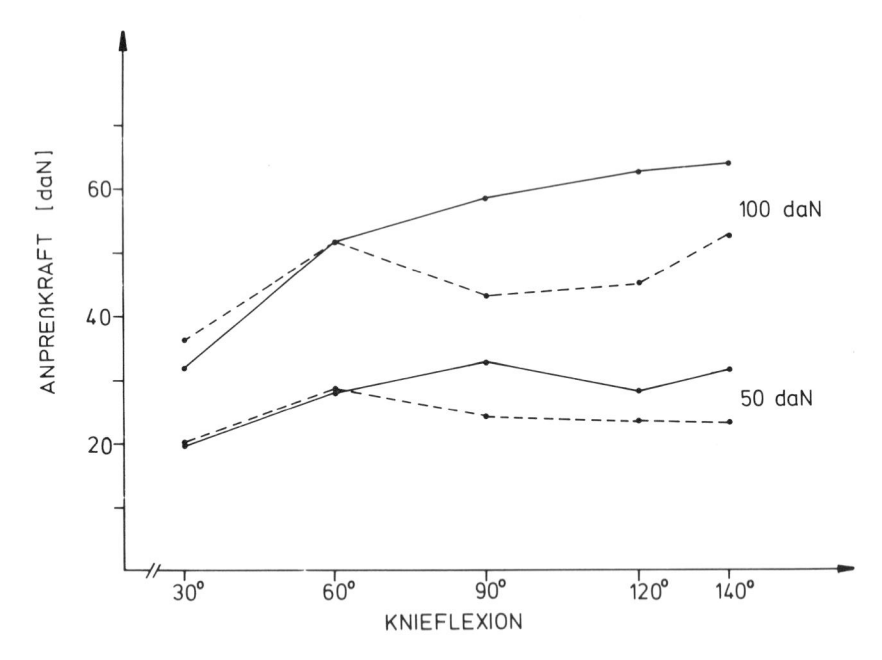

Abb. 102 Anpreßkraft an der Patella vor (durchgezogene Linie) und nach (gestrichelte Linie) der Operation nach *Roux-Hauser* in Funktion des Kniebeugewinkels bei 50 und 100 daN Sehnenzuglast. n = 6. SD der Mittelwerte präoperativ ± 1,5 bis ± 8,7 daN, postoperativ ± 1,2 bis ± 5,3 daN

Lateral nehmen die Kräfte in allen Beugepositionen bei Zuglasten ab 50 daN signifikant ab, am stärksten bei 90° und 120° Flexion (Abb. 103). Z.B. lasten bei 120° und 75 daN Zuglast auf der lateralen Facette präoperativ 28,1 ± 1,9 daN und postoperativ 14,5 ± 3,2 daN (= −48,4%). Gesamthaft werden 65,7 ± 19,3% der präoperativen Anpreßkräfte gemessen, bei großer Konstanz in jeder Beugestellung.

Medial nimmt die Anpreßkraft bei 30° Flexion regelmäßig zu, insgesamt um das Doppelte (Abb. 103). In den übrigen Beugestellungen bestehen zwar stets Gewinne, doch nur vereinzelt signifikant. Mit zunehmender Beugung werden sie geringer, und zwar kontinuierlich von 26% (bei 90°) auf 5% (bei 140°) abnehmend. Bei 75 daN Zuglast nimmt die Anpreßkraft z.B. bei 30° Flexion von 8,1 ± 3,3 daN auf 15,3 ± 2,3 daN, bei 140° von 22,9 ± 3,2 daN auf 24,8 ± 3,6 daN zu.

Entsprechend den absoluten Kraftverlusten ab 90° Flexion nimmt der prozentuale Anteil der Anpreßkraft zur Sehnenzuglast ab, am stärksten bei 90° mit 15,5% und 120° mit 14,5% (Abb. 104).

Das Randsegment nimmt bei 90° bereits 5% der medialen Anpreßkraft auf. Bei 120° überwiegt es das Paramediansegment mit 72% signifikant (Tab. 27). Gegenüber präoperativ

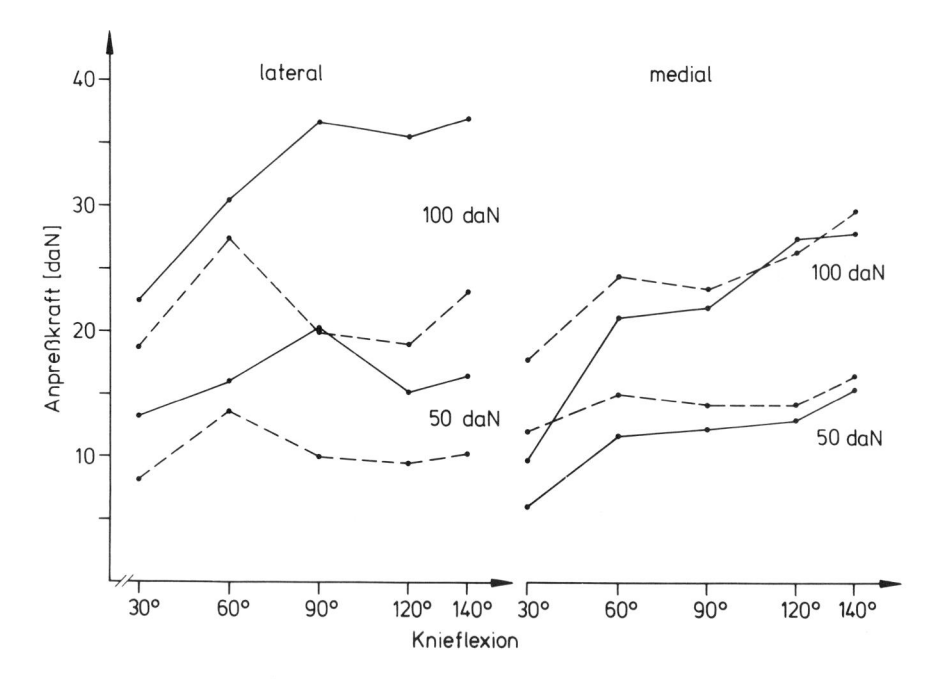

Abb. 103 Anpreßkraft an lateraler und medialer Facette vor (durchgezogene Linie) und nach (unterbrochene Linie) der Operation nach *Roux-Hauser* in Funktion des Kniebeugewinkels bei 50 und 100 daN Sehnenzuglast. n = 6. SD der Mittelwerte ± 1,1 bis ± 7,4 daN

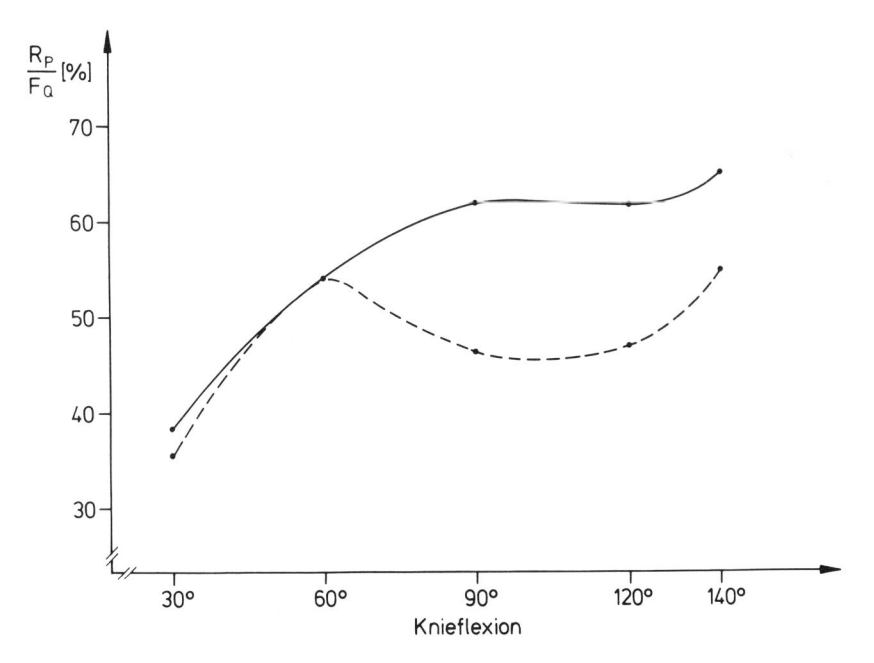

Abb. 104 Verhältnis der Anpreßkraft der Patella R_P zur Sehnenzuglast F_Q in % als Funktion des Kniebeugewinkels im Mittel aller Sehnenzugkräfte von 25 bis 100 daN. Durchgezogene Linie = präoperativ, unterbrochene Linie = postoperativ. n = 6

Tabelle 27 Anpreßkräfte am Paramedian- und Randsegment vor und nach der Operation nach *Roux-Hauser* bei 120° und 140° Kniebeugung. SD zwischen ± 1,1 und ± 7,0 daN

Segment	Sehnenzug-kraft	Anpreßkraft (daN)			
		120° Flexion		140° Flexion	
		präoperativ	postoperativ	präoperativ	postoperativ
Paramedian	25 daN	4,6	1,8	0,9	2,0
	50 daN	10,9	3,1	2,1	3,4
	75 daN	16,4	6,9	5,0	5,2
	100 daN	21,8	8,2	7,4	6,2
Rand	25 daN	0,5	6,9	4,3	7,2
	50 daN	2,2	11,2	13,5	13,1
	75 daN	4,5	15,2	18,0	19,5
	100 daN	5,7	18,2	20,5	23,5

steigt seine Anpreßkraft um 289%, während das Paramediansegment um 64% verliert, jeweils signifikant. Bei 140° verändert die Operation die Werte nicht.

Insgesamt — für alle Beugewinkel und Zuglasten — verschiebt sich also die Anpreßkraft von lateral nach medial. Nimmt die laterale Facette präoperativ 59,9 ± 7,5% der gesamten Anpreßkraft auf, so sind es postoperativ nur noch 43,6 ± 6,8%.

2.3 Mittlerer Druck

Bei 30° Flexion bleibt der mittlere Druck bei allen Zuglasten gleich (Abb. 105 und 106). In den übrigen Beugestellungen nimmt er stets zu, in 11 der 16 Mittelwerte signifikant mit $2\alpha < 0,05$, in den restlichen mit $2\alpha < 0,1$. Nur in 6 der 96 Einzelmessungen wird kein Anstieg gemessen. Der Zuwachs über alle Lasten beträgt bei 60° Flexion 18%, bei 90° und 140° 24% und bei 120° 20%. Die ab 60° Flexion konstanten mittleren Drücke steigen z.B. bei 100 daN Zuglast von $15,2 ± 1,1$ daN/cm^2 auf $18,4 ± 2,8$ daN/cm^2. Die stärkste Zunahme besteht bei 140° und 100 daN von $15,7 ± 1,4$ daN/cm^2 auf $20,2 ± 3,6$ daN/cm^2 (= 28,7%).

An der lateralen Facette nimmt der mittlere Druck bei 30° Flexion und ab 50 daN Zuglast ab, an der medialen entsprechend zu, und zwar jeweils signifikant (Abb. 107). So ändert er sich z.B. bei 75 daN Zuglast lateral von $13,8 ± 1,3$ daN/cm^2 auf $12,0 ± 1,7$ daN/cm^2 und medial von $11,8 ± 2,0$ daN/cm^2 auf $13,8 ± 1,4$ daN/cm^2. In den übrigen Beugestellungen steigt er bei allen Zuglasten lateral wie medial stets an. Von wenigen Ausnahmen abgesehen sind die Differenzen signifikant. Dieser Anstieg liegt lateral in den einzelnen Beugestellungen über alle Zuglasten gemittelt zwischen 10% und 36%, im Mittel bei 20% und medial zwischen 10% und 38%, im Mittel bei 21%. Gleich den präoperativen Werten sind die Drücke mithin auch postoperativ an der lateralen und medialen Facette gleich (Abb. 107). Der Quotient lateral/medial beträgt über alle Werte präoperativ $0,97 ± 0,14$ und postoperativ $0,94 ± 0,16$ ohne signifikanten Unterschied. So werden z.B. bei 140° Flexion und 100 daN Zuglast präoperativ lateral $15,8 ± 2,4$ daN/cm^2 und medial $15,5 ± 1,5$ daN/cm^2, postoperativ lateral $20,4 ± 3,3$ daN/cm^2 und medial $20,0 ± 3,9$ daN/cm^2 gemessen.

Starke signifikante Drucksteigerungen bestehen am Randsegment, z.B. bei 120° Flexion und 100 daN Zuglast von $8,5 ± 1,8$ daN/cm^2 auf $18,1 ± 3,6$ daN/cm^2 (Abb. 108). Gesamthaft sind es bei 120° +136% und bei 140° + 26%. Der Druck ist stets gleich demjenigen der lateralen Facette mit einem Quotienten von $1,03 ± 0,03$. Er übertrifft denjenigen des Paramediansegmentes, das in diesen Beugestellungen postoperativ keine Druckänderungen erfährt, signifikant.

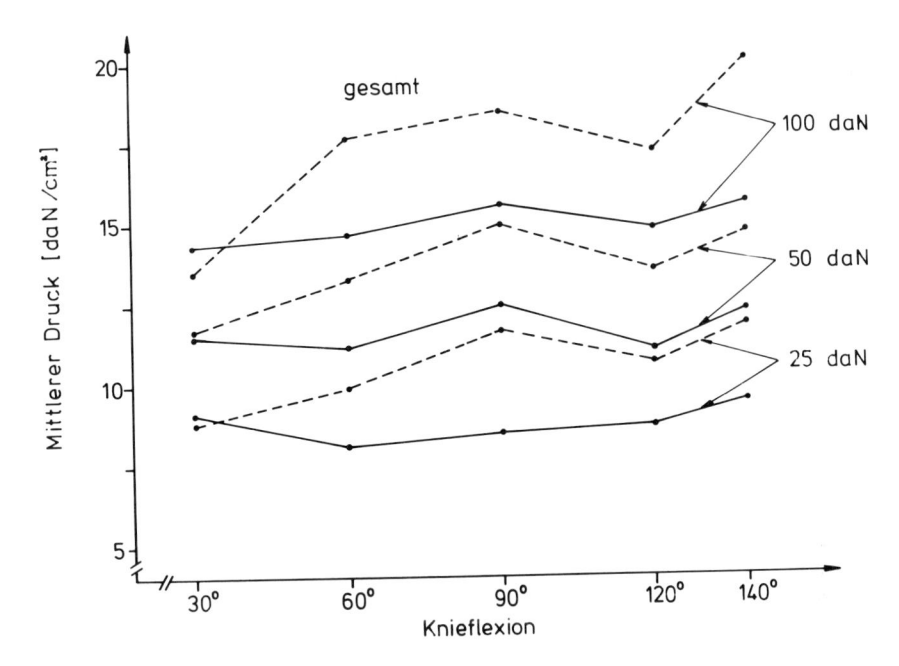

Abb. 105 Mittlerer Druck an der Patella vor (durchgezogene Linie) und nach (unterbrochene Linie) der Operation nach *Roux-Hauser* in Funktion des Kniebeugewinkels. Sehnenzuglast 25 bis 100 daN. n = 6. SD der Mittelwerte ± 0,6 bis ± 3,6 daN/cm²

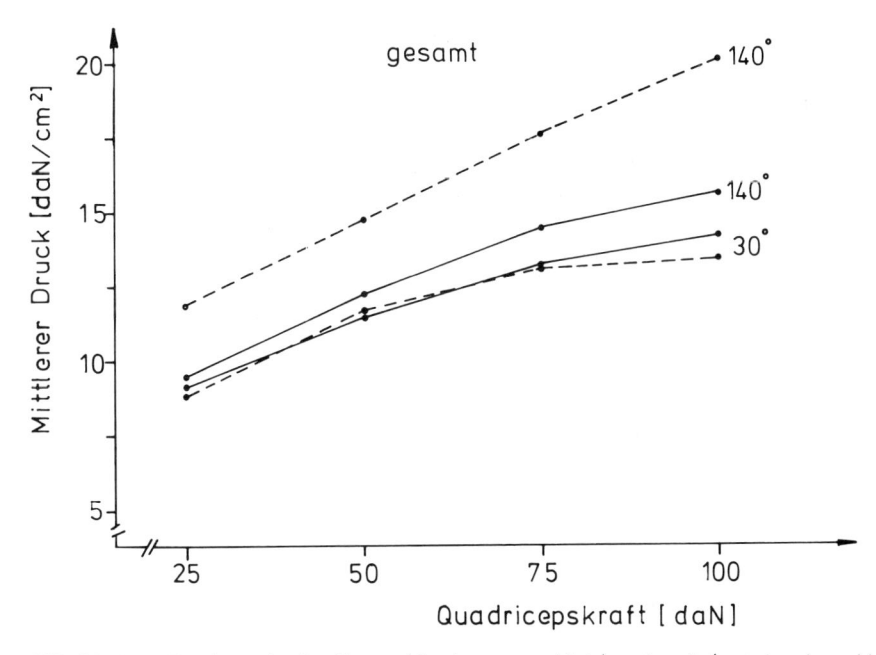

Abb. 106 Mittlerer Druck an der Patella vor (durchgezogene Linie) und nach (unterbrochene Linie) der Operation nach *Roux-Hauser* bei 30° und 140° Knieflexion in Funktion der Sehnenzugkraft. n = 6. SD der Mittelwerte s. Abb. 105

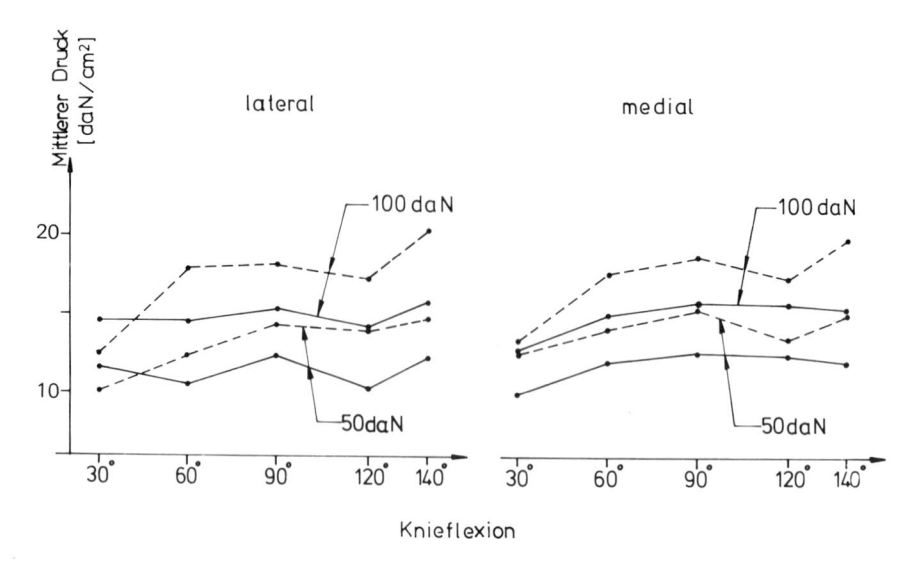

Abb. 107 Mittlerer Druck an der lateralen und medialen Facette vor (durchgezogene Linie) und nach (unterbrochene Linie) der Operation nach *Roux-Hauser* in Funktion der Knieflexion bei 50 und 100 daN Sehnenzuglast. n = 6. SD der Mittelwerte ± 0,3 bis ± 3,0 daN/cm²

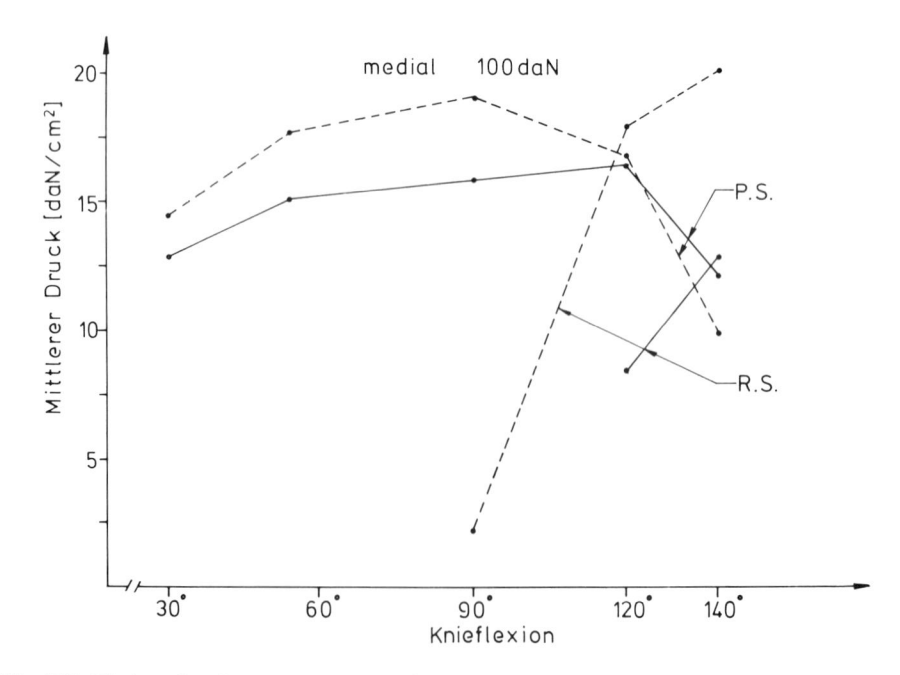

Abb. 108 Mittlerer Druck am paramedianen (links) und am Randsegment (rechts) vor und nach der Operation nach *Roux-Hauser* in Funktion der Knieflexion bei 100 daN Sehnenzugkraft. Durchgezogene Linie = präoperativ, unterbrochene Linie = postoperativ. n = 6. SD der Mittelwerte ± 1,3 bis ± 3,6 daN/cm²

3 Diskussion

Auffallendstes Merkmal der Operation nach *Roux-Hauser* ist die Abnahme der Kontaktflächen. Diese ist derart ausgeprägt, daß es auch an der medialen Facette trotz der Medialisierung des Kontaktes zu keinem Gewinn kommt. Damit muß zwangsläufig die Beanspruchung des Knorpels zunehmen. Der mittlere Flächendruck steigt lateral wie medial bereits bei den relativ niedrigen Sehnenzugkräften bis 100 daN um 20—25% an und erreicht im Mittel 20 daN/cm^2 bei Druckspitzen um 50 daN/cm^2. Es findet also weder auf der lateralen Facette eine Minderung der Beanspruchung durch Entlastung noch medial durch Kontaktflächengewinn statt, womit die erklärten Ziele der Operation verfehlt werden.

Durch die Verlagerung des Kontaktes nach medial werden Randsegment und medialer Knorpelfirst bereits in geringeren Beugestellungen beansprucht als es physiologischerweise der Fall ist, und zwar mit Drücken, die ebenfalls das Normmaß übersteigen. Dieses und die stark nach proximal verschobenen Kontaktflächen, deren beugeabhängiger Wechsel damit zwangsläufig stark unterbunden wird, zeigen eine erhebliche postoperative Störung der normalen Bewegungsmechanik des Gelenkes an. Daß sich der Knorpel daran nicht mehr adaptieren kann, bestätigen die häufigen Arthrosen klinischer Langzeitstudien (*McNab* 1952, *Blazina* et al. 1975, *Hampson* und *Hill* 1975, *Crosby* und *Insall* 1976, *Bentley* 1978).

Durch die Proximalverschiebung des schmaler werdenden Auflagers wird der intrapatellare Hebelmechanismus verändert. Bei kürzer werdendem proximalen Hebelarm muß die zur Streckung im Kniegelenk notwendige Quadricepskraft zunehmen. Darin bildet auch die Kniebeugestellung von 30° keine Ausnahme, in der allein die Kontaktflächen nicht kleiner werden. Die Gelenksgeometrie bietet in den zentralen Knorpelpartien der Patella und des Gleitlagers offensichtlich genügend Kompensation, damit ausnehmend in dieser Beugestellung aus der Operation keine Inkongruenz resultiert. Aber auch in dieser Stellung reichen die Verschiebung der Kontaktflächen nach medial und der dadurch bedingte mediale Kontaltflächengewinn nicht aus, um die Druckzunahme an dieser Facette zu verhindern. Zu stark werden nämlich auch die Anpreßkräfte nach medial verlagert.

Ein wesentlicher Bestandteil der Operation ist die Distalisierung des Patellarsehnenansatzes. Ihr Anteil an der Störung der Gelenksmechanik könnte nur durch experimentelle Operationen mit ausschließlicher Medialisierung des Ansatzes geprüft werden, ist aber sicher hoch einzuschätzen. Immerhin ist es vorstellbar, daß das Ausmaß der Medialisierung von 15 mm ausreicht, um die Auflager zu verkleinern und zumindest die mediale Facette, insbesondere Randsegment und medialen First, in unphysiologischem Maße zu beanspruchen. Durch die Distalisierung kontaktiert die Quadricepssehne bereits ab 50° bis 60° Flexion das Femur im patellaren Gleitlager und nimmt ab 90° Flexion merkbare Auflagerkräfte auf. Dies macht sich an einer signifikanten Abnahme der patellaren Auflagerkräfte bemerkbar. Wenn trotzdem die mittleren Anpreßdrücke ansteigen, zeigt dieses nur die Schwere der Störung durch die Kontaktflächenverluste an. Um so mehr ist es vorstellbar, daß es auch ohne Distalisierung angesichts der dann unvermindert die Patella belastenden Auflagerkräfte zu einer postoperativen Zunahme der Gelenksbeanspruchung kommt.

Die Operation nach *Roux-Hauser* kann nach den vorliegenden Ergebnissen für die Behandlung der Chondromalacia patellae nicht mehr empfohlen werden. Für Gelenke mit luxierender Patella können die Resultate nicht ohne weiteres übernommen werden, da hier primär eine gestörte Gelenksmechanik besteht. Man muß aber aufgrund der ebenfalls häufigen Spätarthrosen nach Roux-Hauser-Operationen, die wegen Patellaluxationen vorgenommen wurden (*McNab* 1952, *Hampson* und *Hill* 1975, *Crosby* und *Insall*

1976), auch für diese Gelenke annehmen, daß sie vermehrt beansprucht werden und dieser Beanspruchung die gleichen Mechanismen zugrundeliegen wie bei den geprüften Gelenken. Da nach reinen myotendinösen Eingriffen weniger Arthrosen auftraten (*Crosby* und *Insall* 1976, *Insall* et al. 1976), ist anzunehmen, daß es hier eher gelingt, die lateralisierenden Schubkräfte zu zügeln, ohne die Gelenkskongruenz nachhaltig negativ zu beeinflussen. Es ist wünschenswert, ihnen in Zukunft mehr Beachtung zu schenken.

M. Schlußdiskussion

Obwohl der mediale Knorpelfirst und das Randsegment seit *Fick* (1910) bekannt sind, wurde ihre Bedeutung für die funktionelle Anatomie des Kniegelenkes nicht genügend beachtet. Statt dessen hat sich, seit *Wiberg* (1941) den ossären Patellaquerschnitt im Röntgenbild beschrieb, die Vorstellung häufiger patellarer Dysplasien mit den Folgen von Inkongruenzen und mechanischer Überlastung des Knorpels durchgesetzt. Dies schien mit den zahlreichen chondromalazischen Veränderungen ebenso in Einklang zu stehen wie mit den Früherfolgen vermeintlich beanspruchungsreduzierender Operationen.

Die besondere Knorpelarchitektur der medialen Patellarfacette erweitert unser Verständnis über die sinnvolle funktionelle Anatomie. Sie ermöglicht einen vollständigen Gelenksschluß und eine Adaptation der starren Patella an ihre geometrisch verschiedenen Widerlager Trochlea und Femurcondylus. Das Paramediansegment dient nahezu ausschließlich dem trochlearen, das Randsegment dem kondylären Kontakt. Durch die verschiedenen Ebenen dieser Segmente wird das Gelenk trotz der divergierenden und relativ gekrümmten Femurkondylen nicht stärker beansprucht. Inkongruenzen sind daher trotz unterschiedlicher Gestaltung des subchondralen Knochens selten. Der Dysplasiebegriff muß folglich eingegrenzt werden. Vermutlich sind nur die seltenen Patellatypen mit praktisch fehlender medialer Facette (Typ IV, Jägerhut-Form) und die ausgesprochen flachen Patellae mit Hauptfirstwinkeln über 160° sowie fehlendem medialen Knorpelfirst real dysplastisch.

Kann aber ein Gelenk als funktionsgerecht gestaltet gelten, wenn seine ossäre Inkongruenz nur durch Form und Volumen seines Knorpels ausgeglichen wird? Mit der Prüfung eines Gelenkes alleine vermögen wir diese Frage nicht mit letzter Sicherheit zu beantworten. Immerhin müßten z.B. nach der bisherigen Vorstellung patellarer Dysplasien auch das Schulter- und das Humeroradialgelenk stets als dysplastisch gelten. Selbst das Tibiofemoralgelenk zählte dazu, wird doch auch hier der sich öffnende Raum zwischen den Knochen nur durch Knorpel – die Menisci – ausgefüllt.

Die Vorstellung, Dysplasien basieren ausschließlich auf der ossären Gelenksform, vernachlässigt unseres Erachtens zu sehr die elastischen Eigenschaften des Knorpels, dessen zunehmender Dehnungswiderstand Verformungen in Grenzen hält. Erst durch ihn ist der Knorpel in der Lage, Tragfunktionen wahrzunehmen.

Daß die Transitstrecke für den Nährstofftransport durch den großen Durchmesser des medialen Knorpelfirstes erschwert ist, könnte den Befürwortern der Dysplasie recht geben. Je spitzer jedoch der Firstwinkel ist, je mächtiger also die Knorpelschicht, desto näher ist eine senkrecht unter dem First liegende Knorpelzelle der Oberfläche von Rand- und Paramediansegment. Die absolut höhere Verformbarkeit dicken Knorpels erhöht zudem auch seine osmotischen Transaktionen. Nun ist allerdings der Firstknorpel häufiger malazisch verändert als derjenige anderer Lokalisationen. Diese statistische Relevanz beweist noch nicht das Primat mechanischer Überlastung infolge dysplastischer Form. Ebensogut könnte sich bei normaler Beanspruchung ein primär zellulär bedingter Knorpelschaden als erstes am Knorpelfirst bemerkbar machen, der dann allenfalls als ein Locus minoris resistentiae anzusehen wäre. Es ist vorstellbar, daß ein ossär vormodellierter First mit gleichmäßig dünnem Knorpelbelag angesichts des kurzen Gleitmomentes, in dem der First bei ca. 120° Kniebeugung Kontakt hat, wegen seiner dann äußerst kleinen Kontaktfläche exzessiv beansprucht und dadurch geschädigt wird.

Das Randsegment ist während des trochlearen Kontaktes der Patella funktionslos. In vivo wird es somit selten beansprucht, was offensichtlich nicht nachteilig ist. Es scheint somit durch das ihm direkt anliegende mediale Retinaculum genügend belastet zu werden.

Ob auch der unmittelbare Kontakt mit dem Stratum synoviale nutritiv vorteilhaft ist und vom Paramediansegment her transitorisch eine mechanische oder osmotische Belastung erfolgt, bedarf einer zusätzlichen Prüfung.

Die Anpreßkräfte der Patella sind erwartungsgemäß von der Kraft des M. quadriceps abhängig. Sie vergrößern aber die Kontaktflächen in einem so starken Maße, daß der mittlere Druck nur unverhältnismäßig wenig ansteigt. Die chondrale Beanspruchung wird also durch den Kontaktflächengewinn in physiologischen Grenzen gehalten. Dies gilt auch für den Vergleich zwischen lateraler und medialer Facette. Zwar sind die Kräfte lateral wesentlich größer, doch äquivalent dazu auch die Kontaktflächen, so daß die Patella homogen beansprucht wird. Da die Verhältnisse der Kontaktflächen und Anpreßkräfte auch denen der absoluten Facettengrößen entsprechen, sind die zur Verfügung stehenden Flächen und − in Näherung − die Materialvolumina der Belastung entsprechend. Nur das sehr kleine Randsegment muß erheblich stärker genutzt werden, damit auch hier die Beanspruchung derjenigen der anderen Segmente gleicht. Ob es dafür mit einer längeren Erholungsphase belohnt wird?

Von der Kniebeugung sind die patellaren Anpreßkräfte nur in geringem Maße abhängig. Zwar ändert die Auflage der Quadricepssehne auf das distale Femurende nichts an dessen Belastung, doch wird die Patella angesichts der nahezu unveränderten Anstellwinkel der Sehnenkräfte auf Kosten des tendinalen Auflagers erheblich entlastet. Der Kontaktflächengewinn sorgt außerdem wiederum dafür, daß trotz der mit der Beugung leicht zunehmenden patellaren Anpreßkräfte der Druck konstant bleibt. In vivo steigen die Anpreßkräfte allerdings beugeabhängig durch das größere Beugemoment stärker an. Die experimentellen Daten sind insofern am ehesten vergleichbar, wenn die Werte kleiner Zugkräfte bei geringer Beugung mit solchen großer bei starker Beugung miteinander korreliert werden. Ein Beispiel mag dies veranschaulichen. Beugt sich eine 70 daN schwere Person im Kniegelenk von 60° auf 140° und nimmt dabei der virtuelle Hebelarm der Körpergewichtskraft von 15 cm auf 25 cm zu (angesichts der Schwerpunktverlagerung nach vorne realistische Werte), so steigen das Beugemoment von 1050 cm daN auf 1750 cm daN und die Zugkräfte in der Patellarsehne von 233 auf 350 daN an, wenn deren virtuelle Hebelarme mit 4,5 und 5,0 cm geschätzt werden. Nach den Winkelvermessungen und der vereinfachenden Annahme eines Rollensystems würde dann die patellare Anpreßkraft von 250,2 auf 296,1 daN zunehmen. Die tatsächlichen Werte sind davon etwas verschieden, da sich mit dem beugeabhängigen Kontaktflächenwechsel der Durchstoßpunkt der Gelenksresultierenden verändert und die starre Patella angesichts der sehr schmalen Kontaktflächen distal und proximal des Auflagers andere Hebellängen besitzt. Nur durch diesen intrapatellaren Hebelmechanismus und die Anstellwinkel der Sehnenzugkräfte zur Patellalängsachse, nicht aber durch die unterschiedlichen Sehnenabstände zum momentanen Drehzentrum ändert sich mit der Kraftumlenkung auch deren Größe.

Die Vernachlässigung der durch die Retinacula bedingten Belastung der Patella könnte ein entscheidender Einwand gegen unsere experimentelle Methode sein. Die passiven Retinacula können jedoch in Streckstellung in Richtung der Patella durch die steilen Anstellwinkel der Kräfte der Mm. vasti nur verhältnismäßig gering belastet werden. In Kniebeugungen von ca. 110°, in denen die Retinacula auch passiv isometrisch gespannt werden, stehen die Muskelkräfte allerdings waagerecht zu den in die Patella einstrahlenden Fasern.* Jedoch werden die Kräfte nun über die Kondylen zur Patella umgelenkt und strahlen einander entgegengesetzt und annähernd senkrecht zur Resultierenden der Quadriceps- und Patellarsehnenzugkräfte, mithin waagerecht zum Auflager in diese ein. Die Patella wird also auf seitlichen Zug beansprucht. Die Auflagerkräfte hingegen werden dadurch nicht vergrößert. Da Gleichgewicht herrschen muß, ist die Summe der Retinaculakräfte auch gleich 0, das heißt ihre Beträgen müssen einander gleich sein.

---

* Mit noch stärkerer Beugung nimmt der Winkel wieder ab.

Einzig in 30° Flexion zeigen die Experimente eine stärkere Beanspruchung der lateralen Facette. Möglicherweise sind die distalen queren Fasern des M. vastus medialis in der Lage, diese auszugleichen und — unter gleichzeitigem Anteil an der Kompensation der lateralen Schubkräfte und Entlastung des lateralen Auflagers — auch in dieser Beugeposition eine homogene Druckverteilung zwischen den Gelenksfacetten zu erzielen. Die Erfolge myoplastischer Operationen bei Patellarluxationen geben dieser Annahme recht. In stärkerer Beugung haben auch diese Muskelfasern durch ihre Winkeländerung keinen Einfluß auf die Auflagerkräfte mehr (s.o.). Auch muß die laterale Schubkraft nicht mehr kompensiert werden, da sie durch die Aufhebung des Q-Winkels (s. auch *Kiesselbach* 1956) gleich 0 wird.

Die geprüften Operationsmethoden sind nicht in der Lage, die Beanspruchung des Gelenkes zu reduzieren. Ihre theoretischen Begründungen vernachlässigen die funktionelle Anatomie, besonders die Operation nach *Roux-Hauser*, so daß sie nicht mehr zur Behandlung der Chondropathia patellae empfohlen werden können. Gegenüber den beanspruchungsreduzierenden Osteotomien an Hüft- und Tibiofemoralgelenk wird kein Kontaktflächengewinn erzielt, worin biomechanisch ein grundsätzlicher Unterschied besteht. Wenn die klinischen Studien trotzdem zu 80% gute Frühresultate ausweisen, so gilt es zu bedenken, daß jede Operation — neben zusätzlichen operativen Prozeduren wie Retinaculumspaltung, Abrasio patellae oder Pridie-Bohrung — von einer Reihe flankierender konservativer Maßnahmen begleitet ist, wie sie intensiver und langfristiger bei rein konservativer Behandlung wohl kaum durchgeführt werden.

Die Ursache der Chondromalazie sehen wir nicht in der mechanischen Überlastung eines benachteiligten und vermeintlich dysplastischen Gelenkes, sondern vermuten einen primären nutritiven oder enzymatischen Schaden des Knorpels, der dadurch seine mechanische Resistenz einbüßt. Ob operative Maßnahmen, die nicht eindeutig die Beanspruchung mindern, überhaupt ihr therapeutisches Ziel erreichen, muß daher stark bezweifelt werden. Insofern ist auch den übrigen Operationsverfahren gegenüber Skepsis angezeigt, mit Ausnahme der Patellektomie, deren Indikationen jedoch sehr eingeschränkt sind. Ob die laterale Retinaculumspaltung erfolgreicher ist, kann nur mit einem technisch wesentlich aufwendigeren Versuchsaufbau geprüft werden. Immerhin gilt es zu bedenken, daß die aus dem M. vastus lateralis resultierende Kraft durch ihren steilen Anstellwinkel zur lateralen Facette im Retinaculum relativ klein ist. Es fragt sich, ob der Effekt der Operation in einer Denervierung zu suchen ist, zumal nach *Gardner* (1948) die wesentliche Innervierung der Patella von lateral her erfolgt. Unsere Untersuchungen favorisieren die konservativen physiotherapeutischen und medikamentösen Maßnahmen, doch fehlen bisher leider umfangreiche statistische Untersuchungen.

Wie auch die ossäre Materialverteilung zeigt, kann in der morphologischen Struktur des Patellofemoralgelenkes und besonders angesichts seiner großen Belastung keine Fehlleistung der Natur gesehen werden. Vielmehr erfährt die Patella durch die Eigenarten ihrer funktionellen Beanspruchung ihre morphologische Gestaltung. Diese Erkenntnis wird durch die Studien von *de Vriese* (1913), *Langer* (1929), *Hellmer* (1935), *Walmsley* (1939) und *Schlenzka* et al. (1979) erhärtet, nach denen sich die endgültige Patellaform erst während der Skelettreifung des Kindes ausbildet. Die bahnbrechenden biomechanischen Erkenntnisse von *Pauwels* (1935 ff.) können damit auch für dieses Gelenk und durch die neuen experimentellen Möglichkeiten der direkten Beanspruchungsmessung voll bestätigt werden.

Literatur

Abernethy, P.J., P.R. Townsend, R.M. Rose, E.L. Radin: Is chondromalacia patellae a separate clinical entity? J. Bone Joint Surg. 60 B (1978) 205
Ackroyd, C.E., A.J. Polyzoides: Patellectomy for osteoarthritis. A study of eighty-one patients followed from two to twenty-two years. J. Bone Joint Surg. 60 B (1978) 353–357
Adler, C.P., G. Beneke: Störungen der Gelenkfunktion. In: Allgemeine Pathologie. Hrsg. W. Sandritter, G. Beneke. Schattauer, Stuttgart 1974
Aglietti, P., J.N. Insall, P.S. Walker, P. Trent: A new patella prothesis. Clin. Orthop. 107 (1975) 175
Ahmed, A.M., D.L. Burke, A. Tencer, J. Miller, J.W. Stachiewicz: A method for the in vitro measurement of pressure distribution at articular interfaces of synovial joints. Trans. Orthop. Res. Soc. 2 (1977) 178
Albee, F.H.: Original features in arthroplasty of the knee with improved prognosis. Surg. Gynecol. Obstet. 47 (1928) 312
Albrigo, J., G. Becker, J. Albright, G. Gallo, W. Southwick: Dovetail patellar tendon transfer. – A review of 89 patients with recurrent patellar dislocation, subluxation and chondromalacia. J. Bone Joint Surg. 57 A (1975) 1170
Aleman, O.: Chondromalacia posttraumatica patellae. Acta Chir. Scand. 63 (1928) 149
Ali, S.Y.: The degradation of cartilage matrix by an intracellular protease. Biochem. J. 93 (1964) 611
Amtmann, E., B. Kummer: Die Beanspruchung des menschlichen Hüftgelenkes. II. Größe und Richtung der hüftgelenksresultierenden Kräfte in der Frontalebene. Z. Anat. Entwickl. Gesch. 127 (1968) 286
Arnold, G., C. Hartung: Methoden und Ergebnisse rheologischer Untersuchungen am hyalinen Knorpel. Z. Orthop. 111 (1973) 153
Arnold, G., C. Hartung: Gewebemechanisches Verhalten des hyalinen Knorpels unter zyklischen Deformationen. Z. Anat. Entwickl. Gesch. 144 (1974) 303
Arnoldi, C., R. Lemperg, H. Linderholm: Immediate effect of osteotomy on the intramedullary pressure of the femoral head and neck in patients with degenerative osteoarthritis. Acta Orthop. Scand. 42 (1971) 357
Baker, R.H., N. Carroll, P. Dewar, J.E. Hall: Semitendinosus tenodesis for recurrent dislocation of the patella. J. Bone Joint Surg. 54 B (1972) 103
Bandi, W.: Über die Aetiologie der Osteochondrosis dissecans. Helv. Chir. Acta 3 (1951) 221
Bandi, W.: Chondromalacia patellae und femoropatellare Arthrose. Helv. Chir. Acta Suppl. 11 (1972)
Bandi, W.: Vorverlagerung der Tuberositas tibiae bei Chondromalacia patellae und femoro-patellarer Arthrose. Hefte zur Unfallheilkunde 127 (1976) 175
Bandi, W.: Die retropatellaren Kniegelenkschäden. Huber, Bern, Stuttgart, Wien 1977
Bauer, G.C.H., J. Insall, T. Koshino: Tibial osteotomy in gonarthrosis (osteo-arthritis of the knee). J. Bone Joint Surg. 51 A (1969) 1545
Baumann, D., L. Leichs: Retinaculumspaltung (Indikation, Technik, Ergebnisse). Hefte zur Unfallheilkunde 127 (1976) 168
Baumgartl, F.: Das Kniegelenk. Springer, Berlin 1964
Baumgartl, F.: Anatomische und klinische Bedeutung des Femoropatellargelenkes. Zbl. Chir. 91 (1966) 505
Benninghoff, A.: Form und Bau der Gelenkknorpel in ihrer Beziehung zur Funktion. Z. Wiss. Biolog., Abt. B, Z. Zellforschung 2 (1925) 783
Bentley, G.: The surgical treatment of chondromalacia patellae. J. Bone Joint Surg. 60 B (1978) 74
Benvist, J.P., J.O. Ramadier: Luxations et subluxations de la rotule. Rev. Chir. Orthop. 55 (1969) 89
Bernays, A.: Die Entwicklungsgeschichte des Kniegelenkes des Menschen. Morphol. Jahrb. 4 (1878) 403
Björkström, S., J.F. Goldie: A study of the arterial supply of the patella in the normal state, in chondromalacia patellae and in osteoarthrosis. Acta Orthop. Scand. 51 (1980) 63
Björkström, S., J.F. Goldie, H. Wetterqvist: Intramedullary pressure of the patella in Chondromalacia. Arch. Orthop. Traumat. Surg. 97 (1980) 81
Blackburne, J.S., T.E. Peel: A new method of measuring patellar height. J. Bone Joint Surg. 59 B (1977) 241
Blaimont, P., J. Burnotte, J.M. Baillon, P. Duby: Contribution biomécanique à l'étude des conditions d'équilibre dans le genou normal et pathologique. Acta Orthop. Belg. 37 (1971) 573
Blazina, M.E., J.M. Fox, G.J. Carlson, J.J. Jurgutis: Patella baja. A technical consideration in evaluating results of tibial tubercle transplantation. J. Bone Joint Surg. 57 A (1975) 1027

Bogner, G.: Die Chondropathia patellae bei verschiedenen Erkrankungen der Kniegelenke. Orthop. Praxis 16 (1980) 489
Boon-Itt, S.B.: The normal position of the patella. Amer. J. Roentgen. 24 (1930) 389
Boucher, H.H.: Patellectomy in the geriatric patient. Clin. Orthop. 11 (1958) 33
Boyd, H.B., B.L. Hawkins: Patellectomy – a simplified technique. Surg. Gynecol. Obstet. 86 (1948) 357
Brattström, H.: Shape of the intercondylar groove normally and in recurrent dislocation of patella. Acta Orthop. Scand. Suppl. 68 (1964)
Braune, W., O. Fischer: Die Bewegungen des Kniegelenks nach einer neuen Methode am lebenden Menschen gemessen. Abhandl. Sächs. Ges. d. Wiss. Math.-Phys. Cl. 17 (1891) 75
Braune, W., O. Fischer: Der Gang des Menschen. I. Teil. Abhandl. Sächs. Ges. d. Wiss. Math.-Phys. Cl. 21 (1895) 151
Brennwald, J., W. Bandi: VI. Experimenteller Beitrag zum Problem der Behandlung der retropatellaren Arthrose durch Ventralkippung der Tuberositas tibiae. Helv. Chir. Acta Suppl. 11 (1972)
Brooke, R.: The treatment of fractured patella by excision. Br. J. Surg. 24 (1937) 733
Brown, T.D., A.B. Ferguson jr.: Development of a computational stress analysis of the femoral head. J. Bone Joint Surg. 60 A (1978) 619
Brown, T.D., A. Kikuide, A.B. Ferguson: Toward a direct measurement of the contact force distribution in the hip. South African Mech. Eng. 128 (1978) 210
Bruce, J., R. Walmsley: Excision of the patella. J. Bone Joint Surg. 24 A (1942) 311
Brunner, B., C. Burri, P. Freiburghaus, U. Holz, U. Knapp, H. Kolbow, G. Muhr, B. Noesberger, R. Püschel, C. Westermann: Ergebnisse nach Vorverlagerungsoperationen der Tuberositas tibiae (nach Bandi). Hefte zur Unfallheilkunde 127 (1976) 204
Büdinger, K.: Über Ablösung von Gelenkteilen und verwandte Prozesse. Dtsch. Zschr. Chir. 84 (1906) 311
Büdinger, K.: Über traumatische Knorpelrisse im Kniegelenk. Dtsch. Zschr. Chir. 92 (1908) 510
Büttner, A., F. Rehbein: Experimentelle Überlastungsschäden der Röhrenknochen. Langenbecks Arch. Klin. Chir. 263 (1949) 331
Bullogh, P.G., J.W. Goodfellow, J.J. O'Connor: The relationship between degenerative changes and load-bearing in the human hip. J. Bone Joint Surg. 55 B (1973) 746
Burckhardt, H.: Über Entstehung der freien Gelenkkörper und über Mechanik des Kniegelenkes. Bruns Beitr. Klin. Chir. 130 (1924) 163
Burnotte, J., M. Jourdain, P. Blaimont, M. Fairen, P. Halleux: Contributions à l'étude des contraintes fémoro-patellaires. Acta Orthop. Belg. 42 (1976) 144
Burton, V.W., H.M. Thomas: Results of excision of the patella. Surg. Gynecol. Obstet. 135 (1972) 753
Camasso, E.M., G. Marotti: The mechanical behavior of articular cartilage under compressive stress. J. Bone Joint Surg. 44 A (1962) 699
Campbell, W.C.: Arthroplasty of the knee: report of cases. Am. J. Orthop. Surg. 19 (1921) 430
Caruso, A.M., N. Dimiccoli: Le Patellectomia e le sue indicazioni. Arch. Putti Chir. 21 (1966) 161
Castaing, J., J.L. Castellani: Patellectomie, technique et résultats. Rev. Chir. Orthop. 55 (1969) 259
Castaing, J.: Étude de 113 cases de fractures de la rotule. Ann. Orthop. Quest. 8 (1976) 21
Cave, E.F., C.R. Rowe, L.B.K. Yee: Chondromalacia of the patella. Surg. Gynaec. and Obstet. 81 (1945) 446
Cave, E.F., S.R. Rowe: The patella it's importance in derangement of the knee. J. Bone Joint Surg. 32 A (1950) 542
Chaklin, V.D.: Injuries to the cartilage of the patella and femoral condyl. J. Bone Joint Surg. 21 (1939) 133
Chand, R., E. Haug, K. Rim: Stresses in the human knee joint. J. Biomechanics 9 (1976) 417
Chiari, K.: Pelvic osteotomy for hip-subluxation. J. Bone Joint Surg. 52 B (1970) 174
Chiari, K., M. Endler, H. Hackel: Indication et résultats de l'ostéotomie du bassin selon Chiari dans l'arthrose avancée. Acta Orthop. Belg. 44 (1978) 176
Chrisman, O.D., G.A. Snook, T.C. Wilson: The protective effect of aspirin against degeneration of human articular cartilage. Clin. Orthop. 84 (1972) 193
Cohn, B.N.E.: Total and partial patellectomy. An experimental study. Surg. Gynec. and Obstet. 79 (1944) 526
Compere, C.L., J.A. Hill, G.E. Lewinnek, R.G. Thompson: A new method of patellectomy for patellofemoral arthritis. J. Bone Joint Surg. 61 A (1979) 714
Cotta, H., N. Dettmer: Ergebnisse der Bindegewegsforschung und ihre Bedeutung für Erkrankungen des Stütz- und Bewegungsapparates. Arch. Orthop. Unfallchir. 52 (1960) 217
Cotta, H.: Pathophysiologische Reaktionen der Gelenke. Verh. Dtsch. Orthop. Ges. 51 (1964) 263
Cotta, H.: Das Arthroseproblem unter Berücksichtigung neuer Ergebnisse der Bindegewebsforschung. Med. Klin. 60 (1965) 1566

Cotta, H.: Die Pathogenese der Gonarthrose. Z. Orthop. 111 (1973) 490
Cotta, H.: Präarthrose und präarthrotische Deformität. Z. Orthop. 112 (1974) 8
Cotta, H., W. Puhl: Pathophysiologie des Knorpelschadens. Hefte zur Unfallheilkunde 127 (1976) 1
Cotta, H.: Morpho-pathogenetische Betrachtung zur Präarthrose und präarthrotischen Deformität. Z. Orthop. 116 (1978) 422
Coventry, M.B.: Osteotomy of the upper portion of the tibia for degenerative arthritis of the knee. A preliminary report. J. Bone Joint Surg. 47 A (1965) 984
Coventry, M.B.: Osteotomy of the hip for degenerative arthritis. Mayo Clin. Proc. 44 (1969) 505
Coventry, M.B.: Osteotomy about the knee for degenerative and rheumatoid arthritis. Indications, operative technique and results. J. Bone Joint Surg. 55 A (1973) 23
Cox, J.S.: An evaluation of the trillat procedere for management of patellar dislocations and subluxations. J. Bone Joint Surg. 57 A (1975) 133
Crooks, L.M.: Chondromalacia patellae. J. Bone Joint Surg. 49 B (1967) 495
Crosby, E.B., J. Insall: Recurrent dislocation of the patella. Relation of treatment to osteoarthritis. J. Bone Joint Surg. 58 A (1976) 9
Czerny, R., M. Yücel: Die Bedeutung der subkutanen Retinakulumspaltung nach B. Helal als Minimaleingriff bei der Chondropathia patellae. Orthop. Praxis 7 (1980) 568
Dandy, D.J., H. Poirier: Chondromalacia and the unstable patella. Acta Orthop. Scand. 46 (1975) 695
Darracott, J., B. Vernon-Roberts: The bone changes in chondromalacia patellae. Rheum. Phys. Med. 11 (1971) 175
Day, W.H., S.A.V. Swanson, M.A.R. Freeman: Contact pressures in the loaded human cadaver hip joint. J. Bone Joint Surg. 57 B (1975) 302
Deane, G.: Contact Print Studies in the Human Knee Joint. M. Sc. Thesis, University of Surrey (1970)
Debeyre, J., J. Levernieux, D. Patte: Gonarthroses traitées par patellectomie, dont quelques-unes suivies depuis 10 ans. Presse Med. 70 (1962) 2775
Debeyre, J., D. Patte: Traitement chirurgical des gonarthroses avec déviations latérales. Rev. Rhum. 33 (1966) 327
Debeyre, J., J. Artigou: Résultats à distance de 260 ostéotomies tibiales pour déviations du genou. Rev. Chir. Orthop. 58 (1972) 335
Deliss, L.: Coronal Patellar Osteotomy. Preliminary Report of its use in chondromalacia patellae. Proc. Roy. Soc. Med. 70 (1977) 257
De Palma, A.F.: Diseases of the knee joint. Lippincott Co., Philadelphia 1954
De Palma, A.F., J.J. Flynn: Joint Changes following experimental partial and total patellectomy. J. Bone Joint Surg. 40 A (1958) 395
De Palma, A.F., B. Sawyer, D.J. Hoffman: Reconsideration of Lesions affecting the patello-femoral joint. Clin. Orthop. 18 (1960) 63
De Palma, A.F., R.H. Rothman, J.S. Klemek: Osteotomy of the proximal femur in degenerative arthritis. Clin. Orthop. 73 (1970) 109
Devas, M., A. Golski: Treatment of chondromalacia patellae by transposition of the tibial tubercle. Br. Med. J. 1 (1973) 589
Dexel, M., M. Osterwalder, H. Zollinger: Vergleichende Langzeitresultate 15 Jahre nach konservativer und operativer Therapie der Chondropathia patellae. Orthop. Praxis 16 (1980) 561
Dick, W., H.R. Henche, E. Morscher: Der Knorpelschaden nach Patellafraktur. Arch. Orthop. Unfallchir. 81 (1975) 65
Dick, W.: Langzeitergebnisse der Abrasio patellae in der Chondropathiebehandlung. Orthop. Praxis 16 (1980) 678
Dick, W., H.R. Henche, E. Morscher: Die Rolle der medialen Hypopression für die Chondropathieentstehung und Langzeitergebnisse der Roux-Operation. Orthop. Praxis 16 (1980) 592
Dietz, J.: Chondropathia patellae und ihre konservative Behandlung. Orthop. Praxis 16 (1980) 541
Dihlmann, W.: Gelenke – Wirbelverbindungen. Thieme, Stuttgart 1973
Dinham, J.M., P.R. French: Results of patellectomy for osteoarthritis. Postgrad. Med. J. 48 (1972) 590
Dobbie, R.P., A. Ryerson: Treatment of fractured patella by excision. Amer. J. Surg. 55 (1942) 339
Dobler, R.: Erfahrungen mit der lateralen Kapseldiscision bei Chondropathia patellae. Arch. Orthop. Unfallchir. 88 (1977) 177
Dreyer, J., W. Groher: Indikationen und Ergebnisse der partiellen Patellektomie. Chir. Praxis 12 (1968) 461
Duboux, E.: Contribution à l'étude de la fonction de la rotule chez l'homme. La rotule est-elle inutile ou utile. Helv. Med. Acta 9 (1942) 331
Dürrschmidt, V.: Ergebnisse der Tuberositas tibiae-Ventralisation bei femoro-patellarer Präarthrose und Arthrose. Beitr. Orthop. Traumat. 25 (1978) 218

Durroux, R., P. Ficat: Étude optique et ultrastructurale du cartilage rotulien dans la chondromalacie. Rev. Chir. Orthop. 55 (1969) 543

Dustmann, H.O., W. Puhl, K.P. Schulitz: Knorpelveränderungen beim Hämarthros unter besonderer Berücksichtigung der Ruhigstellung. Arch. Orthop. Unfallchir. 71 (1971) 148

Duthie, H.L., J.R. Hutchinson: The results of partial and total excision of the patella. J. Bone Joint Surg. 40 B (1958) 75

Ellis, J.: Osteoarthritis of the knee. J. Bone Joint Surg. 50 B (1968) 886

Elmore, S.M., L. Sokoloff, G. Norris, P. Carmeci: Nature of imperfect elasticity of articular cartilage. J. Appl. Physiol. 18 (1963) 393

Emery, I.H., G. Meachim: Surface morphology and topography of patello-femoral cartilage fibrillation in Liverpool necropsies. J. Anat. 116 (1973) 103

Endler, F.: Chondrolyse als Überlastungsschaden des Kniegelenkes. Wien. Med. Wochenschr. 108 (1958) 948

Endler, F.: Ergebnisse der operativen Coxarthrosebehandlung bei richtiger und falscher Indikation. XI. SICOT-Kongreß, Wien 1963 (1964) 369

Endler, F.: Traitement biomécanique chirurgical de la nécrose avasculaire de la tête fémorale. Acta Orthop. Belg. 38 (1972) 537

Endler, F.: Die chirurgische Behandlung der Gonarthrose nach biomechanischen Gesichtspunkten. Beitr. Orthop. Traumat. 22 (1975) 169

Endler, F.: Einführung in die Biomechanik und Biotechnik des Bewegungsapparates. In: Orthopädie in Praxis und Klinik, Bd. I, 2.1–2.301 (1980). Hrsg.: *A.N. Witt, H. Rettig, K.F. Schlegel, M. Hackenbroch, W. Hupfauer*

Evans, F.G., A.I. King: Regional differences in some physical properties of human spongy bone. In: Biomechanical Studies of the Musculo-Skeletal System. Hrsg.: *F.G. Evans.* Thomas, Springfield 1961

Fairbank, H.A.T.: Excision of patella. Br. Med. J. 2 (1945) 62

Ferguson, A.B.: High intertrochanteric osteotomy for osteo-arthritis of the hip. J. Bone Joint Surg. 46 A (1964) 1159

Ferguson, A.B., T.D. Brown, F.H. Fu, R. Rutkowski: Relief of patellofemoral contact stress by anterior displacement of the tibial tubercle. J. Bone Joint Surg. 61 A (1979) 159

Ficat, P., H. Bizou: Luxation récidivantes de la rotule. Rev. Orthop. 53 (1967) 721

Ficat, P.: Pathologie fémoro-patellaire. Masson, Paris 1970

Ficat, P., A. Maroudas: Cartilage of the patella. Topographical variation of glycosaminoglycan content in normal and fibrillated tissue. Ann. Rheum. Dis. 34 (1975) 515

Ficat, P., C. Ficat, A. Bailleux: Syndrome d'hyperpression externe de la rotule (S.H.P.E.). Rev. Chir. Orthop. 61 (1975) 39

Ficat, P., D.S. Hungerford: Disorders of the patello-femoral joint. Masson, Paris 1977

Ficat, P., C. Ficat, P. Gédéon: Arthrose posttraumatique et chondrose postcontusive. Rev. Chir. Orthop. 62 (1978) 19

Ficat, P.: Die chirurgische Behandlung der femoro-patellaren Arthrose. Med. und Sport 19 (1979) 13

Fick, R.: Handbuch der Anatomie und Mechanik der Gelenke. Zweiter Teil: Allgemeine Gelenk- und Muskelmechanik. In: Handbuch der Anatomie des Menschen. Hrsg.: *K. v. Bardeleben.* Fischer, Jena 1910

Fick, R.: Handbuch der Anatomie und Mechanik der Gelenke. Dritter Teil: Spezielle Gelenk- und Muskelmechanik. In: Handbuch der Anatomie des Menschen. Hrsg.: *K. v. Bardeleben.* Fischer, Jena 1911

Ficker, E.: Persönliche Mitteilung 1979

Ficker, E.: Vorlesungen über Spannungsoptik. Techn. Universität München 1980

Fielding, J.W., W.A. Liebler, D. Urs, S.A. Wilson, A. Puglisi: Tibial tubercle transfer: A long range follow-up study. J. Bone Joint Surg. 56 A (1974) 1315

Fischer, H.: Mechanische Beanspruchung und biologisches Verhalten des Knochens. In: Benninghoff, Goerttler. Lehrbuch der Anatomie des Menschen. Hrsg.: *H. Ferner, J. Staubesand.* Urban und Schwarzenberg, München 1978

Fischer, O.: Der Gang des Menschen. II. Teil. Abhandl. Sächs. Ges. Wiss. Math.-Phys. Cl. 25 (1899) 1

Fischer, O.: Der Gang des Menschen. III. Teil. Abhandl. Sächs. Ges. Wiss. Math.-Phys. Cl. 26 (1901a) 85

Fischer, O.: Der Gang des Menschen. IV. Teil. Abhandl. Sächs. Ges. Wiss. Math.-Phys. Cl. 26 (1901b) 469

Fischer, O.: Der Gang des Menschen. V. Teil. Abhandl. Sächs. Ges. Wiss. Math.-Phys. Cl. 28 (1904a) 319

Fischer, O.: Der Gang des Menschen. VI. Teil. Abhandl. Sächs. Ges. Wiss. Math.-Phys. Cl. 27 (1904b) 531

Flügge, S.: Lehrbuch der theoretischen Physik. Bd. I. Elementare Mechanik und Kontinuumsphysik. Springer, Berlin 1961

Fontaine, R.: Fracture de la rotule, statistique et résultats de cent cas de fractures récentes. Acta Chir. Belg. 4 (1963) 535
Franke, K.: Die Chondropathie des Kniegelenkes im Leistungsalter. Z. Unfallmed. u. Berufskrankh. 67 (1974) 266
Franke, J., D. Riede, F. Rudolph: Die operative Behandlung des lateralen Hyperpressionssyndroms der Patella. Beitr. Orthop. u. Traumatol. 27 (1980) 204
Frankel, V., A. Burstein: Orthopedic Biomechanics. Lea & Febiger, Philadelphia 1970
Franz, R., G. Uhlmann: Schermodulmessung des Gelenkknorpels an einem Arthrosemodell. Beitr. Orthop. u. Traumatol. 27 (1980) 2
Freeman, M.A.R., G. Meachim: Aging, Degeneration and remodelling of normal articular cartilage. In: Adult articular cartilage. Ed. by *M.A.R. Freeman.* Grune and Stratton, New York 1973
Freeman, M.A.R.: The fatigue of cartilage in the pathogenesis of osteoarthrosis. Acta Orthop. Scand. 46 (1975) 323
Freuler, F., C. Brunner: Die femoro-patellare Arthrose nach operierten Patellafrakturen. Rev. Med. Accid. Mal. Prof. 68 (1975) 76
Friberg, S.: Über Totalexstirpationen der Patella. Acta Chir. Scand. 85 (1941) 361
Fricke, H.W.: Die Dehnungsmeßstreifen und ihre Anwendung. Draht-Fachzeitschrift 18 (1967) 5
Friedrich, E., G. Schumpe, D. Nasseri: Vergleichende statische Berechnungen am Kniegelenk bei der Ventralisation der Tuberositas tibiae. Z. Orthop. 111 (1973) 134
Fründ, H.: Traumatische Chondropathie der Patella, ein selbständiges Krankheitsbild. Zbl. Chir. 53 (1926) 707
Fürmaier, A., A. Breit: Über dir Röntgenologie des Femoro-Patellargelenkes mit besonderer Berücksichtigung der Diagnose der Chondropathia patellae. Arch. Orthop. Unfallchir. 45 (1952) 126
Fürmaier, A.: Beitrag zur Mechanik der Patella und des Gesamtkniegelenkes. Arch. Orthop. Unfallchir. 46 (1953a) 78
Fürmaier, A.: Beitrag zur Aetiologie der Chondropathia patellae. Arch. Orthop. Unfallchir. 46 (1953b) 178
Gardner, D.L.: Pathology of the connective tissue diseases. Arnold, London 1965
Gardner, D.L.: General pathology of the peripheral joints. In: The joints and synovial fluid II. Hrsg.: *L. Sokoloff.* Academic Press, New York 1980
Gardner, E.D.: The innervation of the knee joint. Anat. Rec. 101 (1948) 109
Garr, E.L., R.W. Moskowitz, W. Davis: Degenerative changes following experimental patellectomy in the rabbit. Clin. Orthop. 92 (1973) 296
Geckeler, E.O., A.V. Quantara: Patellectomy for degenerative arthritis of the knee. Late results. J. Bone Joint Surg. 44 A (1962) 1109
Gédéon, R.: Verletzungen und Chondromalazie der Patella. Med. u. Sport 19 (1979) 18
Girardi, V.C.: Patelectomia experimental en perros. Rev. Orthop. y Traum. 11 (1942) 257
Göcke, E.: Elastizitätsstudien am jungen und alten Gelenkknorpel. Verh. Dtsch. Orthop. Ges. 1927
Gördes, W., P. Kaisser, E. Schmidt-Ramsin: Differenzierte operative Therapie der Chondropathia patellae – abhängig vom Grad ihrer Ausprägung –. Orthop. Praxis 16 (1980) 620
Goldthwait, J.E.: Permanent dislocation of the patella. Ann. Surg. 29 (1899) 62
Goldthwait, J.E.: Slipping or recurrent dislocation of the patella. Boston Med. Surg. J. 150 (1904) 169
Goodfellow, J.W., J.J. O'Connor: The transmission of loads through the hip and knee: an hypothesis on the aetiology of osteoarthritis. J. Bone Joint Surg. 57 B (1975) 400
Goodfellow, J., D.S. Hungerford, M. Zindel: Patello-femoral joint mechanics and pathology. 1. Functional anatomy of the patello-femoral joint. J. Bone Joint Surg. 58 B (1976a) 287
Goodfellow, J., D.S. Hungerford, C. Woods: Patello-femoral joint mechanics and pathology. 2. Chondromalacia patellae. J. Bone Joint Surg. 58 B (1976b) 291
Goutallier, D., J. Debeyre: Le recentrage rotulien dans les arthroses femoro-patellaires lateralisées. Rev. Chir. Orthop. 60 (1974) 377
Goymann, V., H.M. Bopp: Chondrektomie und Gelenktoilette bei schweren Arthrosen des femuropatellaren Gleitweges. Z. Orthop. 111 (1973) 534
Goymann, V.: Schäden am femoro-patellaren Gelenk. Schriftenreihe Unfallmed. Tagungen 23 (1974) o.S.
Goymann, V., H.G. Müller: New Calculation of the biomechanics of the patella-femoral joint and its clinical significance. In: The Knee Joint. Excerpta Medica, Amsterdam 1974
Goymann, V., H.G. Müller, J. Haasters: Biomechanische Besonderheiten des femoro-patellaren Gleitweges und ihre klinische Bedeutung. Orthop. Praxis 10 (1974a) 411
Goymann, V., J. Haasters, W. Heller: Neuere Untersuchungen zur Biomechanik der Patella. Z. Orthop. 112 (1974a) 623
Goymann, V., P. Thümler, H. Konermann: Der Druck im Gleitweg und seine operative Veränderbarkeit. Orthop. Praxis 16 (1980a) 575

Goymann, V., J. Haasters, P. Thümler: Ergebnisse nach frontaler Hemipatellektomie mit pastischer Deckung. Orthop. Praxis 16 (1980b) 689
Grana, W.A., D.H. O'Donoghue: Patellar-tendon transfer by the slot-block method for recurrent subluxation and dislocation of the patella. J. Bone Joint Surg. 59 A (1977) 736
Greenwald, A.S.: The transmission of Forces through animal joints. D. Phil. Thesis, Oxford 1970
Greenwald, A.S., J.J. O'Connor: The transmission of load through the human hip joint. J. Biomechanics 4 (1971) 507
Greenwald, A.S., D.W. Haynes: Weight bearing areas in the human hip joint. J. Bone Joint Surg. 54 B (1972) 157
Grey, C.: Chondromalacia patellae. Br. Med. J. 1 (1949) 427
Groeneveld, H.B.: Neuere Möglichkeiten der Behandlung der femuro-patellaren Arthrose. Z. Orthop. 111 (1973) 527
Grueter, H.: Untersuchungen zum Patellahinterwandschaden. Z. Orthop. 91 (1959) 486
Gschwend, N., R.J. Bischofberger: Die Chondropathia patellae. Praxis 60 (1971) 562
Hachez-Leblanc, M.: Ostéosynthèse de la rotule et cerclage fonctionnel. Acta Orthop. Belg. 24 (1958) 107
Hackenbroch, M.: Die Arthrosis deformans der Hüfte. Thieme, Leipzig 1943
Hackenbroch, M.: Die degenerativen Erkrankungen des Hüftgelenkes. In: Handbuch der Orthopädie IV/1. Hrsg.: G. Hohmann, M. Hackenbroch, K. Lindemann. Thieme, Stuttgart 1961
Hackenbroch, M.: Über funktionelle Insuffizienz – Arthrose und Präarthrose. Z. Orthop. 112 (1974) 23
Hackenbroch, M.: Präarthrose und präarthrotische Deformität. Z. Orthop. 116 (1978) 418
Haffajee, D., U. Moritz, G. Svantesson: Isometric knee extension strength as a function of joint angle, muscle length and motor unit activity. Acta Orthop. Scand. 43 (1972) 138
Haggart, G.E.: The surgical treatment of degenerative arthritis of the knee joint. J. Bone Joint Surg. 22 (1940) 717
Haggart, G.E.: Surgical treatment of degenerative arthritis of the knee joint. New England J. Med. 236 (1947) 971
Haglund, P.: Die hintere Patellakontusion. Zbl. Chir. 53 (1926) 1757
Haliburton, R.A., C.R. Sullivan: The patella in degenerative joint disease. A clinico-pathologic study. Arch. Surg. 77 (1958) 677
Hall, M.C.: Cartilage changes after experimental relief of contact in the knee joint of the mature rat. Clin. Orthop. 64 (1969) 63
Hallén, L.G., O. Lindahl: The "screw home" movement in the knee joint. Acta Orthop. Scand. 37 (1966) 97
Hampson, W.G.J., P. Hill: Late results of transfer of the tibial tubercle for recurrent dislocation of the patella. J. Bone Joint Surg. 57 B (1975) 209
Hanslik, L.: First experience on knee joint replacement using the young hinged prosthesis combined with a modification of the McKeever patella prosthesis. Clin. Orthop. 94 (1973) 115
Harding, M.L., L. Harding, J.W. Goodfellow: A preliminary report of a simple rig to aid study of the functional anatomy of the cadaver human knee joint. J. Biomechanics 10 (1977) 517
Harrison, M.H.M.: The results of realignment operation for recurrent dislocation of the patella. J. Bone Joint Surg. 37 B (1955) 559
Hartung, C., G. Arnold, F. Gross: Biomechanik des hyalinen Knorpels unter Druckschwellbeanspruchungen. Acta Anat. 91 (1975) 583
Hauser, E.D.W.: Total tendon transplant for slipping patella. A new operation for recurrent dislocation of the patella. Surg. Gynec. and Obstet. 66 (1938) 199
Haxton, H.: The function of the patella and the effects of its excision. Surg. Gynec. and Obstet. 80 (1945) 389
Hayes, W.C., L.F. Mockros: Viscoelastic constitutive relations for human articular cartilage. J. Appl. Physiol. 31 (1971) 562
Hehne, H.J., W. Jantz, Ch. Ulrichs: Die retropatellare Anpreßkraft. Unveröffentl. (1979)
Hehne, H.J., G. Hausschild, U. Riede: Kontaktflächenmessungen bei experimentellen totalen und partiellen Meniscektomien als Beitrag zum Arthroseproblem. Z. Orthop. 118 (1980) 634
Hehne, H.J., U.N. Riede, G. Hausschild, M. Schlageter: Tibio-femorale Kontaktflächenmessungen nach experimentellen partiellen und subtotalen Meniscektomien. Z. Orthop. 119 (1981a) 54
Hehne, H.J., Ch. Oelze, U.N. Riede: Morphometrische Analyse des Tibiakopfknorpels als Beitrag zum Arthroseproblem. Z. Orthop. 119 (1981b) 449
Hehne, H.J.: Biomechanik und Chondromalazie des Patellofemoralgelenkes. Experimentelle und vektorielle Analysen zur funktionellen Anatomie und operativen Therapie. Habilitationsschrift, Freiburg 1981c
Heine-Rostock, J.: Über primär chronische Gelenkerkrankungen. Verh. Dtsch. Ges. Orthop. 22 (1927) 7

Heipertz, W., U. Maronna: Ergebnisse der Entlastungsoperation nach Maquet-Bandi bei Chondropathia patellae. Z. Orthop. 113 (1975) 787
Hejgaard, N., L. Skive, C. Perrild: Recurrent dislocation of the patella. Arch. Orthop. Scand. 51 (1980) 673
Hellmer, H.: Röntgenologische Beobachtungen über die Ossifikation der Patella. Norstedt Söner, Stockholm 1935
Henche, H.R.: Rezidivierende Patellaluxationen und Präarthrose des Patello-Femoralgelenkes. Z. Orthop. 111 (1973) 523
Henche, H.R.: Die Behandlung der Chondropathia patellae als Präarthrose des Femoropatellargelenkes. Z. Orthop. 112 (1974) 630
Henche, H.R.: Abrasio patellae (Indikation, Technik, Ergebnisse). Hefte zur Unfallheilkunde 127 (1976) 156
Henche, H.R., H.U. Künzi, E. Morscher: The areas of contact pressure in the patello-femoral joint. Int. Orthop. 4 (1981) 279
Henßge, J.: Die Arthrosis deformans des Patella-Gleitweges. Zbl. Chir. 87 (1962) 1381
Heywood, A.W.B.: Recurrent dislocation of the patella. J. Bone Joint Surg. 43 B (1961) 508
Hinricson, H.: Studies on patellar chondromalacia. Acta Orthop. Scand. 10 (1939) 312
Hirsch, C.: A contribution to the pathogenesis of chondromalacia of the patella. A physical, histologic and chemical study. Acta Chir. Scand. 90 (1944) Suppl. 83
Hochheim, B.: Klinische Ergebnisse nach operativ behandelten habituellen und reziderenden Patellaluxationen. Beitr. Orthop. Traumatol. 25 (1978) 299
Hoffmann-Daimler, S.: Die mechanisch-funktionellen Wechselbeziehungen zwischen Muskel, Knochen und Gelenk. Z. Orthop. 104 (1968) 61
Holmdahl, D.E., B.E. Ingelmark: Der Bau des Gelenkknorpels unter verschiedenen funktionellen Verhältnissen. Acta Anat. 6 (1948) 309
Holmdahl, D.E.: Einige neuere Gesichtspunkte zur Morphophysiologie der Gelenke. Ann.Med. Int. Fenn. 42 (1953) 27
Hori, R.Y., L.F. Mockros: Indentation tests of human articular cartilage. J. Biomech. 9 (1976) 259
Hübscher, C.: Über Operationen bei habituellen Luxationen der Kniescheibe. Z. Orthop. Chir. 24 (1909) 1
Hultzkrantz, W.: Über die Spaltlinien des Gelenkknorpels. Verh. Anat. Ges. (Jena) 12 (1898) 248
Huggler, A.: Die Zuggurtung der Patella. Zschr. Unfallmed. 57 (1964) 327
Hughston, J.C.: Subluxation of the Patella. J. Bone Joint Surg. 50 A (1968) 1003
Hungerford, D.S., J.W. Goodfellow: Femoropatellare Kontaktzonen und ihre Beziehungen zur Chondromalazie. Z. Orthop. 113 (1975) 784
Ingelmark, B.E., E. Blomgren: An apparatus for the measurement of pressures, especially in human joints. Upsala Läkar. Förhandl. 53 (1947) 75
Immich, H.: Medizinische Statistik. Schattauer, Stuttgart 1974
Insall, J., E. Salvati: Patella position in the normal knee joint. Radiology 101 (1971) 101
Insall, J., V. Goldberg, E. Salvati: Recurrent dislocation and the high-riding patella. Clin. Orthop. 88 (1972) 67
Insall, J., H. Shoji, V. Mayer: High tibial osteotomy. A five-year evaluation. J. Bone Joint Surg. 56 A (1974) 1397
Insall, J., K.A. Falvo, D.W. Wise: Chondromalacia patellae. A prospective study. J. Bone Joint Surg. 58 A (1976) 1
Insall, J., A.J. Tria, P. Aglietti: Resurfacing of the Patella. J. Bone Joint Surg. 62 A (1980) 933
Jackson, J.P., W. Waugh: Tibial osteotomy for osteoarthritis of the knee. J. Bone Joint Surg. 43 B (1961) 746
Jackson, R.W., C.K. Detwiler: Results of surgical treatment of chondromalacia patellae. J. Bone Joint Surg. 61 B (1979) 241
Jacobson, K., K. Berthenssen: The vertical location of the Patella. Acta Orthop. Scand. 45 (1974) 436
Jani, L., K. Viernstein, H.W. Besirsky: Über die Patellektomie und ihre Spätergebnisse. Arch. Orthop. Unfallchir. 66 (1969) 286
Jansen, M.: Genu impressum und Patella alta und ihr Verhalten zu bekannten Erscheinungen, wie Fetteinklemmungen, Knorpelschäden und Patellaluxation. Z. f. Orthop. Chir. 52 (1929) 314
Janssen, G.: Die Chondropathia patellae als Praegonarthrose. Zur Aetiologie und Therapie anhand von Ergebnissen nach Abrasio patellae. Z. Orthop. 112 (1974) 1036
Janssen, G.: Der Innentorsionsfehler des Kniegelenkes. Vortrag 30. Jahrestagung der Vereinigung Nordwestdeutscher Orthopäden, Ratingen 1980a
Janssen, G.: Der Patella alta–Genu-recurvatum-Komplex. Orthop. Praxis 16 (1980b) 484
Jarecki, G.: Anatomisch-Physiologisches über die Kniescheibe. Anat. Anz. 74 (1932) 289

Jenny, H., K. Jenny, E. Morscher: Die intraossäre Druckmessung an der Patella. Orthop. Praxis 16 (1980) 472

Judet, R., J. Judet, G. Lord, R. Roy-Camille, P. Boutelier: La patelloplastie à la peau conservée. Press Med. 70 (1962) 983

Jungmichel, D.: Diagnostik und Therapie der Chondropathia patellae. Beitr. Orthop. u. Traumatol. 27 (1980) 193

Kallio, K.E.: Chondromalacia of the patella. Ann. Chir. Gynaec. Fenn. 36 (1947) 173

Kaufer, H.: Mechanical function of the Patella. J. Bone Joint Surg. 53 A (1971) 1551

Keller, E.A.: Zur Frage der partiellen oder totalen Patellektomie. Monatsschr. Unfallheilk. 61 (1968) 172

Kempson, G.E., H. Muir, S.A.V. Swanson, M.A.R. Freeman: Correlations between the stiffness and the chemical constituents of cartilage on the human femoral head. Biochim. Biophys. Acta 215 (1970) 70

Kempson, G.E., M.A.R. Freeman, S.A.V. Swanson: The determination of a creep modulus for articular cartilage from indentation tests on the human femoral head. J. Biomech. 4 (1971a) 239

Kempson, G.E., C.J. Spivey, S.A.V. Swanson, M.A.R. Freeman: Patterns of cartilage stiffness on normal and degenerate femoral heads. J. Biomech. 4 (1971b) 597

Kempson, G.E.: Mechanical properties of articular cartilage. In: Adult Articular Cartilage. Hrsg.: M.A.R. Freeman. Pitman, London 1973

Kempson, G.E., H. Muir, C. Pollard, M. Tuke: The tensile properties of cartilage of human femoral condyles related to the content of collagen and glycosaminoglycans. Biochim. Biophys. Acta 297 (1973) 456

Kempson, G.E.: The mechanical properties of articular cartilage. In: The Joint and Synovial Fluid. Hrsg.: L. Sokoloff. Academic Press, New York 1980

Kettelkamp, D.: Clinical implications of knee biomechanics. Arch. Surg. 10 (1973) 406

Kettelkamp, D.B., D.R. Wenger, E.Y.S. Chao, C. Thompson: Results of proximal tibial osteotomy. J. Bone Joint Surg. 58 A (1976) 952

Kiesselbach, A.: Anatomische Bemerkungen zur Verlagerung der Ansatzstelle des Ligamentum patellae bei Patellaluxationen. Z. Orthop. 87 (1956) 240

Kittel, C.: Introduction to solid state physics. J. Wiley & Sons, New York 1971

Klems, H., M. Izadpanah: Operative Behandlung der Chondromalacia patellae nach Maquet/Bandi – Indikation, Technik, Ergebnisse. Z. Orthop. 117 (1979) 96

Knief, J.J.: Quantitative Untersuchung der Verteilung der Hartsubstanzen in Knochen und ihrer Beziehung zur lokalen mechanischen Beanspruchung. Z. Anat. Entwickl. Gesch. 126 (1967a) 55

Knief, J.J.: Materialverteilung und Beanspruchungsverteilung im coxalen Femurende. Densitometrische und spannungsoptische Untersuchungen. Z. Anat. Entwickl. Gesch. 126 (1967b) 81

Knodt, H.: Osteoarthritis of the hip joint. Etiology and treatment by osteotomy. J. Bone Joint Surg. 46 A (1964) 1326

Knodt, H.: Pressure-reducing effects of hip osteotomies. Clin. Orthop. 77 (1971) 105

Knutsson, F.: Über die Röntgenologie des Femoropatellargelenkes sowie eine gute Projektion für das Kniegelenk. Acta Radiol. 22 (1941) 371

Kölbel, R.: Präarthrotische Deformität am Femoropatellargelenk. Z. Orthop. 112 (1974) 625

König, F.: Mikroskopische Beobachtungen am Knorpelgewebe im ultravioletten Licht. Verhandl. Phys.-Med. Ges., Würzburg 49 (1924) 160

Kofmann, S.: Über den operativen Ersatz der Kniescheibe. Zbl. Chir. 50 (1922) 1851

Konermann, H.: Funktionelle Analyse der Knorpelstruktur des Talo-Navikulargelenkes. Z. Anat. Entwickl. Gesch. 133 (1971a) 1

Konermann, H.: Quantitative Bestimmung der Materialverteilung nach Röntgenbildern des Knochens mit einer neuen fotografischen Methode. Z. Anat. Entwickl. Gesch. 134 (1971b) 13

Krause, W.: Zu den präarthrotischen Veränderungen im Femoropatellargelenk. Z. Orthop. 112 (1974) 628

Krause, W.: Die Behandlung der Chondropathia patellae nach Ficat und ihre Ergebnisse. Orthop. Praxis 16 (1980) 572

Krogius, A.: Zur operativen Behandlung der habituellen Luxation der Kniescheibe. Zbl. Chir. 31 (1904) 254

Kudlek, F.: Beitrag zur Pathologie und Physiologie der Patella. Dtsch. Z. Chir. 88 (1907) 138

Küsswetter, W., Th. Stuhler: Vergleichende Behandlungsergebnisse der Operationsmethoden nach Maquet-Bandi, Roux-Elmslie und Maquet-Blauth. Orthop. Praxis 16 (1980) 609

Kummer, B.: Eine vereinfachte Methode zur Darstellung von Spannungstrajektoren, gleichzeitig ein Modellversuch für Ausrichtung und Dichtverteilung der Spongiosa in den Gelenken der langen Röhrenknochen. Z. Anat. Entwickl. Gesch. 119 (1956) 223

Kummer, B.: Bauprinzipien des Säugetierskelettes. Thieme, Stuttgart 1959

Kummer, B.: Funktioneller Bau und funktionelle Anpassung des Knochens. Anat. Anz. 111 (1962) 261

Kummer, B.: Photoelastic studies on the functional structure of bone. Folia Biotheor. 6 (1966) 31
Kummer, B.: Die Beanspruchung des menschlichen Hüftgelenkes. I. Allgemeine Problematik. Z. Anat. Entwickl. Gesch. 127 (1968) 277
Kummer, B.: Die Beanspruchung der Gelenke, dargestellt am Beispiel des menschlichen Hüftgelenkes. In: Verhandlungen der DGOT. Hrsg.: *A.N. Witt.* Enke, Stuttgart 1969
Kummer, B.: Biomechanik der Gelenke (Diarthrosen). Die Beanspruchung des Gelenkknorpels. In: Biopolymere und Biomechanik von Bindegewebssystemen. Hrsg.: *F. Hartmann.* Springer, Berlin 1974, S. 19
Kummer, B.: Biomechanische Grundlagen beanspruchungsändernder Osteotomien im Bereiche des Kniegelenkes. Z. Orthop. 115 (1977) 923
Kummer, B.: Mechanische Beanspruchung und funktionelle Anpassung des Knochens. Verh. Anat. Ges. (Jena) 72 (1978a) 21
Kummer, B.: Kausale Histogenese der Gewebe des Bewegungsapparates und funktionelle Anpassung. In: Benninghoff/Goerttler, Lehrbuch der Anatomie des Menschen. Hrsg.: *H. Ferner, J. Staubesand.* Urban und Schwarzenberg, München 1978b
Kummer, B.: Bau und Funktion des Bewegungsapparates. Form und Funktion. In: Orthopädie in Klinik und Praxis. Bd. I. Hrsg.: *A.N. Witt, H. Rettig, K.F. Schlegel, M. Hackenbroch, W. Hupfauer.* Thieme, Stuttgart 1980
Lacreuse, M.: Contribution à la dynamic rotulien. Thesis, Paris 1961
Läwen, A.: Knorpelresektion bei fissuraler Knorpeldegeneration der Patella. Beitr. Klin. Chir. 134 (1925) 265
Lagally, M., W. Franz: Vorlesungen über Vektorrechnung. Akad. Verlagsges., Leipzig 1959
Lancourt, J.E., J.A. Cristini: Patella alta and patella infera. Their etiological role in patellar dislocation, chondromalacia and apophysitis of the tibial tubercle. J. Bone Joint Surg. 57 A (1975) 1112
Lang, J., W. Wachsmuth: Praktische Anatomie. Bau und Statik. Springer, Berlin 1972
Lange, M.: Orthopädisch-chirurgische Operationslehre. J.B. Bergmann, München 1951
Lange, M.: Über die Entwicklung des Kniegelenkes. Z. Ges. Anat. 89 (1929) 83
Langlotz, M., H. Zollinger: Welchen Beitrag kann die Radiologie zur Diagnose der Chondropathia patellae leisten? Orthop. Praxis 16 (1980) 497
Langston, H.H.: Dislocation of the Patella and its relation to Chondromalacia patellae. Br. Med. J. 1 (1958) 155
Laurin, C.A., H.P. Lévesque, R. Dussault, H. Labelle, J.P. Peides: The abnormal lateral patellofemoral angle. J. Bone Joint Surg. 60 A (1978) 55
Levitt, R.L.: A long term evaluation of patellar prosteses. Clin. Orthop. 97 (1973) 153
Lewis, M.M., P.F. Fitzgerald, B. Jacobs, J. Insall: Patellectomy. An analysis of one hundred cases. J. Bone Joint Surg. 58 A (1976) 736
Lexer, E.: Wiederherstellungschirurgie. Bd. II. J.A. Barth, Leipzig 1931
Lieb, F.J., J. Perry: Quadriceps function: An anatomical and mechanical study using amputated limbs. J. Bone Joint Surg. 50 A (1968) 1535
Lindahl, O., A. Movin: The mechanics of extension of the knee-joint. Acta Orthop. Scand. 38 (1967) 226
Lindahl, O., A. Movin: Active-extension capacity of the knee-joint in the healthy subject. Acta Orthop. Scand. 39 (1968) 203
Lindahl, O., A. Movin, I. Ringquist: Knee extension: Measurements of the isometric force in different positions of the knee joint. Acta Orthop. Scand. 40 (1969) 79
Linn, F.C., L. Sokoloff: Movement and composition of interstitial fluid of cartilage. Arthritis Rheum. 8 (1965) 481
Lippiello, L., D. Hall, H.J. Mankin: Collagen synthesis in normal and osteoarthritic human cartilage. J. Clin. Invest. 59 (1977) 593
Ludloff: Die Verkleinerung der Patella als funktionsverbessernde Maßnahme bei bestimmten Knieaffektionen. Zbl. Chir. 52 (1925) 786
Lund, F., B.E. Nilsson: Anterior displacement of the tibial tuberosity in chondromalacia patellae. Acta Orthop. Scand. 51 (1980) 679
Luther, R.: Zur operativen Behandlung der Retropatellararthrose. Z. Orthop. 111 (1973) 529
McAusland, W.R.: Total excision of the patella for fractures. Report of 14 cases. Amer. J. Surg. 72 (1946) 510
McCarroll, H.R., J.R. Schwartzmann: Lateral dislocation of the patella. Correction by simultaneous transplantation of the tibial tubercle and semitendinosus tendon. J. Bone Joint Surg. 27 (1945) 446
McConaill, M.A.: The movements of bones and joints. J. Bone Joint Surg. 30 B (1948) 322
McElhinney, J.P., A.R. Glassburn, R.D. Talbott, J.P. Nelson: Treatment of subluxation of the patella. J. Bone Joint Surg. 57 A (1975) 132

McKeever, D.C.: Recurrent dislocation of the patella. Clin. Orthop. 3 (1954) 55
McKeever, D.C.: Patellar Prosthesis. J. Bone Joint Surg. 37 A (1955) 1074
McMurray, T.P.: Osteoarthritis of the hip joint. J. Bone Joint Surg. 21 (1939) 1
McNab, I.: Recurrent dislocation of the patella. J. Bone Joint Surg. 34 A (1952) 957
Mach, J.: Die operative Therapie der Chondropathia patellae im Rahmen der Gonarthrosebehandlung. Beitr. Orthop. Traumat. 25 (1978) 564
Madigan, R., H.A. Wissinger, W.F. Donaldson: Preliminary experience with a method of quadricepsplasty in recurrent subluxation of the patella. J. Bone Joint Surg. 57 A (1975) 600
Makowsky, L.: Studien über den Wasserhaushalt des Kniegelenkknorpels. Helv. Chir. Acta 15 (1948) 44
Maldague, B., J. Malghem: Le faux profil rotulien ou profil vrai des facettes rotuliennes. Ann. Radiol. 19 (1976) 573
Mankin, H.J., L. Lippiello: The glysaminoglycans of normal and arthritic cartilage. J. Clin. Invest. 50 (1971) 1712
Mann, M., W. Blauth: Eine neue Technik der Tuberositasmedialisierung. Orthop. Praxis 16 (1980) 596
Mansour, J.M., V.C. Mow: The permeability of articular cartilage under compressive strain and high pressures. J. Bone Joint Surg. 58 A (1976) 509
Maquet, P.: Un traitement biomécanique de l'arthrose fémoro-patellaire. L'avancement du tendon rotulien. Rev. Rhumat. 30 (1963) 779
Maquet, P.: Biomécanique des membres inférieurs. Acta Orthop. Belg. 32 (1966) 705
Maquet, P., J. Simonet, P. de Marchin: Biomécanique du genou et gonarthrose. Rev. Chir. Orthop. 53 (1967) 111
Maquet, P., A. van de Berg, J. Simonet: Femoro-tibial weight bearing areas. J. Bone Joint Surg. 57 A (1975) 766
Maquet, P.: Biomechanics of the Knee Joint. Springer, Berlin 1977
Marar, B.C., K. Pillay: Chondromalacia of the patella in Chinese. J. Bone Joint Surg. 57 A (1975) 342
Marks, K.E., G. Bentley: Patella alta and chondromalacia. J. Bone Joint Surg. 60 B (1978) 71
Maroudas, A., P. Bullough, S.A.V. Swanson, M.A.R. Freeman: The permeability of articular cartilage. J. Bone Joint Surg. 50 B (1968) 166
Maroudas, A.: Physico-chemical properties of articular cartilage. In: Adult Articular Cartilage. Hrsg.: M.A.R. Freeman. Pitman, London 1979
Matthews, L.S., D.A. Sonstegard, J.A. Henke: Load bearing characteristics of the patello-femoral joint. Acta Orthop. Scand. 48 (1977) 511
Matthiass, H.H., J. Glupe: Immobilisation und Druckbelastung in ihrer Wirkung auf Gelenke. Arch. Orthop. Unfallchir. 60 (1966) 380
Mayer, G., K.H. Haase: Die Verwendung von Draht-Dehnungsmeßstreifen zur experimentellen Spannungsanalyse am Knochen. Z. Exp. Chirurg 13 (1980) 235
Meachim, G., I.H. Emery: Quantitative aspects of patello-femoral cartilage fibrillation in Liverpool necropsies. Ann. Rheum. Dis. 33 (1974) 39
Menschik, A.: Mechanik des Kniegelenkes. I. Teil. Z. Orthop. 112 (1974) 481
Menschik, A.: Mechanik des Kniegelenkes. II. Teil. Schlußrotation. Z. Orthop. 113 (1975) 388
Merchent, A.C., R.L. Mercer: Lateral release of the patella. Clin. Orthop. 103 (1974) 40
Meyer, H.: Das aufrechte Stehen (Erster Beitrag zur Mechanik des menschlichen Knochengerüstes). Arch. Anat. Physiol. u. Wissenschaftl. Med. (1853a) 9
Meyer, H.: Das aufrechte Gehen (Zweiter Beitrag zur Mechanik des menschlichen Knochengerüstes). Arch. Anat. Physiol. u. Wissenschaftl. Med. (1853b) 365
Meyer, H.: Die Mechanik des Kniegelenkes. Arch. Anat. Physiol. u. Wissenschaftl. Med. (1853c) 497
Meyer, H.: Die Individualitäten des aufrechten Ganges. Arch. Anat. Physiol. u. Wissenschaftl. Med. (1853d) 548
Minns, R.J., A.J.M. Birnie, P.J. Abernethy: A stress analysis of the patella, and how it relates to patellar articular cartilage lesions. J. Biomech. 12 (1979) 699
Mishura, K.S.: Late results after patellectomy in fractured patella. Acta Orthop. Scand. 43 (1972) 256
Montmollin, B. de: La chondromalacie de la rotule. Rev. Chir. Orthop. 37 (1951) 41
Morrison, J.B.: The mechanism of the knee joint in relation to normal walking. J. Biomech. 3 (1970a) 51
Morrison, J.B.: The mechanics of muscle function in locomotion. J. Biomech. 3 (1970b) 431
Morscher, E.: Die intertrochantere Osteotomie bei Coxarthrose. Huber, Bern 1971
Morscher, E.: Osteotomy of the patella in chondromalacia. Preliminary report. Arch. Orthop. Traumat. Surg. 92 (1978) 139

Morscher, E., W. Dick: Die sagittale Patellaosteotomie bei Chondromalacia patellae. Orthop. Praxis 16 (1980) 692
Mow, V.C., W.M. Lai, J. Eisenfeld, I. Redler: Some surface characteristics of articular cartilage. II. On the stability of the articular surface and a possible biomechanical factor in etiology of chondrogeneration. J. Biomech. 7 (1974) 457
Müller, M.E.: Die hüftnahen Femurosteotomien. Thieme, Stuttgart 1957
Müller, M.E., M. Allgöwer, H. Willenegger: Manual der Osteosynthese (AO-Technik). Springer, Berlin 1969
Müller, W.: Persönliche Mitteilung 1975
Müller, K., H. Strohbach: Erfahrungen mit der Anhebung der Tuberositas tibiae nach Maquet/Bandi. Beitr. Orthop. Traumat. 25 (1978) 224
Müller-Färber, J.: Die Patellaluxation. Ursachen und Behandlungsergebnisse. Unfallheilk. 81 (1978) 6
Munzinger, U., H. Scheier, R.P. Meyer, P. Gisler: Tuberositas tibiae – Verlagerung nach Elmslie-Trillat oder Vorverlagerung nach Maquet-Bandi? Orthop. Praxis 16 (1980) 604
Murphy, J.B.: Arthroplasty. Ann. Surg. 57 (1913) 593
Nasseri, D., F. Süssenbach: Therapie der Patellofemoralarthrose durch Ventralisierung der Tuberositas tibiae. Z. Orthop. 111 (1973) 84
Nègre, A.: Apropos du traitement de la fracture cominutive de la rotule. La patellectomie est-elle une bonne ou mauvaise indication? Toulouse Méd. 64 (1963) 191
Nicol, K.: Druckverteilung kapazitiv meßbar. Elektronik 28 (1979) 11
Niederecker, K.: Befunde und Erfahrungen bei Kniegelenksoperationen, insbesondere bei Binnenverletzungen. Z. Orthop. 81 (1952) 225
Noack, W., B. Jensch: Ergebnisse nach Bandi-Operation in den Jahren 1972–1978 (Oskar-Helene-Heim, Berlin). Orthop. Praxis 16 (1980) 615
Noesberger, B., P. Freiburghaus: Operation nach Elmslie (Indikation, Technik, Ergebnisse). Hefte zur Unfallheilk. 127 (1976) 195
Oberländer, W.: Die Beanspruchung des menschlichen Hüftgelenkes. VII. Die Verteilung der Knorpeldicke im Acetabulum und ihre funktionelle Deutung. Anat. Embryol. 150 (1977) 141
Oberländer, W.: On biomechanics of joints. The influence of functional cartilage swelling on the congruity of regularly curved joints. J. Biomech. 11 (1978a) 151
Oberländer, W.: Über den Einfluß der funktionellen Knorpelquellung auf die Mechanik kongruenter Gelenke. Verh. Anat. Ges. (Jena) 72 (1978b) 157
O'Donoghue, D.H., F. Tompkins, M.B. Hays: Strength of the quadriceps function after patellectomy. West J. Surg. 60 (1952) 159
O'Donoghue, D.H.: Patellar malacia. A clinical study. Bull. Hosp. Joint Dis. 17 (1956) 1
Outerbridge, R.E.: The etiology of chondromalacia patellae. J. Bone Joint Surg. 43 B (1961) 752
Outerbridge, R.E.: Further studies on the etiology of chondromalacia patellae. J. Bone Joint Surg. 46 B (1964) 179
Øwre, A.: Chondromalacia Patellae. Acta Chir. Scand. 77 (1936) Suppl. 41
Paar, O.: Zur Problematik der Chondropathia patellae. Unfallheilk. 81 (1978) 694
Paul, J.P.: Bio-engineering studies of the forces transmitted by joints. II. Engineering analysis. In: Biomechanics and related bioengineering Topics. Hrsg.: *P. Kenedi.* Pergamon Press, Oxford 1965, S. 77
Paul, J.P.: Force actions transmitted by joints in the human body. Proc. Roy. Soc., London 192 B (1976) 163
Paul, B.: Die Chondropathie des Kniegelenkes und ihre Bedeutung für die chirurgisch/orthopädische Praxis. Beitr. Orthop. u. Traumatol. 24 (1977) 321
Pauwels, F.: Der Schenkelhalsbruch. Ein mechanisches Problem. Grundlagen des Heilungsvorganges. Prognose und kausale Therapie. Z. Orthop. Chir. 63, Beilagenheft (1935a)
Pauwels, F.: Grundlagen des Heilungsvorganges bei Schenkelhalsbrüchen. In: Verhandlungen der Deutschen Orthopädischen Gesellschaft, 29. Kongreß. Enke, Stuttgart 1935b, S. 54
Pauwels, F.: Die Bedeutung der Bauprinzipien des Stütz- und Bewegungsapparates für die Beanspruchung der Röhrenknochen. Z. Anat. Entwickl. Gesch. 114 (1948) 129
Pauwels, F.: Die Bedeutung der Bauprinzipien der unteren Extremität für die Beanspruchung des Beinskelettes. Z. Anat. Entwickl. Gesch. 114 (1950) 525
Pauwels, F.: Über die Verteilung der Spongiosadichte im coxalen Femurende und ihre Bedeutung für die Lehre vom funktionellen Bau des Knochens. Morph. Jahrb. 95 (1954) 35
Pauwels, F.: Die Struktur der Tangentialfaserschicht des Gelenkknorpels der Schulterpfanne als Beispiel für ein verkörpertes Spannungsfeld. Z. Anat. Entwickl. Gesch. 121 (1959) 188
Pauwels, F.: Opérations ostéoplastiques du membre inférieur. Rev. Chir. Orthop. 47 (1961a) 126
Pauwels, F.: Neue Richtlinien für die operative Behandlung der Coxarthrose. Verh. Dtsch. Orthop. Ges., 48. Kongreß (1961b) 232

Pauwels, F.: Die Druckverteilung im Ellenbogengelenk, nebst grundsätzlichen Bemerkungen über den Gelenkdruck. Z. Anat. Entwickl. Gesch. 123 (1963) 643

Pauwels, F.: Gesammelte Abhandlungen zur funktionellen Anatomie des Bewegungsapparates. Springer, Berlin 1965

Pauwels, F.: Der Platz der Osteotomie in der operativen Behandlung der Coxarthrose. Triangel Sandoz 8 (1968) 196

Pauwels, F.: Atals der Biomechanik der gesunden und der kranken Hüfte. Prinzipien, Technik und Resultate einer kausalen Therapie. Springer, Berlin 1973

Perry, J., D. Antonelli, W. Ford: Analysis of knee-joint forces during flexed-knee stance. J. Bone Joint Surg. 57 A (1975) 961

Peschel, U., U. Schauer: Grundlagen, Durchführung und Ergebnisse einer gezielten krankengymnastischen Behandlung bei retropatellaren Gelenkbeschwerden. Vortrag auf der 27. Jahrestagung der Vereinigung Süddeutscher Orthopäden, Baden-Baden 1979

Philippe, J.: Die arthrographische Untersuchung der femoro-patellaren Chondropathie. Med. u. Sport 19 (1979) 7

Philips, R., J. Bulmer, G. Hoyle, W. Davies: Venous drainage in osteoarthritis of the hip. A study after osteotomy. J. Bone Joint Surg. 49 B (1967) 301

Pollack, N.: The aberrant patella — Pathology and surgical management. J. Bone Joint Surg. 57 A (1975) 1027

Pridie, K.H.: A method of resurfacing osteoarthritic knee joints. J. Bone Joint Surg. 41 B (1959) 618

Pugh, J.: The role of cancellous bone in joint function. J. Bone Joint Surg. 57 A (1975) 575

Puhl, W., H.O. Dustmann, K.P. Schultz: Knorpelveränderungen bei experimentellem Hämarthros. Z. Orthop. 109 (1971) 475

Radin, E.L., I.L. Paul: Force transmission through whole joints. Arthritis Rheum. 12 (1969) 325

Radin, E., I. Paul: Does cartilage compliance reduce skeletal impact loads? Arthritis Rheum. 13 (1970) 139

Radin, E., L. Paul, M. Lowy: A comparison of the dynamic force transmitting properties of subchondral bone and articular cartilage. J. Bone Joint Surg. 52 A (1970) 444

Radin, E., I.L. Paul: The role of mechanical factors in the pathogenesis of primary osteoarthritis. Lancet (1972) 519

Radin, E.: The role of bone changes in the degeneration of articular cartilage in Osteoarthrosis. Acta Orthop. Belg. 44 (1978) 55

Ramadier, J.O., A. Monnier-Kuhn, T. Glimet, R. Geneste, H. Bizou, R. Ficat: Luxations et subluxations de la rotule. Rev. Orthop. 53 (1967) 376

Rau, W.S., G. Kauffmann: Röntgendiagnostik des Knorpelschadens am Kniegelenk. Radiologe 18 (1978) 451

Raux, P., P.R. Townsend, R. Miegel, R.M. Rose, E.L. Radin: Trabecular architecture of the human patella. J. Biomech. 8 (1975) 1

Refior, H.J., M.H. Hackenbroch jr.: Die Reaktion des hyalinen Gelenkknorpels unter Druck, Immobilisation und Distraktion. Hefte zur Unfallheilk. 127 (1976) 23

Refior, H.J., G. Hübner: Zur Morphologie des hyalinen Gelenkknorpels unter Immobilisation und Remobilisation. Arch. Orthop. Traumat. Surg. 91 (1978) 305

Refior, H.J.: Indikation, Technik und Ergebnisse der Retinakulumspaltung bei Chondropathia patellae. Orthop. Praxis 16 (1980) 561

Refior, H.J., M. Roth: Rheologische Untersuchungen des hyalinen Gelenkknorpels nach Immobilisation und Kompression im Tierexperiment. In: Osteosynthese, Endoprothetik und Biomechanik der Gelenke. Hrsg.: *M. Jäger, M.H. Hackenbroch, H.J. Refior.* Thieme, Stuttgart 1980, S. 190

Rehn, J., G. Hierholzer, G. Hall: Die Arthrose des Kniegelenkes und ihre Beziehung zur Formvariante der Patella nach Wiberg. Monatsschr. Unfallheilk. 73 (1970) 453

Reilly, D.T., M. Martens: Experimental analysis of the quadriceps muscle force and patello-femoral joint reaction force for various activities. Acta Orthop. Scand. 43 (1972) 126

Riede, U.N., R.K. Schenk, H. Willenegger: Gelenkmechanische Untersuchungen zum Problem der posttraumatischen Arthrosen im oberen Sprunggelenk. I. Die intraartikuläre Modellfraktur. Langenbecks Arch. Chir. 328 (1971) 258

Riede, U.N., G. Schweizer, J. Marti, H. Willenegger: Gelenkmechanische Untersuchungen zum Problem der posttraumatischen Arthrosen im oberen Sprunggelenk. III. Funktionell-morphometrische Analyse des Gelenkknorpels. Langenbecks Arch. Chir. 333 (1973) 91

Riede, U.N., H.J. Hehne: Inkongruenzarthrose. Hefte zur Unfallheilk. 133 (1978) 12

Robinson, A.R., J. Darracott: Chondromalacia patellae. Ann. Phys. Med. 10 (1970) 286

Rössler, H.: Untersuchungen über die Struktur des Gelenkknorpels als Voraussetzung für seine funktionelle Leistungsfähigkeit. Z. Orthop. 94 (1961) 595–608

Rohlederer, K.: L'arthrose de la surface articulaire de la rotule. Rev. Chir. Orthop. 50 (1964) 361

Rosen, S. von: Resultats de la patellectomie éloigués. Rev. Chir. Orthop. 40 (1954) 127

Roux, W.: Luxation habituelle de la rotule. Traitement opératoire. Rev. Chir. 8 (1888) 682
Rüter, A.: Retropatellare Arthrose (Diagnostik und Therapie). Hefte zur Unfallheilk. 127 (1976) 137
Rushfeldt, P.D., C.E. Carlson, R.W. Mann, W.H. Harris, J.M. Scholler: Load distribution across human acetabular cartilage: In vitro studies using an instrumented femoral head prosthesis. J. Bone Joint Surg. 57 A (1975) 565
Rushfeldt, P.D., R.W. Mann, W.H. Harris: Global geometry of and pressure distribution in the human acetabulum. Trans. Orthop. Res. Soc. 4 (1979) 154
Sachs, L.: Angewandte Statistik. Springer, Berlin 1974
Salter, R.B., P. Field: The effects of continued compression of living articular cartilage. J. Bone Joint Surg. 42 A (1960) 31
Scott, J.C.: Fractures of the patella. J. Bone Joint Surg. 31 B (1949) 76
Seedhom, B.B., M. Tsubuku: A technique for the study of contact between visco-elastic bodies with special reference to the patello-femoral joint. J. Biomech. 10 (1977) 253
Shaw, J.A., D.G. Murray: Knee joint simulator. Clin. Orthop. 94 (1973) 15
Shinno, N.: Statico-dynamic analysis of movement of the knee. Report II: Functional significance of patella in the movements of the knee. Tokushima J. of Exp. Med. 8 (1961a) 111
Shinno, N.: Statico-dynamic analysis of movement of the knee. Report III: Functional significance of the flexors and extensors of the knee. Tokushima J. of Exp. Med. 8 (1961b) 124
Shorbe, H.B., C.H. Dobson: Patellectomy. Repair of the extensor mechanism. J. Bone Joint Surg. 40 A (1945) 1281
Silfverskjöld, N.: Chondromalacia of the patella. Acta Orthop. Scand. 9 (1938) 214
Simon, W.H.: Scale effects in animal joints. I. Articular cartilage thickness and compressive stress. Arthritis Rheum. 13 (1970) 244
Simurda, M.A., C.H.C. Watson: Results of patellectomy for fracture and chondromalacia. J. Bone Joint Surg. 61 B (1979) 242
Slocum, D.B., S.L. James, R.L. Larson: Surgical treatment of the dislocating patella in athletes. J. Bone Joint Surg. 55 A (1973) 1770
Smidt, G.: Biomechanical analysis of knee flexion and extension. J. Biomech. 6 (1973) 79
Smillie, I.S.: Injuries of the knee joint. Churchill Livingstone, Edinburgh 1978
Sokoloff, L.: Elasticity of aging cartilage. Fed. Proc., Fed. Am. Soc. Exp. Biol. 25 (1966) 1089
Sokoloff, L.: The biology of degenerative joint disease. University of Chicago Press, Chicago 1969
Soltész, U.: Persönliche Mitteilung 1979
Soto-Hall, R.: Traumatic degeneration of the articular cartilage of the patella. J. Bone Joint Surg. 27 (1945) 426
Sperber, J.: Operationstechnik und Ergebnisse einer neuen Modifikation der Patellaverlagerungsoperation bei retropatellarem Schmerzsyndrom. 67. Tagung der DGOT, Münster 1980
Spescha, G., E. Volle: Piezoelektrische Meßgeräte. Kistler Instrumente GmbH, Ostfildern o.J.
Sudmann, E., B. Sulkowitsch: Anterior displacement of the tibial tuberosity in the treatment of chondromalacia patellae. Acta Orthop. Scand. 51 (1980) 171
Sutton, F.S., C.H. Thompson, J. Lipke, B. Kettelkamp: The effect of patellectomy on knee function. J. Bone Joint Surg. 58 A (1976) 537
Szabó, I.: Höhere technische Mechanik. Springer, Berlin 1977
Schäfer, R.: Elringverfahren zur Bestimmung der Pressung und ihrer Verteilung an verspannten Flächen. Der Motor 1969, H. 8
Schallock, G.: Untersuchungen zur Pathogenese von Aufbrauchveränderungen an den knorpeligen Anteilen des Kniegelenkes. Wehrpathol. 11 (1942) 1
Scheuer, F.: Ein Beitrag zur Chondropathia patellae. Chirurg 24 (1953) 148
Schlegel, K.F., O. Darman: Le traitement opératoire de l'arthrose de l'articulation fémoro-patellaire. Rev. Chir. Orthop. 50 (1964) 353
Schlenzka, D., G. Schwesinger, F. Plewka: Zur Chondropathia patellae. Beitr. Orthop. Traumat. 25 (1978) 559
Schlenzka, D., G. Schwesinger, F. Plewka: Zur Entwicklung der Patellaform. Beitr. Orthop. Traumat. 26 (1979) 296
Schmidt-Ramsin, E., W. Plitz: Die Beanspruchung des Femoro-Patellar-Gelenkes. Stellungnahme zu neueren Meßergebnissen und Beschreibung eines Verfahrens zur direkten Messung der lokalen retropatellaren Flächenpressung. In: Osteosynthese, Endoprothetik und Biomechanik der Gelenke. Hrsg.: M. Jäger, M.H. Hackenbroch, H.J. Refior. Thieme, Stuttgart 1980
Schmidt-Ramsin, E., W. Plitz, W. Gördes, M. Jäger: Bestimmung des femoropatellaren Druckes und seiner Veränderung durch therapeutische Maßnahmen. Orthop. Praxis 16 (1980) 582
Schmitt, O., H. Mittelmeier: Die Bedeutung der Mm. vastus medialis et lateralis für die Biomechanik des Kniegelenkes. Arch. Orthop. Traumat. Surg. 91 (1978) 291
Schneider, P.G.: Die Früharthrose im Femoropatellargelenk des Leistungssportlers. Ein Beitrag zur Pathogenese degenerativer Gelenkerkrankungen. Arch. Orthop. Unfallchir. 54 (1962) 401

Schönbauer, H.R.: Trümmerbrüche der Kniescheibe. Arch. Orthop. Unfallchir. 47 (1955) 266
Schöpf, H.J.: Persönliche Mitteilung 1979
Schöpf, H.J., J. Stecher, E. Karg: Ermittlung von Pressungsverteilungen an Kontakt- und Dichtflächen. Messen + Prüfen 6 (1980) 388
Scholten, R., H. Rohrle, W. Sollbach: Analysis of Force Flow in natural and artificial hip joints using the Finite-Element method. Proceedings of the Intern. Conference on Bioengineering, Capetown, South Africa, 1977
Schulitz, K.P., W. Klein: Die Bedeutung der Rotationsstabilität der Kniescheibe für die Entstehung der Chondromalazie. Orthop. Praxis 16 (1980) 481
Staubesand, J.: Spezielle Anatomie des Bewegungsapparates. In: Benninghoff/Goerttler, Lehrbuch der Anatomie des Menschen, Bd. I. Hrsg.: *H. Ferner, J. Staubesand.* Urban und Schwarzenberg, München 1978
Stewart, M.: Dislocations. In: Campbell's Operative Orthopaedics. Ed. *A.H. Crenshaw.* Mosby, St. Louis 1971
Strauss, J.: Formabweichungen des Schienbeinkopfes bei der Femoropatellararthrose. Z. Orthop. 112 (1974) 716
Stock, D.: Untersuchungen zur Effizienz von Hüftoperationen sowie Vorstellung eines Verfahrens zur quantitativen dreidimensionalen Kraftflußbestimmung an Knochenmodellen (Kugeldeformationsverfahren). Habilitationsschrift, Freiburg 1976
Stougård, J.: Patellectomy. Acta Orthop. Scand. 41 (1970) 110
Stougård, J.: Chondromalacia of the patella. Acta Orthop. Scand. 46 (1975) 685
Streppel, H.: Die Patellafrakturen und ihre Folgen an den Femurgelenkflächen. Diss., Mainz 1971
Strong, T.E., S. Bell: The Campbell-Goldthwait-procedure for recurrent dislocations of the patella. J. Bone Joint Surg. 56 A (1974) 1304
Tillmann, B.: Die funktionelle Beanspruchung und Morphologie des menschlichen Ellenbogengelenkes. Gegenbaurs Morph. Jahrb. 117 (1971) 217
Tillmann, B.: Die Gestalt der Gelenkflächen als Ausdruck ihrer Beanspruchung. Verh. Anat. Ges. (Jena) 46 (1972) 483
Tillmann, B.: Funktionelle Morphologie und Beanspruchung der Gelenke. Verh. Anat. Ges. (Jena) 72 (1978) 47
Tillmann, B., H. Brade: Morphologische und biomechanische Untersuchungen an der Facies articularis patellae. Orthop. Praxis 16 (1980) 462
Thompson, W.J., J.F. Schweigel: Patellectomy: A 21-year follow-up. Canad. J. Surg. 11 (1968) 173
Townsend, P.R., P. Raux, R.M. Rose, R. Miegel, E.L. Radin: The distribution and anisotropy of the stiffness of cancellous bone in the human patella. J. Biomech. 8 (1975a) 363
Townsend, P.R., P.R. Raux, R.M. Rose, E.L. Radin: Patello-femoral contact areas and the prediction of joint reaction force. J. Bone Joint Surg. 57 A (1975b) 572
Townsend, P.R., P.R. Raux, R.E. Miegel, R.M. Rose: Inelastic trabecular buckling and its implications for the normal and diseased patella. J. Bone Joint Surg. 57 A (1975c) 572
Townsend, P.R., R.E. Miegel, R.M. Rose, P. Raux, E.L. Radin: Structure and function of human patella: The role of cancellous bone. J. Biomed. Mat. Res. Symp. 7 (1976) 605
Townsend, P.R., R.M. Rose, E.L. Radin, P. Raux: The Biomechanics of the Human Patella and its implications for chondromalacia. J. Biomech. 10 (1977) 403
Trias, A.: Effect of persistent pressure on the articular cartilage. An experimental study. J. Bone Joint Surg. 43 B (1961) 376
Trillat, A., H. Dejour, A. Couette: Diagnostic et traitement des subluxations récidivantes de la rotule. Rev. Chir. Orthop. 50 (1964) 813
Trillat, A., H. Dejour: Les fractures chondro-osseuses du versant articulaire interne de la rotule. Rev. Chir. Orthop. 53 (1967) 331
Trueta, J.: Osteoarthritis of the hip. Ann. Roy. Coll. Surg. 15 (1954) 174
Vent, J., H. Laturnus: Ergebnisse der lateralen Retinakulumspaltung bei der Chondropathia patellae. Orthop. Praxis 16 (1980) 565
Viernstein, K., M. Weigert: Chondromalacia patellae beim Leistungssportler. Z. Orthop. 104 (1968) 432
Villiger, K.J.: Zur Patella-Chondropathie. Erfahrungen bei 100 Medialisierungen. Chirurg 47 (1976) 547
Villiger, K.J., K. Weibel: Positive Kontrastarthrographie in der Diagnostik der Patellachondropathie. Röntgenpraxis 31 (1978) 151
Villiger, K.J.: Erfahrungen mit der Zügelplastik bei Patellarluxationen und -subluxationen. Z. Orthop. 118 (1980) 285
Vriese, B. de: La signification morphologique de la rotule basée sur des recherches anthropologiques. Bull. Mem. Soc. Anthrop. Paris 4 (1913) 316

Wagner, J., R. Bourgeois, J.-M. Baillon, P. Halleux: Étude biomécanique des prothèsis totales à charnière du genou. Acta Orthop. Belg. 39 (1973) 217

Waisbrod, H., N. Treiman: Intra-osseous venography in patellofemoral disorders. J. Bone Joint Surg. 62 B (1980) 454

Walker, P.S., J.V. Hajek: The load bearing area in the knee joint. J. Biomech. 5 (1972) 581

Wall, J.J.: Compartement syndrome as a complication of the Hauser procedure. J. Bone Joint Surg. 61 A (1979) 185

Walmsley, R.: The development of the patella. J. Anat. 74 (1939) 360

Watillon, M., P. Maquet: Les interventions a visée biomécanique dans la coxarthrose évoluée. Acta Orthop. Belg. 44 (1978) 291

Watson-Jones, R.: Excision of Patella. Br. J. Med. 12 (1945) 195

Weber, B.G.: Grundlagen und Möglichkeiten der Zuggurtungsosteosynthese. Chirurg 35 (1964) 81

Weber, W., E. Weber: Mechanik der menschlichen Gehwerkzeuge. Göttingen 1836

Weightman, B.: Tensile fatigue of human articular cartilage. J. Biomech. 9 (1976) 193

Weightman, B.O., G.E. Kempson: Load carriage. In: Adult Articular Cartilage. Hrsg.: M.A.R. Freeman. Pitman, London 1979

Weisl, H.: Intertrochanteric osteotomy for osteoarthritis. A long-term follow-up. J. Bone Joint Surg. 62 B (1980) 37

Werhahn, C., H. Bollack: Ergebnisse der Operation nach Bandi. Orthop. Praxis 16 (1980) 613

West, F.E., R. Soto-Hall: Recurrent dislocation of patella in adult. End results of patellectomy with quadricepsplasty. J. Bone Joint Surg. 40 A (1958) 386

West, F.E.: End results of patellectomy. J. Bone Joint Surg. 44 A (1962) 1089

Wiberg, G.: Roentgenographic and anatomic studies on the femoropatellar joint. With special reference to chondromalacia patellae. Acta Orthop. Scand. 12 (1941) 319

Wiles, P.H., P.S. Andrews, M.B. Devas: Chondromalacia of the patella. J. Bone Joint Surg. 38 B (1956) 95

Wiles, P., S. Andrews, R.A. Bremner: Chondromalacia of the patella. A study of the later results of excision of the articular cartilage. J. Bone Joint Surg. 42 B (1960) 65

Wilkinson, J.: Fracture of the patella treated by total excision. A long-term follow-up. J. Bone Joint Surg. 59 B (1977) 352

Wissenschaftliche Tabellen. Documenta Geigy, Hrsg.: J.R. Geigy AG, Basel 1968

Wuth, E.A.: Über angeborenen Mangel sowie Herkunft und Zweck der Kniescheibe. Langenbecks Arch. Klin. Chir. 58 (1899) 900

Ziegler, R., R. Rau: Konservative oder operative Behandlung der Chondropathia patellae. Beitr. Orthop. u. Traumatol. 27 (1980) 201

Zienkiewicz, O.C.: The finite element method in engineering science. 2nd ed. McGraw-Hill, London 1971

Zimny, M., I. Redler: An ultrastructural study of patellar chondromalacia in humans. J. Bone Joint Surg. 51 A (1969) 1179

Zippel, H., R. Weiß: Erfahrungen und Ergebnisse mit Diagnostik und operativer Therapie des retropatellaren Knorpelschadens am Kniegelenk durch Umlagerung der Tuberositas tibiae. Zbl. Chir. 106 (1981) 220

Zippel, H., D. Schlenzka, R. Weiß: Erfahrungen mit der Osteotomie und Vorverlagerung der Tuberositas tibiae bei der Chondropathia patellae und femoropatellaren Arthrose. Beitr. Orthop. Traum. 25 (1978) 207

Sachverzeichnis

Abdruckverfahren 3, 64
Abrasio patellae s. Patella
Ali Krogius s. Plastik, myotendinöse
Analogbild 72, 77 f., 98, 114
Anpreßkraft 3, 8 ff., 35, 37, 40, 52, 59, 61, 78, 80, 83 ff., 93 ff., 105, 108 ff., 115 f., 126, 129 f., 133 ff., 139 ff., 145, 148 f.
Anstellwinkel 2, 8, 11, 14, 16, 23 f., 37, 100, 103 ff., 115, 134 f., 148 f.
Apex patellae 5, 40, 70, 100 f., 104, 106, 114 ff.
Äquidensiten 4, 65 ff., 77, 79, 98, 114 f.
Arcusfunktion 12, 17 f.
Arthralgie, patello-femorale 26
Arthrographie 4, 26, 31, 44, 46 ff., 54
Arthrose s. Arthrosis deformans
Arthrosis deformans 26, 30 f., 39, 41 f., 49, 145 f.
Arthrotomie 37, 51 f.
Auflagerkraft s. Anpreßkraft
Auftreffwinkel s. Anstellwinkel

Bandi s. Tuberositas tibiae, Ventralisation
Basis patellae 5, 82, 99 ff., 104 f., 114 f., 137
Baumgartl s. Patellatypen, ossäre
Beanspruchung 1, 14, 16, 22 ff., 29 ff., 52, 59 f., 72, 88, 91 f., 99 f., 113, 115, 124 f., 133 f., 145 ff.
Belastung 7, 10, 14, 27, 29 f., 95, 99 f., 133, 149
Belastungsapparatur 73 f., 110
Beugemoment s. Drehmoment
Biegemoment 3
Biegespannung s. Spannung
Bogenmaß 14

Chondrektomie 40, 42 f.
Chondromalacia patellae s. Chondromalazie
Chondromalazie 5, 26 ff., 35, 37, 39 ff., 46, 49 ff., 63, 125, 145, 147, 149
– , geschlossene 26, 30
– , Histologie 30
– , offene 26, 31
– , Outerbridge-Stadien 30, 32, 35
Chondropathia patellae s. Chondropathie
Chondropathie 26 f., 30, 34, 44, 49
Compacta s. Knochen

Defilé s. Röntgenaufnahme
Deformität, präarthrotische 32
Dehnungsmeßstreifen 3, 21
Dekompression, operative 35
Densitometrie 64, 72, 75, 88
Drehmoment 7 ff., 17, 19, 23 f., 35, 37, 41, 73, 75, 100, 102, 105, 113, 135 f., 148
Drehpunkt 7 ff., 14, 18 ff., 35, 52, 101, 105, 107, 135, 148
Drehzentrum s. Drehpunkt

Druck 2 ff., 9, 14, 20 ff., 33, 59, 64 f., 72, 75 ff., 88, 99, 134, 149
– , Beanspruchung s. Beanspruchung
– , Gradient 81, 92, 99
– , intramedullärer 30, 125
– , Messung 2 f., 64 ff.
– , mittlerer 80 f., 84, 88 ff., 93, 96 ff., 126, 129, 131 ff., 137, 142 ff.
– , Spannung s. Spannung
Druckmeßfolie 58, 64 ff., 98, 126, 137
– , Eichdiagramm 72, 75 ff., 79
– , Kalibriergerät 75
Druckverlauf, dynamischer 72
Durchstoßpunkt s. Gelenksresultierende
Dysplasie 32 ff., 50, 52, 117, 147, 149

Elastizitätsmodul, Knochen 24 f.
– , Knorpel 20, 27 ff.
Elektromyographie 23
Elemente, finite 3
Elmslie s. Patellarsehnentransfer
Evolute 105, 135
Extension facet 57
Extension lag 42

Facette, laterale 5 f., 14, 27, 45 f., 52 ff., 82 ff., 118 ff., 127, 129 ff., 138, 140 ff., 148
– , mediale 5 f., 14, 27, 44, 49 ff., 82 ff., 115, 118 ff., 127 ff., 138, 141 ff., 147 f.
Facies articularis femoris 5, 33, 37, 41, 45 ff., 52, 57 ff., 63, 68, 80, 100, 113, 145, 147
faux profil s. Röntgenaufnahme
Femurcondylen 5, 12, 14, 32 f., 45 f., 52, 58 ff., 99, 113, 147 f.
Fibrillen, kollagene s. Knorpel
First, medialer 6, 20, 27, 44 ff., 50 ff., 56 f., 60, 95, 118 f., 125, 139, 145, 147
Flachpatella 49, 51
Flächennutzungsgrad 84 ff.
Flächenpressung 2 f., 16, 59
Fossa intercondylaris 12, 46, 52, 100
Frakturen s. Patellafraktur
Freikörperanalyse 24

Gelenksimulator 3
Gelenksresultierende 2, 10, 14 ff., 101, 104 ff., 116, 134 ff., 148
Genu recurvatum 32
Gleitlager s. Facies articularis femoris
Goldthwait s. Patellarsehnentransfer
Goymann s. Hemipatellektomie

Hämarthros 32
Haglunddelle 5, 25
Halbmondpatella 33
Hauptfirst 6, 27, 44 ff., 56, 69, 100, 117 ff., 123, 125

Hauser s. Patellarsehnentransfer
Hebelmechanik 1, 7 ff., 24, 101 ff., 134 ff., 145, 148
Hemipatella 33
Hemipatellektomie 35, 40
Höhenminderung, funktionelle 12, 52, 58, 110
Hooke'sches Gesetz 27
Hüftgelenk 1, 7, 10, 21
Hyperpression s. Hyperpressionssyndrom, laterales
Hyperpressionssyndrom, laterales 26, 32 f., 37, 39, 99
Hypoplasie 32
Hypopression, mediale 29, 37, 99

Inkongruenz 31 ff., 52, 60, 117, 125, 145, 147

Jägerhutpatella 49, 51, 125, 147

Kieselpatella 33
Knochen, Compacta 114 f.
– , Dichte 30, 114 ff.
– , Spongiosa 25, 114 ff.
– , Zugbündel 115
Knorpel, Cluster 31
– , Degeneration 29, 31
– , Dehnungswiderstand 147
– , Dicke 5, 28 f., 44 ff., 51 f., 115, 147
– , Durchmesser s. Knorpeldicke
– , Festigkeit 28
– , First s. First, medialer
– , Fissuren 30 f.
– , Gewebemechanik 27 ff.
– , Kollagen 27, 29, 31
– , Kompressionswiderstand 99
– , Matrix 28, 31
– , Proteoglykane 28 f.
– , Schwelldruck 28
– , Viskoelastizität 21, 27 f., 30, 99 f., 134
Körpergewichtskraft 1, 7 ff., 22, 105, 148
Kondensatormatte 2
Kontaktfläche 2 f., 20 f., 33, 47, 52, 55 ff., 72, 74, 80 ff., 91 ff., 104, 117 ff., 134, 137 ff., 145, 147 f.
– , Messung 3 f., 20 f., 54, 117
Kraftumlenkung 101, 109 f., 112, 148
Kreuzband, vorderes 24, 113, 136
– , hinteres 24, 113
Kriechmodul 29
Krümmungsradius 46, 51 f., 59 ff., 99
Kugeldeformationsverfahren 3

Lateralkraft 9, 15, 17, 33, 59 f., 112, 136, 146, 149
Ligamentum patellae 5, 9, 11, 14, 17, 23, 32 ff., 59, 61, 101, 104 ff., 113, 134 ff., 148
Luxation s. Patellaluxation

Maquet s. Tuberositas tibiae, Ventralisation
Maximaldruck, mittlerer 80, 88, 91 f., 129, 133
Meniscus 147

– , Läsion 26, 32
Mikrotrauma 31
Morscher s. Patellaosteotomie, sagittale
Musculus quadriceps 5, 9 ff., 17, 19 ff., 33 ff., 42, 44, 58 ff., 63, 68, 73, 80, 98 ff., 104 ff., 134 ff., 145, 148
– rectus femoris 23
– vastus intermedius 23
– vastus lateralis 5, 23, 149
– vastus medialis 5, 23, 33, 149

Narkosemobilisation 32
Normalkraft 2, 14 ff., 24, 59, 112, 136

Odd Facet 5, 20
Optische Dichte 64, 72 ff., 114
Osteochondrosis dissecans 40
Osteoporose 30
Osteotomie, Hüfte 1, 134
– , Patella s. Patellaosteotomie
– , tibiofemorale 1, 134
Outerbridge s. Chondromalazie

Paramediansegment 6, 44 ff., 50 ff., 69, 84 ff., 100, 114, 118 ff., 128 ff., 139 ff., 147 f.
Partialkraft 9, 15
Patella, Abrasio 40, 149
– alta 32, 37, 40
– , Apex s. Apex patellae
– , Aplasie 41
– baja 32
– , Basis s. Basis patellae
– bipartita 68, 92, 100
– , Dysplasie s. Dysplasie
– , Fraktur 31, 41 f., 116
– , Innervierung 149
– , Kontusion, hintere 26, 31
– , Lateralisation 32, 39
– , Luxation 32 ff., 42, 59, 145, 149
– , Osteotomie, frontale 35, 39, 125
– , – , sagittale 4, 35, 40, 117 ff.
– , Prothesen 42
– , Skelettreifung 149
– , Subluxation 32
– , Typen, ossäre 33 f., 40, 46, 49 ff., 54 f., 117, 119, 122, 125, 147
Patellarsehne s. Ligamentum patellae
Patellarsehnenkraft s. Ligamentum patellae
Patellarsehnentransfer 4, 35, 37 f., 40, 42, 71, 137 ff., 149
Patellektomie 7, 24, 35, 40 ff., 149
Piezokristalle 2, 21 f.
Plastik, myotendinöse 35, 37, 39, 146, 149
Pridie-Bohrung 40, 125, 149

Quadricepskraft s. Musculus quadriceps
Quadricepssehne s. Musculus quadriceps
Q-Winkel 5, 14, 24 f., 33, 60, 99, 115, 149

Randsegment 6, 27, 44 ff., 52 ff., 84 ff., 99 f., 114 ff., 118 ff., 128 ff., 137 ff., 147 f.
Retinaculum patellae 5, 17, 23, 32, 37, 52, 137, 147 f.

—, Spaltung 35, 37, 39, 42 f., 125, 137, 149
Retropatellarkraft f. Anpreßkraft
Röntgenaufnahme, axiale 33 f., 44, 54
—, Defilé 34, 44
—, Doppelkontrast s. Arthrographie
—, faux profil 44, 47 f., 104
Rollenmodell s. Seil-Rollen-Modell
Rollgleitbewegung 5, 61
Roux s. Patellarsehnentransfer

Scherkraft 59
Schermodul 29
Schlußrotation 6, 23
Schub, Kraft 14 ff., 59, 64, 99
—, Spannung s. Spannung
Seil-Rollen-Modell 9 ff., 17, 19, 101, 107, 109 ff., 148
Semitendinosustransfer 37
Spaltlinienanalyse 25
Spannung 1 f., 24 ff., 99, 105, 113, 115 f.
Spannungs-Dehnungs-Kurve 28
Spannungsoptik 3, 25, 115 f.
Spongiosa s. Knochen
Streckfacette 86
Streckmoment s. Drehmoment
Synovialis 29

Tangentialkraft 2, 9, 15 f., 24, 59, 98 f., 112, 136
Tibiakopfosteotomie s. Osteotomie
Tibiofemoralgelenk 7, 10 f., 35, 41 f., 52, 135, 147
Torsionstrauma 31
Touchiermethode 3 f., 54 ff., 117 ff.
Tragfläche 1 f., 11, 14, 16, 24, 28, 72, 99, 134
Trauma 31, 33
Tuberositas tibiae 33, 60, 105, 113, 137
—, Distalisierung s. Patellarsehnentransfer
—, Medialisierung s. Patellarsehnentransfer
—, Ventralisation 4, 35 f., 39 f., 42, 71, 126 ff.

Umwicklungseffekt 12, 14, 18 f., 60, 98 f., 104, 107, 110 ff.

Vektoranalyse 1, 6 ff., 24, 101 ff., 134, 136
Viernstein s. Retinaculum patellae, Spaltung

Walkeffekt 32, 100
Wiberg s. Patellatypen, ossäre
Widerstandsfolie 2

Zugbeanspruchung s. Beanspruchung
Zugspannung s. Spannung